儿科临床疾病诊疗与研究

张敏 等 主编

吉林科学技术出版社

图书在版编目（CIP）数据

儿科临床疾病诊疗与研究 / 张敏等主编 . — 长春：
吉林科学技术出版社，2024.8. — ISBN 978-7-5744
-1862-2

Ⅰ . R72

中国国家版本馆 CIP 数据核字第 2024AM5491 号

儿科临床疾病诊疗与研究

主　　编　张　敏　等
出 版 人　宛　霞
责任编辑　练闽琼
封面设计　刘　雨
制　　版　刘　雨
幅面尺寸　185mm×260mm
开　　本　16
字　　数　305 千字
印　　张　14.375
印　　数　1~1500 册
版　　次　2024 年 8 月第 1 版
印　　次　2024 年12月第 1 次印刷

出　　版　吉林科学技术出版社
发　　行　吉林科学技术出版社
地　　址　长春市福祉大路5788 号出版大厦A 座
邮　　编　130118
发行部电话/传真　0431–81629529 81629530 81629531
　　　　　　　　　81629532 81629533 81629534
储运部电话　0431–86059116
编辑部电话　0431–81629510
印　　刷　廊坊市印艺阁数字科技有限公司

书　　号　ISBN 978-7-5744-1862-2
定　　价　75.00元

前　言

    全书对儿科常见疾病的临床表现、辅助检查、诊断、治疗及预防等内容进行了详细的介绍；同时对小儿常见急症的诊断与处理，以及儿科临床常用的诊疗操作也做了较为系统的阐述。着眼于临床实用的角度，旨在为临床医师提供一个清晰明了的诊疗思路，使儿科医师能在短时间内掌握儿科疾病诊疗的基本流程，进一步提高专业技能。

    本书主要内容包括：总论、新生儿疾病、头颈部疾病、胸腹部疾病、肝胆疾病、泌尿疾病、血液疾病。本书内容丰富，系统性、实用性和可读性强，语言精练，通俗易懂，便于临床医师快速掌握相关疾病的诊治思路。

    由于作者的水平有限，书中难免存在不足之处，请读者批评指正。

目　录

第一章 总 论

第一节 围生期生理学

围生期生理学是研究人类或动物的生命从怀孕到出生后的生理学状态的医学领域。出生后的环境需要个体能够自主呼吸，并从外界环境中获得食物。而不是像在子宫内那样，由母体的循环系统在胎盘中的交换带来氧气、营养并带走代谢产生的废物。在出生前到出生后的过渡过程中，作为气体交换器官的肺脏的成熟至关重要。

这个转换过程非常快，需要发育良好的器官和系统来实现"软着陆"，从而提供良好的生存和生活质量。为了更好地适应这一转换过程，呼吸系统必须充分发育以保证充足的肺泡交换面积，并提供呼吸的动力。循环系统则需要开始灌注肺脏而不是胎盘。

本章的目的是对胎儿出生前的准备、出生时的转换以及出生后成功适应呼吸空气这一过程的机制进行概述。主要考虑两个重要的系统：

(1) 呼吸系统，包括肺的发育及成熟，表面活性物质系统的作用，肺液转运、出生时肺的扩张以及之后的维持，呼吸动力和化学感受器。

(2) 循环系统，包括胎儿循环系统及其在出生时的转变，胎儿循环对氧和作用的适应、动脉导管在胎儿循环中的作用及其出生后闭合或关闭失败的机制。

一、胎儿呼吸系统

依靠胎盘循环的子宫内呼吸模式在出生时必须转换为持续的空气呼吸模式。这种变化发生在夹闭脐带后，涉及肺脏的灌注，体温的变化，行为状态的改变，新陈代谢的增加，中枢神经系统传入的增多以及其他与出生时刻相关的变化。

(一) 胎儿呼吸运动

1. 胎儿呼吸运动的出现

在子宫内的呼吸样活动出现在怀孕早期，是脑干呼吸系统神经元节律性激活的结果。但这种呼吸运动对胎儿的气体交换无任何作用。这些呼吸神经元传出的活动激活呼吸运动神经元，并增强肌肉，主要是膈肌的活动，从而产生了胸腔的负压。在羊胎中，孕38天可观察到膈肌的痉挛。膈肌的节律运动可在孕40天时观察到。

羊胎宫内的长期记录表明在怀孕大约50天时存在两种膈肌活动形式：

(1) 无节律的放电。

(2) 节律的、爆破的放电。在人类的胎儿中，胸廓的运动在怀孕的第10～12周可被观察到。在怀孕的这个时期呼吸运动的模式并不十分清晰，胎儿的呼吸运动 (FBM) 更像是在"空转"。

羊胎孕晚期 (75 ～ 110 天)，膈肌运动开始变得具有周期性。此时膈肌运动通常与颈、背部的肌肉活动及快速的眼球运动相关，而更成熟的模式出现在孕 108 ～ 120 天，此时呼吸运动呈现协调及更综合的状态，与快速眼球活动及颈背部肌肉活动相关，这时脑皮层电图 (ECoG) 并没有表现出异样变化，然而到孕 120 ～ 125 天，ECoG 表现出明显的不同，分为低电压脑皮层电图 (LVECog)，高频活动的低电压脑皮层电图 (13 ～ 30Hz；LVECoG)，高电压脑皮层电图 (HVBCog) 和低频活动的高电压脑皮层电图 (3 ～ 9Hz；HVECoG)。此时，呼吸运动较快且不规则，频率为 0.1 ～ 4Hz，振幅为 3 ～ 5mmHg，并且可以使气管内的液体产生小幅运动 (＜ 1mL)(注：1mmHg=133.3224Pa)。

2. 胎儿呼吸运动的控制

Barcroft 对抑制机制进行了概念性的描述，即由高级别的中枢下传而来，参与产生胎儿呼吸暂停阶段的机制。这种抑制调控在孕期的后半程发挥作用。这一研究同样表明，低氧血症对 FBM 的抑制在怀孕早期是不明显的，下行的抑制过程出现在稍后的时期。脑干横断面技术的研究表明脑桥以上的神经结构不发挥控制 FBM 的作用。Dawes 等长期通过横断面技术在羊胎孕晚期模型中进行深入研究，发现当横断面在中脑 / 下丘脑蚓部的上方水平时，可导致 FBM 发生，此时的 FBM 是不连续的，可以被缺氧抑制。当横切面通过脑桥喙 / 中脑蚓部层面时，所产生的 FBM 是连续的，而且不受缺氧抑制。这使人们认为缺氧时抑制 FBM 的中枢位置可能定位在脑桥上方。Gluckman 和 Johnston 通过在脑桥前外侧制造损害来追踪这一部位，并绘制了图表表明与抑制作用的发挥无关的区域，以及在脑桥侧面的一些区域的定位，这些区域只有发生双侧损伤时，才能阻止其抑制作用。

从这些脑干研究中延伸出来的重要问题是，这些下行的抑制机制是否有能力抑制外周化学感受器的作用。一旦外周感受器在子宫内被激活并且对缺氧及高碳酸血症等自然刺激有反应，那么便没有必要再把缺氧引起的 FBM 抑制效应作为髓质的作用。横切面及区域损害的研究表明在脑干损伤后，在缺氧时仍可以发生刺激 FBM 的活动，似乎揭示了外周化学感受器的刺激作用。抑制过程的本质及定位目前仍不明确。因为抑制作用甚至在化学去神经的胎儿中仍可发生。在这些胎儿中可以明确神经元不能接受化学感受器传递的兴奋。因此可能是化学感受器本身或接受其他可能对缺氧敏感的细胞传入信号。

3. 子宫内外周化学感受器的功能

外周化学感受器可以对呼吸产生影响。目前普遍接受的观念是，颈动脉的化学感受器在子宫内是静止的，出生后随着交感神经的激活而激活。此外，孕晚期正常胚胎的 PaO_2 已明确，无论在羊和人的胚胎中均为 25mmHg，如果化学感受器发挥作用，那么一定会受到强烈的刺激，从而产生持续的有力的反射效应，但事实并非如此。因此重新定位动脉化学感受器在子宫内的作用是有必要的。已发现羊胚中颈动脉窦及主动脉弓的化学感受器在正常的动脉 PaO_2 下是活跃的，并且随 PaO_2 下降或 PCO_2 升高出现放电水平的增多。最后，观察到的胎儿外周化学感受器在胎儿正常 PaO_2 条件的自发性放电表明在出生时 PaO_2 的升高可以沉默其作用，对 PaO_2 的敏感性在出生后会重新复位至成人的范围。

4. 药物的影响

一系列因素可以通过降低中枢神经系统组织中的 PaO_2 来模拟缺氧条件下抑制胎儿的呼吸运动，例如一氧化碳中毒，寡霉素 B 以及贫血。缺氧条件下神经组织可以释放出腺苷并产生一系列的作用：刺激外周化学感受器，但却降低胎儿及新生儿的呼吸输出。脑干尾端离断后产生的腺苷对 FBM 的刺激作用可以通过去除下行抑制效应的过程来解释。此外，具有神经兴奋性作用的谷氨酸在胎儿和新生儿中的作用最近也被提及。

肾上腺素能的激动剂或拮抗剂也已被应用于研究儿茶酚胺对 FBM 的控制；前列腺素具有强烈的影响 FBM 和新生儿出生后呼吸的作用，前列腺素 E2(PGE2) 可降低 FBM 的发生率，而前列腺素综合物的抑制剂甲氯胺苯酸及吲哚美辛可促进 FBM，其效应可能是中枢性的，因为不依赖外周化学感受器，并且通过中枢使用甲氯灭酸的方式可以刺激FBM；大剂量的甲状腺释放激素 (TRH) 能够诱发对 FBM 的刺激，该效应可能发生在呼吸中枢的水平，借此可对 TRH 做出定位，但其生理学意义仍不明确；胆碱能激动剂也具有确切的效应，如毛果芸香碱、5- 羟色胺前体 L-5- 羟色氨酸 (L-5-HTP)。

5. 肺发育与胎儿呼吸运动的关系

胎儿的呼吸运动对胎儿肺脏的生长和成熟是必要的。通过对抗肺自身的回缩，FBM有助于保持肺的扩张，目前已经知道这种作用对胎肺的正常生长和结构成熟有重要作用。FBM 导致胸廓外形发生多种复杂的变化，这些变化可导致肺形态上的细微改变，从而产生对肺脏生长的刺激。如果 FBM 长期缺乏或受损，可能导致平均肺扩张水平的降低，从而发生肺发育不良。

（二）出生时呼吸系统的变化

出生时，呼吸运动必须改为持续性，以满足气体交换的功能。脐带夹闭后，新生儿ECOG 仍在高压和低压状态下循环。这似乎是对胎儿一系列状态特征的识别。LVECOG与颈部肌肉活动的消失、眼球的快速运动和多突触反射的抑制有关。而 HVECOG 的活跃则正好在相反的情况下出现。然而，尽管事实上出生后 HVECOG 状态似乎与胎内的状态相当，但出生后却出现了呼吸活动。其中的原因仍不明确。关于出生后持续性呼吸建立的研究主要涉及两个方向：

(1) 是否能在子宫内即诱发持续性呼吸。

(2) 观察持续呼吸是否建立在一个模仿呼吸运动的状态中。

在脐带夹闭后，呼吸活动改变的研究目前有两个主要的假设：

①胎儿与胎盘循环的分离导致在胎儿期发挥重要持续抑制作用的激素或神经调节因子消失，从而导致生后持续的呼吸运动。

②呼吸运动依赖于在子宫内及出生时的 $PaCO_2$ 水平。在低碳酸血症时，胎儿和新生儿的呼吸减弱。高碳酸血症能够刺激呼吸运动，但在子宫内却是受抑制的。然而，这种

抑制作用可以在脑桥外侧受损或高碳酸血症合并低体温时被逆转。这可以通过中心或外周化学感受器的敏感度的变化来解释，也可能是因出生后传入刺激的增多，中枢抑制和兴奋性受体之间平衡的改变而引起。在这一假设中，无论化学或温度感受器传入中枢的改变，还是中枢对这些传入刺激的敏感度的改变，对胎儿到新生儿呼吸的转换都有重要作用。生后胎盘神经调节因子血浆中水平的改变可能发挥保持生后呼吸运动的作用。对这一机制的理解的深入，可能为出生后出现的窒息期提供解释。

（三）出生后的呼吸运动

关于脑干对呼吸运动调节的研究表明，在新生儿缺氧同样抑制呼吸运动，但其经历了短暂的化学感受器介导的刺激。因此，缺氧通过与胎儿期的抑制过程相同的机制对出生后通气产生抑制作用。研究者把他们的注意力集中在中脑脑桥上方的红核。横断面的研究提示可能的结构区位于脑桥喙或中脑尾部，因此似乎红核可能受到影响。在新生兔模型中，通过电刺激红核产生了强烈的呼吸输出抑制；而且双侧的红核发生损伤后可阻止缺氧条件对呼吸的抑制，但对心血管系统的反应没有影响。红核中神经元参与该效应的证据来源于研究发现谷氨酸盐的化学刺激同样可以产生抑制呼吸输出的效果。

在红核中发现的现象与快速动眼睡眠期发生的姿势肌肉的松弛有关。这种松弛同样发生在胎儿，但该时期却是 FBM 出现而不是消失的时期。这再次表明，行为相关与缺氧诱导的 FBM 的抑制是有区别的。此外，在出生后的时期内，脑干网状系统及与睡眠觉醒有关的相关核团的研究仍不深入。在 Moore 等的一项研究中表明降低蓝斑局部的温度仅可以产生抑制神经元活性的效果，但却不能有效地阻止新生羊在缺氧条件下通气量的二次衰减。蓝斑被认为在出生时发挥觉醒效应。虽然急性缺氧对 FBM 的影响已经有了广泛的研究，但长期缺氧的效果却大不相同。如果缺氧的时间超过 6～12 小时，FBM 恢复到类似 ECOG 循环的控制状态下。研究揭示外周化学感受器在宫内血流减少引起的持续缺氧状态下 FBM 的恢复是必要的，但其机制仍不明确。

肺液的分泌与吸收：在孕早期，肺液即出现在胎肺中。该液体由发育中的肺上皮组织分泌，对正常肺脏的发育和生长有重要作用。在出生时，呼吸的转换则要求肺液必须移除以适应气体交换。肺液的清除在分娩的过程中就已经开始。基本机制是由 Cl^- 的分泌转为 Na^+ 的吸收。这种转换由分娩时胎儿体内激增的儿茶酚胺激发。部分肺液在出生过程中受产道挤压排出。在出生后主动的肺液吸收仍在继续，而且足月胎儿大部分肺液在出生后 2 小时内被清除。未经分娩过程的剖腹产胎儿的肺液清除过程较慢。有时还会出现呼吸困难，又称新生儿瞬时呼吸急促 (TT-NB)。在未成熟儿中，肺液分泌到肺液吸收的转换过程失常多是由于上述吸收过程的不成熟所致。这会进一步加重合并呼吸窘迫综合征早产儿的呼吸问题。研究证明，产前皮质醇激素的应用除了对表面活性物质的有利效应外，亦可以促进肺液的吸收。

总而言之，自发的呼吸运动持续存在于胎儿的发育过程中，对胎肺的正常发育至关重要。对胎儿呼吸运动的监测可以用来对早产的预估。出生时的确发生了很多不可逆的变化，持续性呼吸的出现就是其中之一。然而，出生后同胎内一样，呼吸仍与动作和睡眠状态密切相关。并且从孕晚期到出生后早期一定存在一些持续的控制过程。其中的一些过程出生后成熟的相对较慢，比如化学感受器对缺氧敏感度的重新设定。以及缺氧时下行抑制效应的影响的削减过程。对这些效应的理解可能对预防 SIDS 的发生及对新生儿尤其是早产儿的照顾至关重要。

二、胎儿循环及其在出生时转变

（一）胎儿血液循环

胎儿循环的特点是高肺血管阻力 (PVR)、低体循环阻力 (SVR)、额外存在低阻力的血管床 (胎盘血管床) 以及通过卵圆孔及动脉导管的右向左分流。局部血管的阻力决定了血流向肺脏、系统组织及胎盘的分布。胎盘血管床接受大约 40% 到 50% 的心室输出量，而肺脏仅接受到 10%。心脏的输出与静脉的回流根据胎儿的缺氧程度发生改变，以保持对重要器官如心、脑及肾上腺的灌注。

在人类胎盘内的血流仅依赖于脐动脉及与胎儿相连的脐静脉之间的压力差。然而，最近很多研究表明，胎儿与胎盘循环中的血管舒张度的调节维持了母胎间充足的血流供应以保持气体及物质的交换。由于胎儿胎盘间的血管缺乏自主神经的支配，血管紧张度的控制主要受循环或局部释放的血管活性物质以及如流速、氧含量等物理因素的影响。能够影响胎儿胎盘之间动脉与静脉的收缩及舒张的活性物质或物理刺激因素已经有很多的报道。而且，不少学者还认为胎儿胎盘脉管系统与缺氧性肺血管收缩的血流配比方式有很多相似之处，可调节血流流向胎盘母体侧灌注充分的区域，类似于缺氧性肺血管收缩使血流流向通气好的肺组织。

（二）出生后的变化

出生后脐带夹闭胎盘循环后终止 SVR 明显增加。同时，随着肺发挥呼吸功能，肺循环特点也发生显著转变。肺血流量随即升高了 8 ～ 10 倍，并且 PVR 也持续降低。出生后 PVR 降低和 SVR 升高使两者之间的关系与胎儿时的情况正好相反。通过肺静脉返回心脏的血量增多使左心房压力升高并超过右心房，从而导致卵圆孔的功能性关闭。而此时动脉导管仍未闭合，其血流方向改变为左向右分流。动脉导管通常在出生后 48 小时内达到功能闭合。由于卵圆孔及动脉导管只是功能上关闭，而且肺循环对缩血管的刺激又特别敏感，因此新生儿循环模式很容易反转为胎儿模式。

1.静脉导管的闭合

静脉导管是脐静脉与下腔静脉之间的分流，可以使富含氧气和营养物质的胎盘静脉血不经肝脏而快速进入中心循环。大部分的下腔静脉血通过卵圆孔回流入左心房并进入左心室，并分流如冠状动脉及脑循环。供应心、脑、头和颈部的血氧分压较降主动脉内高约 4 ～ 5mmHg。尽管静脉导管较之动脉导管受到的关注少，但目前仍普遍认为其在胎儿循环的调节中发挥主要作用。静脉导管的缺失与很多胎儿的异常及不利因素的发生相关，包括畸形、染色体异常、宫内心衰和门静脉的缺失。静脉导管的功能性关闭是解剖学过程的一个延续，在出生后的数个星期内完成。然而几乎在所有的新生儿，出生后的一段时间内静脉导管仍保持开放。早产儿的静脉导管关闭较为延迟。

2. 卵圆孔的闭合

解剖学上，卵圆孔位于胚胎原发间隔和继发间隔的交接处，作为一个单向活瓣，在胎儿期仅允许右向左的分流。出生后早期，由于肺血流的急剧增加，左心房的压力增高并超过右心房，将原发间隔推向右侧靠近继发间隔，从而导致卵圆孔关闭，形成完整的房间隔。然而尚有 20% ～ 25% 的新生儿融合不完全而存在持续的活瓣，导致出生后卵圆孔的开放。通常开放的卵圆孔不存在临床症状。但在合并其他病理情况下，卵圆孔未闭合会应评估及治疗，如原因不明的脑卒中、体位性低血压及偏头痛等。

3. 肺循环高压的危害

胎儿向独立自主呼吸的个体转变过程中，机体循环发生了重要改变。胎肺持续处于低氧张力的状态，肺血管处于强烈的收缩状态。胎儿肺循环能对 PO_2 的细微变化做出反应，部分原因是宫内保持高肺循环阻力所致。羊胎对缺氧的急性反应表现为肺动脉及体动脉压力的增高和肺血流的下降。这种反应由颈动脉化学感受器调节，而且在 0.7 孕周的时候就出现，并随孕期逐渐增加。然而，胎儿 PVR 的急性增加可能是由于低 PO_2 对平滑肌的直接作用以及各种神经、激素介质的调节引起的。除了 PO_2 增高外，还有一些其他的机制导致出生时 PVR 的正常下降。包括肺脏气液交换的建立，肺脏节律性的膨胀及产生的张力。这些物理刺激因素部分通过血管活性物质的释放发挥作用，特别是血管舒张因子，如 NO 和 PGI2 等。通常，出生后肺动脉压力在 24 小时内下降至体循环水平，在之后的 2 ～ 6 周内逐渐下降至成人的水平。因此，肺循环的转变并不局限在出生后的短时间内，而是延续至出生后的数周。

肺循环转化的异常将导致新生儿持续的肺动脉高压 (PPHN)，是多种新生儿心肺异常的常见临床表现。表现为生后 PVR 持续增高，导致通过未闭合的卵圆孔和动脉导管的右向左分流及严重的缺氧。涵盖围生期因素导致的可逆性的肺循环高压到肺部结构发育畸形导致的不可逆的肺高压。

引起 PPHN 症状的疾病可分为三类：

(1) 适应不良，肺血管结构正常，但血管反应性异常。

(2) 血管过度肌化，平滑肌细胞的厚度增加并延伸至本无肌肉控制的血管。

(3) 发育不良，肺部发育不良与肺动脉数量的减少相关。无论是原发因素还是肺内或肺外的继发因素，PPHN 是导致心肺功能异常的重要诱因。

4. 动脉导管关闭

低氧分压、循环中高水平的 PGE2 以及局部产生的 PGE2 和 PGI2 是导致宫内动脉导管保持开放的重要因素。在胎儿期，由于一些依赖或不依赖细胞外钙离子的因素，动脉导管通常有其内在特性。内皮缩血管肽 -1 在其中发挥作用。

在新生儿期，一系列的因素促成了动脉导管的关闭：

(1) PaO_2 的升高。

(2) 导管管腔内血压的下降。

(3) 循环中 PGE2 的降低以及导管壁 PGE2 受体的减少。动脉导管闭合的时间在不同物种之间各不相同，人类通常出生后 48 小时内完成关闭。足月婴儿动脉导管关闭通常经历两个阶段。第一个阶段是管腔的功能关闭，发生在出生后的第一个小时，通过平滑肌的收缩引起。收缩引起管壁的缺血性缺氧，抑制局部 PGE2 和 NO 的产生，诱发生长因子的产生。进而出现动脉导管闭合的第二个阶段，管腔解剖结构的闭合。由于管壁内膜层的增厚和肌层中平滑肌细胞的消失，该阶段通常发生在生后数天内。

动脉导管未闭合是早产儿的常见并发症，在其诊断，评估及治疗的期限上仍存在争议。即使动脉导管发生了功能上的收缩，但未成熟儿的导管通常不能够产生足够的缺氧及解剖结构的重建，因此存在动脉导管再开发的可能。动脉导管未闭合在未成熟儿中与一些疾病相关，如新生儿坏死性小肠结肠炎、颅内出血、肺水肿及肺出血、支气管肺发育不良以及早产儿视网膜病等。

第二节 出生缺陷的流行病学

出生缺陷 (BD) 也称先天异常，是指出生时即存在的人类胚胎 (胎儿) 的结构和功能 (代谢) 异常，但不包括出生时损伤所造成的异常。出生缺陷是导致孕早期流产、死胎、死产、新生儿死亡和婴幼儿夭折的重要原因。部分外表或体内结构严重异常的出生缺陷患儿，在出生后即可诊断，但多数出生缺陷在出生后几个月甚至几年后才能通过辅助技术得以诊断，如先天性心脏病、青光眼等。1/3 存活的出生缺陷患儿会发展成为残疾，生活质量较差，给家庭和社会造成沉重负担，对我国出生人口素质影响较大，直接影响民族的兴旺和繁荣。目前已确定的出生缺陷共有 8000 ～ 10000 种。

近 40 年来，由于新生儿营养性疾病和感染性疾病已逐步得到控制，出生缺陷成为我国新生儿死亡的首位原因。我国每年因神经管畸形造成的直接经济损失超过 2 亿元，21三体综合征康复费用达 20 亿元，先天性心脏病患儿的诊疗费用更高达 120 亿元。我国目前的出生缺陷死亡率为 30%，残疾率为 40%，只有 30% 可以治愈或纠正，如果对所有存活的出生缺陷和残疾提供治疗、康复和福利，全国每年要投入 300 亿元人民币。出生缺陷已成为严重影响经济发展和人民生活质量的公共卫生问题和社会问题。

一、出生缺陷的流行情况

全世界每年有 790 万严重缺陷儿出生，约占出生总人口的 6%，根据世界卫生组织估计，全球低收入国家的出生缺陷发生率为 6.42%，中等收入国家为 5.57%，高收入国家为 4.72%，每年至少有 330 万 5 岁以下儿童死于出生缺陷，约 320 万存活出生缺陷儿终身残疾。

我国出生缺陷发生率与世界中等收入国家的平均水平接近，但由于人口基数大，每年新增出生缺陷病例总数庞大。根据全国出生缺陷监测数据，我国围生期出生缺陷总发生率呈上升趋势，由 2000 年的 109.79/ 万上升到 20U 年的 153.23/ 万。估计目前我国出生缺陷发生率在 5.6% 左右，约有 25 万肉眼可见先天畸形儿出生，加上出生后数月和数年才能显现出来的缺陷，先天残疾儿童总数高达 80 万～ 120 万，每年新增出生缺陷数约 90 万例，约占每年出生人口总数的 4 ～ 6%。出生缺陷在发达国家已成为婴儿死亡的第一位原因。这一趋势在我国也逐渐显现，出生缺陷在全国婴儿死因中的构成比顺位由 2000 年的第 4 位上升至 2011 年的第 2 位，达到 19.1%。

造成出生缺陷上升的原因主要有三方面，第一，产前诊断和筛查水平不断提高，新生儿疾病筛查覆盖面不断扩大，监测水平不断提高，一些过去不能诊断和发现的出生缺陷被及时发现。第二，影响出生缺陷的环境和社会因素增多，育龄妇女环境有害物质暴露增加，高龄产妇比例逐年上升。第三，从 1995—2005 年，我国经历了从强制婚检到自愿婚检，婚检率升高而又急剧下降，对预防婴儿先天性疾病造成重大影响。

二、出生缺陷的监测

20 世纪 60 年代初期的反应停事件促使了许多国家自 1964 年就开始了出生缺陷的监测工作。1974 年成立了国际出生缺陷监测情报交换所。目前，已有 20 多个国家相继建立了出生缺陷监测系统。

出生缺陷的监测有两种，一种是以医院为基础的监测（医院监测），我国国家性的出生缺陷监测是从 1986 年开始的以医院为基础的，在全国部分区县级或以上具有接生能力的医院中开展，对象为在监测医院内出生的妊娠满 28 周至出生后 7 天的新生儿，主要监测 23 种高发先天畸形。目前覆盖近 800 所医院，全部实现了监测数据的网络直报。医院监测诊断水平高，上报及时，实施相对容易，系统运作程序简单，但各地住院分娩情况不一，存在一定的选择性偏倚，监测的期限较短，其结果受到出生缺陷的严重程度、当地医疗水平、监测人员的识别能力、检测手段等方面的影响，医院的样本人群与源人群存在选择偏倚，只能在一定程度上反映监测地区的水平。

另一种是以人群为基础的监测（人群监测），是选择一定地区或市县作为监测范围，对其中所有符合条件的对象进行监测，获得的数据可以真实反映该范围人群的情况。从 2006 年开始，在 64 个区县开展了出生缺陷人群监测。人群监测投入的人力、物力和财力较大，对监测人员的要求相对较高。一般来说，如果监测系统的出生缺陷诊断水平更高，以人群为基础的出生缺陷监测相对于以医院为基础的出生缺陷监测，出生缺陷的发生水平较高。可这一结果往往受到人群就诊趋向、出生缺陷诊断级别、监测系统自身监测能力等因素的影响。

王芳等将人群监测和医院监测进行对比后发现，2002—2004 年中国出生缺陷高发地区医院监测出生缺陷发生率为 232.7/ 万出生；人群监测出生缺陷发生率为 347.4/ 万出生，监测同一种畸形发生率人群监测多高于医院监测。随着诊断技术水平和住院分娩率的提高，医院和人群监测的出生缺陷发生率和顺位差异在逐渐缩小，2010 年全国妇幼卫生监测结果显示，出生缺陷前 9 种类型在医院和人群监测中的顺位一致，而且其发生率差异无显著统计学意义。实质上出生缺陷发生率是一个患病率性质的指标，受监测方法、检测对象、监测期限、诊断水平、监测系统的稳定性等因素影响。因此，对特定缺陷的发生率进行分析比较，要结合上述因素综合考虑。国际出生缺陷监测中心的各成员监测方案和对象均不一致，一般不进行发病率的横向比较，而强调在同监测系统中对出生缺陷发生率的变化趋势进行长期观察、分析，了解变化规律和原因。

三、出生缺陷的流行特征

（一）国家、种族

不同国家或种族出生缺陷发病率不同。如神经管畸形在英国的发病率约为 0.3/ 万，美国为 0.1/ 万，欧洲大陆为 11.2/ 万；21 三体综合征在法国发病率为 38.22/ 万，美国为 13.25/ 万，中国为 2.53/ 万。

（二）区域性

我国神经管畸形 (NTDS) 存在明显的南北地域差异，北方神经管畸形发生率明显高于南方。山西省是我国出生缺陷发生率最高的省份，其中以危害最严重的神经管畸形最为常见，1996—2000 年神经管畸形发生率为 44.16/ 万，占全部缺陷的一半以上，被称为世界神经管畸形的"珠穆朗玛峰"。

（三）流动人口

流动户籍人口学历低、流动性大、工作时间长、居住远离市区的特点，给出生缺陷的控制工作和管理工作带来巨大的挑战，婚前、孕前、产前保健不足，其出生缺陷率明显高于常住人口。

（四）性别

亚特兰大一项以人群为基础的出生缺陷数据显示，男性胎儿出生缺陷发生率为 3.9%，而女性胎儿为 2.8%。除了神经系统和内分泌系统外，其他系统出生缺陷发生率男性胎儿均要明显高于女性胎儿。性器官的出生缺陷发生率在不同性别间的差异是最大的。男性胎儿尿道出生缺陷发生率高出女性胎儿 62%，胃肠道出生缺陷发生率高出女性胎儿 55%。其他类型的出生缺陷，男性胎儿的发生率比女性胎儿高出 2 倍甚至更多是很常见的。男性胎儿生殖系统出生缺陷的发生率高于女性可能是由于男性生殖系统的发育相比女性更复杂，并且在器官组织生成的过程中出错的概率更大。这些错误有可能是在孕 7 周时 Y 染色体上 SRY 基因的表达后开始的，而 SRY 基因主要调节男性性腺、生殖道和外生殖器的生成。而在此基因表达前所造成的出生缺陷则是由 X 相关或 Y 相关的基因以直接或间接的方式所造成的影响。而在性腺分化后，X 相关或 Y 相关基因 (非 SRY) 也同样可造成不同性别间出生缺陷发生率的差异。此外，未出生胎儿的死亡可能是由于不同性别胎儿出生缺陷发生率不同造成的，而不是在胎儿发育过程中胎儿的出生缺陷发生时。针对性染色体上不同基因的深入研究能够说明性别间某些出生缺陷发生率不同的原因及其发病机制。

国内研究结果显示，不同性别围产儿出生缺陷发生有显著性差异，男性高于女性。与国外研究结果一致，女性胎儿中 NTDs 的出生患病率显著高于男性，NTDs 发生的性别比 (女：男) 为 145:100。

（五）孕产妇年龄

出生缺陷儿与孕产妇年龄关系显著，产妇年龄低于 20 岁缺陷率最高，< 25 岁或 > 35 岁生育发生出生缺陷儿的风险次之，母亲年龄在 25 ～ 30 岁最低，说明生育的最佳年龄在 25 ～ 30 岁，而 < 25 岁或 > 35 岁则是出生缺陷的高发时期，应加强产前诊断。

四、出生缺陷的预防

WHO 在 1999 年就提出了出生缺陷的"三级预防"策略。20 世纪 80 年代后，中国已对出生缺陷进行积极研究。进入新世纪后，国家科技部全面启动出生缺陷预防的基础性研究和应用性研究，提出了要经济有效地降低出生缺陷发生的风险，要进行监测、调研，掌握基线资料，将中国出生缺陷预防模式从产前 - 围产保健预防模式扩展为孕前 - 围孕保健预防模式，以充分贯彻一级预防为重点，二级、三级预防为补充的出生缺陷干预策略。近期已有学者提出：出生缺陷四级预防的概念，即在三级预防的基础上增加 0 级预防 - 环境与政策。

（一）一级预防

一级预防为出生缺陷预防体系的主体，是指在妊娠前及妊娠早期进行健康教育和指导，以预防和减少出生缺陷的发生，包括婚前检查、遗传咨询、选择生育年龄、妊娠早期保健等。提高自我保健意识，自觉参与婚前与孕前保健，接受孕前 - 围孕期保健的危险因素评估、孕前卫生指导和遗传优生咨询。预防神经管畸形的发生的有效方法是妊娠前 3 个月至妊娠后 3 个月补充小剂量叶酸 (0.4 ～ 0.8mg/d)。国家人口和计划生育委员会组织实施了"出生缺陷干预工程"，以宣传倡导、健康促进、婚育 (优生) 咨询、高危人群指导、妊娠前实验室筛查、营养素补充为主要内容的一级预防措施已在全国推广。探索免费婚前医学检查模式，全国婚前医学检查率已由 2005 年的 2.9% 上升到 2011 年的 41.0%，其中福建、广西、宁夏等地的婚检率已达到 90% 以上。

（二）二级预防

二级预防是出生缺陷预防体系的重点，主要措施包括产前筛查和产前诊断。产前诊断又称宫内诊断，是近代医学科学的一项重大进展，主要指妊娠期阶段，应用各种先进的科技手段，包括影像学、生物化学、细胞遗传学、分子生物学等技术，了解胎儿在宫内的发育状态，并对先天性、遗传性疾病做出诊断。使先天畸形能早发现、早诊断、早干预。据联合国儿童基金会报告，中国产前检查率明显高于发展中国家的平均水平 (77%)。

（三）三级预防

三级预防重点加强出生缺陷儿早期干预工作，出生缺陷患儿出生后采取及时、有效的诊断、治疗和康复，以提高患儿的生活质量，防止病残，促进健康。使新生儿疾病筛查率和治疗率不断提高，扩大新生儿疾病筛查范围，对缺陷儿进行早期、有效地治疗与康复训练，控制出生缺陷儿的致残率和致死率。

出生缺陷预防不仅仅是医疗卫生领域的问题，而是生态环境、社会行为、健康保健及生物遗传等多个领域的综合问题，只有多部门通力合作，才能真正实现提高出生人口质量。加强出生缺陷综合防治，是提高国家人口素质、建设人力资源强国的重要战略。

第三节　先天性畸形的胚胎学及病因和病理

先天性畸形占人类新生儿出生总数的 3%。不经手术干预，1/3 的婴儿将会死亡，因为畸形不适应子宫外的生命延续。而我国出生缺陷发生率约为 5.6%，每年新增出生缺陷数约 90 万例，出生缺陷在全国婴儿死因中的构成比顺位由 2000 年的第 4 位上升至 2011 年的第 2 位，达到 19.1%。有统计数据表明先天性畸形的研究要落后其他领域的临床研究，特别是病因学的研究有助于治疗策略的制定，但无论是治疗还是预防，新生儿畸形的研究都密切依赖基础胚胎学的研究。

一、胚胎学概论及先天畸形的胚胎学原理

尽管在胚胎学的研究上做了很多努力，但多数先天畸形的胚胎学原理仍不明确。这是由于：

(1) 研究资源的匮乏（正常及异常的胚胎均难获得）。

(2) 技术原因（胚胎发育的序列截面的阐述困难、三维重建解释的缺乏）。

(3) 正常及异常胚胎学中存在大量错误及过时的理论。庆幸的是目前人们已经掌握了一些动物模型，这使进一步的胚胎学研究变成可能。在各种胚胎学的领域，特别是关于直肠肛门畸形的研究，目前已经有多种模型可供选择。最近出现的一种人体胚胎扫描电子微观图集技术，为正常人体胚胎的研究提供了更细节的信息。

由于在胚胎学领域仍缺乏恰当及有说服力的研究成果，导致至今仍有一些典型的畸形仍不能得到令人满意的解释。当面对正常及异常发育的胚胎学背景时，小儿外科医生仍存在不少困惑。对于前面提到的错误观念或过时理论，Haechkel 的"生物起源法则"

是一个例子。依照这个理论，人类的胚胎不仅概括了人类的发育过程（个体发育学），而且还应包括其他生命形式中可以观察到的形态学变化（种系发生学）。在人类胚胎发育过程中，作为一个先进物种，可以观察到经历了一些在更原始物种的成年生物体中出现的阶段。这个理论可以用来解释为什么人类胚胎中具有成熟鸟类存在的"泄殖腔"和成熟鱼类存在的"鳃裂"。这个理论还对胚胎组织的命名有影响。另外，一个非常普遍的错误观念是关于畸形其实是正常胚胎发育"冻结"状态的理论。之所以产生这样的理论，原因在于我们对正常胚胎的了解多数来自对畸形胚胎的病理解剖，而不是来自正常胚胎的研究。由肠旋转不良而推论出胚胎正常发育过程中存在"肠道旋转"的发育过程，就是这种观念的产物。

"畸形"的定义自出生后，不同的新生儿个体的形态，可以与正常形态学上的描述有不同程度的偏差。这些偏差从没有任何临床症状的细微变异，到有较大的器官缺陷（畸形器官）或整个生物体极度的功能缺失。当一个不同于正常人体结构的变异需要外科手术来矫正时，其肯定存在不同程度的功能缺失，从而被认为是一个有害的变异。这表明，当在使用术语"畸形"时，功能上的缺失更为重要。

二、先天性畸形的病因学

在多数病例中，先天性畸形的病因不明确，其中大约 20% 为基因致畸因素导致（基因突变和染色体变异），10% 为环境因素，目前仍有约 70% 的畸形相关的病因未被认识。

（一）环境因素

在胚胎形成的过程中，人们已经知道有很多因素对组织系统的正常发育有影响。1983 年 Shepard 发表了一本致畸物的目录，超过 900 种物品被认为可在动物模型中导致先天性畸形，其中有 30 种在人类胚胎上的致畸作用已被证明。

病毒感染，特别是风疹和疱疹病毒，以及放射性物质的致畸作用，都已经明确；母体的代谢异常或重要营养素的缺乏也具备致畸性，这已在维生素 A 缺乏和核黄素缺乏的饮食喂养后的大鼠和小鼠中观察到，这些畸形包括膈疝、食管瘘、气管食管瘘。同样，不合适的添加激素与子宫内的发育不良也密切相关。

工业及药物化学物如四氯乙烯二苯二噁英 (TCDD) 或沙利度胺的致畸作用已导致了很多悲剧的发生。20 世纪 60 年代早期，沙利度胺作为一种安全的镇静、止吐剂，在怀孕妇女中使用，导致大量海豹肢的畸形儿；同样，食管闭锁、十二指肠闭锁和肛门闭锁也发生于这些患儿中。在大鼠模型中，除草剂中的除草醚（2，4 二氯－苯－对硝基苯）已明确可导致先天性膈疝、心脏畸形及肾积水。1978 年 Thompson 等描述了抗肿瘤药物阿霉素在大鼠及兔子模型中的致畸作用。最近，Diez-Pardo 等再次描述了这模型，并强调其作为前肠畸形模型的重要性。现今，阿霉素模型被广泛地描述为 VACTERL 畸形相关的模型。至此，经典的畸形比如食管、肠道闭锁、肠重复畸形、其他类似的畸形已经能够通过在动物模型中使用致畸物被复制。

（二）基因因素

大约 20% 的先天性畸形与基因异常相关；一些畸形与染色体的异常相关，例如 21、13 或 18 三体；另一些则为具有较低致病风险的多因子遗传。在动物模型中的一些畸形中也明确发现了遗传性。

三、动物模型

近两个世纪以来，人们研究了大量的动物模型。这为更好地理解畸形及正常胚胎的形态学提供可能。这些动物模型可以分为四大类。

（一）手术模型

以往，鸡胚在研究胚胎发育过程是一个重要的手术模型。原因是比较易于接近胚胎、应用范围广、价格便宜。因此，鸡胚是一种理想的实验研究模型，它曾被胚胎学家广泛应用，特别在研究上皮/间叶组织相互关系的领域。儿外科医生使用这一模型的研究涉及肠闭锁的形成、腹裂以及先天性巨结肠病的形态学等。捷克的胚胎学家 Lemez 使用鸡胚胎模型诱导出气管食管瘘的气管发育不全。除了这些纯粹作为胚胎学模型外，还有一些胎儿模型，然而，这些模型主要应用于研究胚胎对干扰因素的易感性。

（二）化学模型

化学物可对任何动物的发育产生相似的影响。目前最重要的是：

(1) 阿霉素。

(2) 依曲替酯。

(3) 全反式维甲酸。

(4) 乙酰硫脲。

(5) 除草醚模型。其中前 4 种被用来研究食管、肠及直肠肛门闭锁的胚胎，后一种用来建立研究膈、肺、心脏和肾脏的畸形模型。

（三）基因模型

基因模型近年有很大发展，过去已被用于胚胎学研究的有：

(1) 自然发生类模型：SD 大鼠模型。

(2) 遗传类模型：猪肛门闭锁模型。

(3) 基因敲除类模型。

这些动物模型是自发突变的产物或基因调控的结局（转基因小鼠）。转基因动物模型的数目增长很快。对小儿外科医生来说，导致前肠和后肠畸形的模型尤为重要，其中已发现通过音猬因子 Shh 的干扰途径非常有效。

有两种通过这种途径的干扰方法：

(1) Shh 靶向敲除。

(2) 敲除其三个转录因子：Gli1、Gli2、Gli3。

(四) 病毒模型

除肝外胆管闭锁的小鼠模型以外，使用病毒感染来制造的先天畸形动物模型对外科医生的实用性不大。在这个模型中，新生的 Balb/c 小鼠被感染恒河轮状病毒 A，结果可以产生完全的肝外胆道闭锁模型，就如同在新生儿中发生的这类疾病一样。然而，这个模型并不是一个模仿胚胎发育异常的模型，这提示了一种可能性，即先天性畸形可能并非仅仅由于胚胎发育的失控，也可以是由于胎儿期或出生后的疾病所致。

四、先天性畸形的胚胎学

Spemann 在 1901 年首次提出干扰正常的发育过程会导致器官的先天畸形。其通过实验将切下的部分海螺卵与同一个卵的其他部分建立密切联系后，在海螺的胚胎制造出额外的组织。Spemann 和 Manggold 将这一发现命名为"诱导"。他们发现胚胎的某一部分确实能够扩展至胚胎其他部位发育。这些具有控制能力的部位就被称为"组织者"，这种影响胚胎自己的过程称为"诱导。"

很多该领域的学者都相信，"诱导"可以发挥胚胎发育中分级控制的总原则作用。随后的研究，最终促成了一个非常复杂的组织者和感受者的模型，尽管其中还存在修改的必要。诱导物质的属性仍不明确，并且试图分离出诱导物质的尝试并未成功。有趣的是，不仅活的细胞可以在一些试验中诱导胚胎发育，非生命的或非天然的物质同样具有这种功能。

对早期胚胎组织的形成中，一个重要的过程是上皮层的内陷。上皮层的增厚先于内陷过程，就是我们熟知的基板形成。上皮层的增厚是由基板各个细胞的延伸所引起。在神经板、耳及晶状体基板、绝大多数的上皮间叶组织如肺脏、甲状腺、胰腺等的形成中也可以看到类似的胚胎发育过程。从这些观察中可以总结出多数上皮细胞在胚胎发育的早期阶段具有较一致的行为。如今，早期的胚胎组织对变化尤为敏感的观念已被广泛接受。因此，越来越多的研究者对了解早期胚胎组织的形成感兴趣。

五、异常胚胎发育的例子

(一) 前肠发育畸形的胚胎学

人们推论原始中隔发育导致原始的前肠分化成腹侧的气管及背侧的食管。在这一过程中，研究者推测首先在原肠的侧壁出现侧脊，并汇集融合在矢状位的中线上，从而形成了食管气管的隔膜。有学者采用了扫描电镜 (SEM) 的方法研究鸡胚中的前肠发育。在研究中，并未发现所谓的气管食管隔膜的形成。一系列鸡胚发育阶段的 SEM 图片表明原始前肠分化的最佳解释是前肠中食管气管区域的逐步缩减过程，这一缩减过程是由原肠发育中的一系列的折叠过程引起的，它们靠近彼此却不发生融合。

基于这种观察到的现象，以下畸形的发生可以被解释成折叠形成或在其形成的过程中的异常所致：

1. 食管闭锁合并食管气管瘘

原肠背侧的折叠向腹侧弯曲的过多，导致喉部的下降受阻。因此，气管 – 食管空间仍然部分未分离，并保持在腹侧的位置，由于在腹侧的这个位置，其分化成气管。

2. 气管闭锁合并气管食管瘘

前肠在其腹侧变形，折叠的发育移动受到妨碍，使气管 – 食管结构域移位至背侧的位置。因此其发育为食管。

3. 喉部的气管食管裂

襞的异常生长导致原始气管 – 食管结构域的残余。

（二）横膈的发育

过去，有数个理论解释后外侧膈肌发育异常：由于胸腹膜发育的异常引起膈肌发育的缺陷；腰肋部三角区和胸膜腹膜管的肌肉化的异常，导致膈肌出现一个异常的"薄弱点"；肠道的挤压通过膈肌的后外侧的博赫达勒克孔；肠道早期还纳腹腔后，胸腹管仍保持开放；肺脏的异常存在胸腹管中，阻止了胸腹管的正常关闭；早期肺脏及肝脏后方间充质的异常发育，导致胸腹管的关闭异常。在这些理论中，胸腹膜与横膈的交汇的异常是最流行解释膈疝的假设。然而，使用 SEM 技术，并未发现胸腹膜在所谓的在胸膜管闭合过程中的重要作用。

在早期的理论描述中，很多作者假定隔膜的延迟或关闭受阻会导致膈肌的缺损，这个缺损足够大到肠管疝入婴儿胸腔。然而，这个假设并不是真正的胚胎学观察结果，而是来自解剖学/病理学的解释。在一系列正常的胚胎发育阶段，通过测量胸腹膜管开口的直径和疝入胸腔的肠祥的直径发现，一个单独的胚胎期肠祥直径至少需要 450μm 才能进入胎儿的胸腔。然而却从未在任何一个胚胎时期发现胸腹膜管的直径到达合适的直径，这表明，延迟或阻碍胸腹管的关闭并不能导致隔膜缺损到足够疝入肠祥的大小，肠管的疝入通过这些开放的管道是不可能的，因此，这些关于先天性膈疝形成的病例机制的理论都缺乏足够的胚胎学依据，并且该过程的发生确切时间也存在争议。

最近通过使用除草醚作为致畸因子诱导了一种先天性膈疝的动物模型。在这些模型中，CDH 的出生率极高，而且多数的膈疝都伴发肺的发育不良，使用电镜观察这些模型，使我们能够较详细的了解膈疝的发生过程。

（三）泄殖腔的发育

在文献中，已经有数个理论来解释泄殖腔如何分化为背侧的直肠肛门及腹侧的尿生殖窦。多数研究者认为是由头端向尾端生长的一个隔膜引起，这一隔膜在矢状面上将泄殖腔前后分隔开，其分化过程的异常，可导致泄殖腔的发育畸形，如直肠肛门的畸形或一穴肛畸形。然而对于分隔过程的机制目前仍未达成共识。一些研究者认为是通过顶端间充质的生长，而产生一个单独下降的褶，从而将尿生殖部分与直肠部分分开；也有一些人认为，是由于泄殖腔内腔的侧壁出现隆起，并逐步在中线处融合，从而产生了分隔。

使用扫描电镜 (SEM) 技术，研究者在大鼠及 SD 小鼠胚胎中研究了泄殖腔的发育过程。SD 小鼠是家鼠的一种自发突变体，其特征是短尾。纯合体或杂合体的后代均表现为骨骼的、泌尿生殖系统和直肠肛门系统的畸形。因此这种动物是一个良好的研究直肠肛门发育畸形的动物模型。

1. 正常的泄殖腔胚胎 (正常小鼠)

类似于鸡胚的前肠发育模型，并未在正常小鼠的泄殖腔发育过程中出现泄殖腔内横向的中线位置的融合。但研究者发现了向下生长的尿直肠褶，尽管这不一定与泄殖腔发育相关。

2. 异常的泄殖腔胚胎 (SD 小鼠)

泄殖腔的畸形是由于泄殖腔膜的早期始基的发育异常所引起。这在 SD 小鼠胚胎发育中有详细的描述。在对 SD 小鼠的异常泄殖腔发育的研究过程中发现：直肠肛门发育畸形的病理学基础是泄殖腔膜过短；泄殖腔膜的始基太短，并导致原本其存在于泄殖腔的背侧的始基出现异常发育；由于泄殖腔的异常结构，使尿直肠褶向尾端的移动受损。因此后肠与泄殖腔之间仍存在异常的沟通。这个异常的开放会发育成直肠尿生殖瘘。其中还有一个有趣的发现，在不同来源的异常胚胎中，所有动物模型的直肠肛门畸形都有极为相似的形态学表现。

(四) 尿道下裂

多数的研究者相信尿道由成对的尿道褶的融合发育而来。其随尿生殖膜的分化发育而来，这一过程的受损被认为是导致不同形式尿道下裂的原因。然而在对正常泄殖腔发育的研究中，并未在小鼠胚胎中发现泄殖腔膜尿生殖道部分的分化。相反，研究发现：尿道在小鼠胚胎发育过程中始终作为管道样的组织存在，并且其总是与生殖器官的尖端相连；最初存在双尿道的始基，尿道的分化在小鼠胚胎 18.5 天时开始。此外，研究并未发现泄殖腔膜尿生殖部的分化和会阴内的末端尿道的横向融合。因此有研究者设想，可能在尿道下裂的形成过程中，有多重胚胎学的机制参与。中等程度的尿道下裂，如阴茎体和龟头型表示外生殖器的发育停止，他们从通过比较 20 天的胚胎中的情况找到其起因。因此阴茎是该畸形的主要器官，而不是尿道。

(五) 结论

虽然实验性胚胎学的历史较长，但人们对先天性畸形的病因学及病理学仍知之甚少。数十年来，尽管有较多的假设出现，但支持他们的数据却不多，生物科学的进步并没有为胚胎学领域的研究者提供有力的工具，如重组 DNA 及杂交瘤技术。以后的研究者会更密切地监测在胚胎发育过程中基因是如何关闭和开放的，以及判定空间及时间上的紊乱与真正的畸形发生之间的关系。胚胎细胞内化合物及病毒致畸因子的靶向结构仍有待识别。随着对于胚胎如何在子宫内协调生长的认识增加，最终也会扩展到其他相关的领域，如伤口愈合和癌细胞的增殖。

第四节　新生儿体温调节

新生儿尤其是早产儿体温调节中枢发育不完善和产热、散热机制与成人有诸多不同之处，因此新生儿临床医疗和护理均应对新生儿体温调节特点及其相关问题有较深入了解。

一、胎儿时期体温平衡机制及生后的转变

胎儿在宫内生长发育和运动均产生热量，产热效率为 $138 \sim 155U/(kg \cdot min)$。胎儿产生的热量大多可及时被母亲带走，从而维持在相对恒定的温度环境中，有 $10\% \sim 20\%$ 热量通过羊水和子宫壁传导散发出去。出生后，新生儿进入又冷又干的环境，加之新生儿自身特点如体表面积大、皮肤薄、皮下脂肪少、血管多等使其散热更快，出生后 1 小时内体温可降低 2.5℃，在中性环境温度下 6 ~ 8 小时才能恢复到正常水平，生后 1 ~ 2 天内体温仍不稳定。

二、新生儿的体温调节机制

(1) 产热出生后，新生儿不能通过寒战产热，因而足月儿能源主要来源于具高度血管化并受交感神经支配的棕色脂肪。当新生儿受到寒冷刺激时，去甲肾上腺素水平增高，且作用于棕色脂肪组织促使脂肪分解产热。

(2) 体温维持相关问题：

①早产儿：表现为热量丢失增多且产热能力低下。早产儿具有下列特点：a. 体表面积与体重的比例较大；b. 皮肤通透性高，导致经上皮丢失的水分多；c. 皮下脂肪层菲薄，隔热能力低下；d. 棕色脂肪储存少；e. 糖原储存少；f. 不能摄入足够的热卡及营养以满足体温维持和生长需要；g. 由于存在呼吸系统疾病氧耗受限。

②寒冷刺激：早产儿经受急性低温刺激时，机体表现为外周血管收缩，导致乏氧代谢及代谢性酸中毒。在此基础上引起肺血管收缩，进一步导致缺氧，乏氧代谢和酸中毒。缺氧将进一步损害早产儿的寒冷反应。因而，早产儿在低温环境下将具有更大的危险性及不良后果(如：低血糖、代谢性酸中毒、耗氧增加)。早产儿面临较为常见的问题是来自于易被疏忽的慢性寒冷刺激而致的热卡丢失，进而导致过度氧耗和体重不增。

(3) 新生儿寒冷损伤：新生儿寒冷损伤多见于低出生体重儿和伴有中枢神经系统疾患的足月儿。由于在低温状态下氧合血红蛋白中氧气难于分离，因而这些新生儿皮肤常呈现鲜红色，但可有中心性苍白，发绀或硬肿。核心温度常 < 32.2℃ (90°F)。临床表现包

括：低血压；心动过缓；呼吸慢而浅，不规则；少动；吸吮反射减弱；对刺激反应低下；各种反射减弱；腹胀或呕吐。此外还可有代谢性酸中毒、低血糖、高血钾、少尿。有时还表现为全身出血，包括肺出血。

(4) 发热：是指体核温度升高。常见原因为：环境温度过高、感染、脱水、中枢神经系统功能障碍或药物。将新生儿置于阳光下来降低胆红素是非常危险的，且可引起发热。

若发热是由于环境温度过高所致，患儿躯干和四肢温度无差别，且表现为血管扩张。相反，败血症的患儿常为血管收缩，四肢温度要比躯干低 2～3℃。

三、适中环境温度

适中环境温度是指在这一环境温度下机体耗氧、代谢率最低，蒸发散热量亦最少，而能保持正常体温。

四、保暖相关措施

(一)足月儿

1. 保暖护理指南

(1) 分娩室温应维持在 25℃ (WHO)。

(2) 迅速擦干新生儿全身 (尤其是头部)。

(3) 移去湿毛巾。

(4) 用预热的毛毯包裹新生儿。

(5) 戴帽子以减少热量从头部丢失。

2. 分娩室内相关检查

应将新生儿置于远红外辐射台上进行，若为长时间检查时皮温伺服控制应将皮肤温度控制在 36.5℃。

3. 婴儿室和新生儿病室的保温

足月新生儿在正常衣着情况下，室温应保持在 24～26 相对湿度以 55%～60% 为宜。若体温低，可用外部热源如加热床垫或置于暖箱中。

(二)早产儿

(1) 应按照保暖护理指南操作，于婴儿出生最初 10 分钟内尽可能提供最佳温度调节所需保暖措施。复苏和稳定阶段应使用远红外辐射台，而预热的暖箱常规用于转运。

(2) 胎龄＜29W 早产儿和极早早产儿应采用薄膜包裹防止热丢失，他们一出生颈部以下潮湿的身体部分立即置于聚乙烯塑料袋中进行保暖。

(3) 在 NICU 内，婴儿需要适中环境温度以使能量消耗最小；若小早产儿皮肤探头因潜在危险不能常规使用时，暖箱应保持于最适宜温度的空气模式。

(4) 早产儿在稳定情况下，即使在机械通气时，应尽快给婴儿穿衣戴帽并盖上毛毯。

因穿衣后不便观察，故心率和呼吸应连续监护。

（三）暖箱或保暖床的应用

1. 暖箱应用

暖箱为新生儿，尤为早产儿提供了适宜小环境，一台理想暖箱须做到：环境温度可根据临床需求予以调节，吸入氧浓度可按需调节，能保持适当湿度，有隔离作用。

调节暖箱温度方式有两种：

(1) 预调箱内空气温度：即箱温达到由医护人员预调所定的值，然后根据婴儿体温的情况再判定预定值是否适宜。

(2) 伺服控制：有两种方法，一是预调婴儿皮肤温度来调节箱温，置传感器于婴儿某一部位（如上腹部皮肤），并预调温度至婴儿该部皮温期望值，暖箱加热装置根据传感器所测得皮温与预定值的相差情况而供热；另一种方式是将传感器置于暖箱中央接近婴儿部位的空间，设定调节温度，这种方式箱温波动少。

暖箱使用注意点：

①采用预调箱内温度方式控制箱温时，若暖箱壁是单层，而室温低于箱温时，此时婴儿箱内的"作用温度"并不是暖箱温度计所示温度，而是室温每低于暖箱温度7℃，其"作用温度"应将测得的箱温减去1℃。

②暖箱安放在适当位置，不要放在通风口或阳光直射处，暖箱内湿度不要＜50%。

③接受氧疗时，吸入氧应注意温度和湿度。

④伺服控制时要经常检查传感器探头是否贴紧皮肤上。

⑤常规记录箱温、以箱温波动来判断小儿体温的情况，如箱温从高到低，而体温稳定，说明小儿原来的体温已上升；足月儿在24～26℃保温中应保持正常体温，若体温异常，表明婴儿的病理情况存在。

2. 辐射式保暖床应用

装有头顶式远红外元件，其发出的热聚焦于安置婴儿的局部区域内，以达到保暖目的。主要用于产房内刚娩出的新生儿进行初步复苏、测体重等护理和抢救操作；或临床进行一些检查操作时（腰穿、抽血）及危重新生儿抢救时。温度调节方式类似暖箱，人工手控式调节和伺服控制式两种。若新生儿需在辐射台时间较长时应采用伺服控制调节温度。伺服控制时应确保传感探头紧贴皮肤上，否则会导致过热；辐射式保暖床对流，蒸发散热量增加，婴儿耗氧量增加，应避免放在通风处；婴儿不显性失水增多，补液量增加 20ml/(kg·d)，若情况许可应尽早置于暖箱内。

（四）体温控制方法潜在风险

1. 体温过高

若温度探头未紧贴婴儿皮肤，伺服控制可产生额外的热量而致婴儿体温过高。温度报警器可出现机械故障。

2. 隐性感染

温度伺服控制可掩盖感染有关的体温过低或过高。环境温度,核心温度的相关数据以及对败血症其他症状的观察将有助于感染的诊断。

3. 失水

远红外辐射台可增加不显性失水。当婴儿置于远红外辐射台保暖时密切监护体重和24小时出入量。

快速复温还是缓慢复温仍有争议。缓慢复温可将患儿放于远红外辐射台上,设定腹部皮肤温度高于核心温度1℃,也可设定为36.5℃进行。若患儿有低血压,应给予生理盐水(10～20ml/kg)扩容;碳酸氢钠用于纠酸。若存在感染、出血或其他脏器损伤应做相关检查和治疗。

第五节　液体及电解质平衡

一、新生儿液体平衡特点

(一)液体的总量和分布

新生儿体液总量(TBW)较其他年龄段多(主要是间质液增多),约占体重的7%。TBW:细胞内液(IGF)+细胞外液(ECF),细胞外液由血浆及间质液组成。从胎儿到新生儿的发育过程中,机体内的TBW逐渐减少,以ECF的减少为主,而ICF呈逐渐增加趋势,新生儿出生后的最初几天,将继续遵守这个规律对体液进行调节。出生后,由于不显性失水(IWL)增多,尤其是生后尿量的增多,细胞外液逐渐减少,加之消化道胎便的排泄等,体重随之下降,此时的IWL=液体摄取量-尿便排出量+体重变化(体重下降之差)。随着机体的体液分布的变化,电解质也随之变化,包括生命最初的暂时性低钠、低氯、低钙、高钾等。至生后近1周时,足月儿体重可下降5%～10%,早产儿体重下降更为明显,可达15%,称之为生理性体重下降(其受出生体重的影响,表1-1)。之后随着生长体重逐渐恢复,至生后7～10天恢复到出生体重并正常增长。值得注意的是在体重下降期间,新生儿从体内排出过多的水分,有利于动脉导管的关闭。因此,在此期间应仔细评估液体输入量,避免输入过多的液体,否则会增加循环负荷,甚至有发生肺水肿、心力衰竭、坏死性小肠结肠炎、动脉导管未闭及慢性肺疾病的风险。

表 1-1 不同出生体重儿的生理性体重下降

出生体重 (g)	丢失体重占总体重 (%)	持续时间（天）
＜ 1000	15 ～ 20	10 ～ 14
1001 ～ 1500	10 ～ 15	7 ～ 10
1501 ～ 2000	7 ～ 10	5 ～ 8
2001 ～ 2500	5 ～ 7	3 ～ 5
＞ 2500	3 ～ 5	2 ～ 3

（二）新生儿生理需要的液体和电解质量

1. 液体需要量

液体需要量包括生理需要量 (基础代谢需要量：不显性失水、排尿、排便等失水量) 和生长所需液体量 (从中扣除氧化代谢的内生水量 5 ～ 10ml/kg)。不显性失水量与新生儿的体重成反比 (表 1-2)。

表 1-2 不同体重儿不显性失水量

出生体重 (g)	不显性失水 [ml/(kg·d)]
750 ～ 1000	82
1001 ～ 1250	56
1251 ～ 1500	46
＞ 1500	26

评估不显性失水量，应考虑到新生儿外界环境和条件的影响，如正处在保温箱内或 / 和应用气管插管机械通气及经鼻持续正压通气 UCPAP(带有气体湿化装置) 等，可降低不显性失水量，而进行光疗或置于开放式热辐射台上的新生儿以及发热等，则增加不显性失水量。此外，IWL 除了受新生儿所处环境温度、湿度变化的影响，还与自身体重以及疾病状况等多因素相关。因此，给予新生儿输液量时，需要进行全面细致的评估。由于新生儿，尤其早产儿、低出生体重儿心脏、肾脏功能发育不完善，特别是当伴有各种原因引起全身缺氧、心肾功能损伤时，要注意减少输液量及其速度，以免发生心力衰竭及全身水肿 (毛细血管渗漏综合征)。具体液体需要量见液体疗法。

2. 电解质需要量

正常情况下，电解质主要从肾脏排出。新生儿生后第 1 ～ 2 天尿量较少，加之排泄功能差，输液时一般不需供给电解质，以后随着日龄的增加、尿量的增多及生长所需应及时补充电解质。

一般足月儿钠需要量约 $2 \sim 3$ mmol/100(kcal·d)[10% 氯化钠 $1.1 \sim 1/7$ml/(kg·d)],早产儿钠需要量约 $3 \sim 4$mmol/100(kcal·d)[10% 氯化钠 $1.7 \sim 2.4$ml/(kg·d)]由于新生儿生后红细胞破坏,血钾偏高,生后 $1 \sim 2$ 天内不必补充钾;以后足月儿钾需要量约 $1 \sim 2$mmol/100(kcal·d)[10% 氯化钾 $0.8 \sim 1.5$ml/(kg·d)];早产儿钾需要量为 $2 \sim 3$mmol/100(kcal·d)[10% 氯化钾 $1.5 \sim 2.3$ml/(kg·d)]。新生儿生后由于经胎盘转运的钙终止,血钙下降,生后 $24 \sim 48$ 小时达最低,尤其早产儿、窒息儿及糖尿病母亲新生儿,由于其甲状旁腺功能较差,更易发生低血钙,必要时给予补充,具体见本节低钙血症。

二、水、电解质代谢紊乱

(一) 水平衡紊乱

可分为张力性及容量性两种。张力性脱水取决于是否存在正常细胞外液 (等容),细胞外液丢失 (脱水) 或细胞外液过量 (水肿)。

1. 常见原因

(1) 肾发育不完善:新生儿,特别是早产儿、极低出生体重儿肾脏功能尚未成熟:肾小球滤过率 (GFR) 较低;近端及远端肾小管重吸收钠较少;尿液浓缩及稀释功能差,分泌碳酸氢盐、钾、氢离子水平低下等,可表现为尿量增多或减少,因而影响体液平衡。

(2) 不显性失水量增多:新生儿体表面积相对大,尤其早产儿、极低出生体重儿,IWF 增多。其影响因素较多:呼吸性失水与小胎龄及呼吸频率增加有关;环境温度过高、发热、气管插管,湿化气体不充分及光疗、辐射台保温等,均可增加不显性失水;皮肤损伤:先天性腹裂、先天性皮肤缺损等,液体蒸发量增多。

(3) 其他的体液流失:包括粪便 (腹泻或造瘘术),脑脊液 (从脑室引流或连续的腰穿) 以及胃肠减压或胸腔闭式引流等。

(4) 疾病的影响:任何病因引起的窒息缺氧、心功能不全、全身炎症反应综合征、寒冷损伤、休克、弥散性血管内凝血 (DIC)、多脏器功能衰竭等,均可造成体液的重新分布,可表现为水肿及循环障碍。

(5) 药物的影响:利尿剂、肾毒药及肌松药等药物的应用不当。

2. 液体的评估与诊断

(1) 病史:

1) 母亲因素:母孕期体内内环境状态及药物的使用情况直接影响新生儿体液及电解质状态。如:过量应用催产素、利尿剂或低钠性静脉输液,均导致母体及胎儿低钠血症的发生,进而引起出生后,血容量不足;而产前类固醇激素可促进胎儿皮肤成熟,减少生后不显性失水及高钾血症的发生。此外母亲糖尿病使新生儿患肾静脉血栓,可引起尿量减少,水肿等表现。

2) 胎儿 / 围产期:因素羊水过少与先天肾功能障碍有关:包括肾发育不全,Potter 综合征、多囊肾及后尿道瓣膜病等;严重的宫内低氧血症或出生窒息可能引起急性肾小管坏死，导致排尿的改变，影响体液的变化。肾源性少尿的病因 (表 1-3)。

表 1-3 肾性少尿的病因分类

肾前性	肾实质性	肾后性
低张状态	急性肾小管坏死	后尿道瓣膜
	缺血 (缺氧，血容量减少)	
前负荷减少	DIC	
	肾动脉或静脉栓塞	神经源性膀胱
外周血管阻力增加	中毒性肾损害	
	先天性畸形	Prunebelly 综合征

(2) 腿检查

①体重变化：体重在短期内的明显变化，通常反映了总体液量的变化，胎龄越小越明显。因此，每天均应测量体重。体液变化也受特殊用药及疾病的影响，例如，长期使用肌松药和重症感染、腹膜炎等可增加体腔液体量和体重，但可使血容量减少。

②尿量的变化：新生儿正常尿量：1 ～ 3ml/(kg·h)，尿量 > 5ml/(kg·h) 为多尿，< 1ml/(kg·h) 为少尿，< 0.5ml/(kg·h) 为无尿。虽然足月新生儿在出生后 24 小时内排尿或极低出生体重儿生后 24 小时不排尿是正常的，但是当有一定指征，需要确定诊断时，可在新生儿出生后 8 ～ 12 小时通过导尿方式测量尿量，同时应观察婴儿排尿是否流畅 (后尿道瓣膜) 以及次数，评估出入量是否平衡。还应注意是否有应用肾毒性药物的 (氨基糖苷类、吲哚美辛、呋塞米) 情况及有无腹部肿物、腹水及心脏疾病等，引起尿量的变化。

③皮肤及黏膜表现：新生儿前囟门的凹陷及皮肤水肿及黏膜干燥等变化，均不是水及电解质失衡的敏感指标，因此，不能根据常见的脱水体征判断新生儿脱水的存在。重度窒息缺氧、缺氧缺血性脑病、心脏骤停、败血症及寒冷损伤综合征等，液体从血管内向组织间及细胞内转移，可表现为眼睑及全身皮肤的水肿。

④心血管系统的表现：心动过速：由于细胞外液 (如心力衰竭) 过多或血容量过低所致；毛细血管再充盈时间延长：心排血量减少或外周血管收缩；肝肿大：由细胞外液量增加，回心血量减少而引起；血压改变：早期升高，而血压下降常发生在心排血量下降引起一系列表现之后。

(3) 辅助检查：

①血清电解质和血浆渗透压：其能反映细胞外液成分和张力，因此应注意监测。对极低出生体重儿，出生的前几天由于显性失水较多，可出现血钾增高、血钠降低等改变，最好平均每 4 ～ 6 小时监测 1 次。

②监测液体出入量：当细胞外液减少 (脱水) 时，尿液可减少至 < 1ml/(kg·h)。然而

由于早产儿及低出生体重儿肾脏发育不成熟，也可表现为即使细胞外液减少，尿量却不相应减少。

③尿电解质和比重 (SG)：反映肾脏浓缩或稀释尿液及对钠的重吸收和排钠的能力。当新生儿液体入量减少或肾脏漏出葡萄糖增多时，尿比重增加。但在应用利尿剂时，常会掩盖尿电解质或比重的临床意义。

④排钠分数 (FENa)：反映肾小球过滤和小管重吸收钠之间的平衡状态。

FENa=(尿钠 × 血肌酐)/(血钠 × 尿肌酐)×100%

FENa ＜ 1%，提示肾前因素导致肾血流减少。

FENa=2.5%，提 ZK 急性肾衰竭 (ARF)。

FENa ＞ 2.5%，常见于 ＜ 32 周的早产儿。

⑤尿素氮 (BUN) 和血肌酐 (Cr)：间接提示细胞外液容量和肌酐清除率，生后早期所测得值可反映胎盘清除功能。

⑥动脉血 pH、PCO_2、碳酸氢盐：间接用来评估是否存在血内容量减少及由于组织灌注不足，导致高阴离子间隙的代谢性酸中毒 (高乳酸血症)。

⑦容量试验：生理盐水，总量 20ml/kg，在没有心脏疾病及心力衰竭的情况下，分两次静脉输注 10ml/(kg·h)。如出现心排血量减少或对细胞外液扩容无效，需要给予正性肌力药及升压药：多巴胺 1 ～ 5μg/(kg·min) 能增加肾血流量；2 ～ 15μg/(kg·min) 可增加心排血量；如果对于液体治疗无反应，考虑心源性少尿，可用呋塞米 2mg/kg 静脉注射；如果对于增加心排血量及应用利尿剂均无反应，可应用腹部超声检查有无肾脏、输尿管及膀胱的发育畸形，必要时行肾盂分泌造影、肾脏扫描、血管造影及膀胱尿道造影确定诊断。

3. 体液疗法

(1) 新生儿液体管理：正常新生儿液体需要量等于生理需要量和生长所需液体量之和，再从中扣除氧化代谢的内生水量 (5 ～ 10ml/kg)。生理需要量即基础代谢需要量：包括以下 4 个部分：经皮肤及呼吸道不显性失水、尿量、粪便中的水分及生长发育期新组织的含水量。生理性体重下降期液体需要量，一般不包括生长所需的组织含水量，还要扣除允许生理性体重下降的量，体液负平衡。足月儿一般需要一周左右，早产儿则需要 2 周左右恢复至出生体重。此时血管容量维持正常，血压、心率、尿量、血电解质水平和 pH 均正常。之后液体的调整应该使体重变化与摄入热量相一致，包括生长发育所需的部分 [推测体重增加 10 ～ 20g/(kg·d)，其中 60% ～ 70% 为水]，约为 10ml/(kg·d)。

早产儿的液体管理更重要，因为早产儿对液体的调节能力更不成熟。因此强调环境湿度及温度的稳定。环境湿度对早产儿 IWL 的影响较大，尤以胎龄 ＜ 28 周的小早产儿更为明显，如图中显示 26 周早产儿，周围环境湿度为 50% 时，液体损失约 45g/(m²·h)，湿度升至 80%，体液损失可降至 20g/(m²·h)。透明塑料薄膜可增加局部湿度，减少空气流动，可固定在辐射台上形成婴儿身边一个微环境，有研究发现，透明塑料薄膜可减少辐射台上婴儿 50% ～ 70% 的 IWL。早产儿 IWL 还与其体重、生后日龄成正比，即体重、日龄越小，IWL 越多，而早产儿心肺功能对静脉输液的耐受性与其体重和日龄成反比。因此，对于出生早期的早产儿，特别是超低出生体重儿，应更加注意保暖，提供适宜的中性温度和湿度，以减少 IWL 的丢失，从而减少静脉输液量对心肺功能的影响。静脉输液时要根据呼吸、心率、血压及心脏彩超等，适时评估心肺功能及保证电解质平衡，对于体重 < 1000g 的早产儿，更加强调生后 2 天内体液和电解质监测，要求每 6 ～ 8 小时监测尿量、SG 及血清电解质等。出生后 24 小时内不需要补钠，除非 ECF 扩容所需。小于胎龄儿生后早期可能需要补充钠来维持足够 ECF 容量。

出生后数天水和电解质应达到以下指标：尿量达到 1 ～ 3ml/(kg·h)，尿比重为 1.008 ～ 1.012；足月儿及早产儿体重下降分别达到生理下降允许范围；血电解质浓度正常。

(2) 液体紊乱的输液原则：

脱水：轻度脱水（体重下降 5% ～ 10%）：在病因治疗基础上可适当增加维持液量即可。中度（体重下降 > 10%）及重度（体重下降 > 15%）脱水：首先补充累积损失量，然后给予生理需要量加上继续损失量。脱水时补液应在 24 小时内逐步进行。若体重快速下降超过 10%，则提示心排血量减少。首选给予生理盐水：10ml/kg(1 ～ 2 小时内) 补充血容量，然后继续补液治疗。纠正新生儿脱水的液体成分，主要选用 5% 或 10% 葡萄糖和 10% 氯化钠溶液，根据脱水程度和血糖水平决定补充液体累积损失量和葡萄糖溶液的浓度；根据血钠浓度决定补钠量或 10% 氯化钠的毫升数（具体见低钠血症）。输液速度：足月儿早产儿 4 ～ 6ml/h，心功能不全及硬肿症患儿，应适当减少输液量及减慢输液速度，足月儿：约 3 ～ 4ml/h，早产儿：2 ～ 3ml/h。纠正酸中毒及电解质紊乱见下面相关内容。

水肿：重点针对病因治疗，此外包括限钠（减少体内总钠量）和限液（取决于电解质情况），限液期间维持生命体征、血液循环及内环境的稳定。

4. 几种特殊状况下新生儿的液体管理

(1) 呼吸窘迫综合征 (RDS)：RDS 的早产儿开始补液量取决于预计不显性失水量和允许体液减少量。根据环境温度、湿度（暖箱、辐射台等）、呼吸支持（机械通气、nCPAP)下的湿化情况，评估术显性失水量，避免给予过多的液体，应每 12 小时评估输入液体量，必要时进行调整。第 2 天之后液体量可以适当增加，增加部分包括：尿量、大便含水量。根据血清电解质、尿量体重变化、环境温度和湿度变化以及病情等进行调整。应推迟静脉补钠时间至利尿期，并且出现稳定的体重下降。在合并有心功能不全时，更应该加强液体管理，原则应以限液为主，用最少的液体入量来维持有效循环及电解质平衡，直至心肺功能逐渐好转，肾功能正常。

处理原则：

① 将 IWL 减少至最低：给予暖箱内或微环境内适宜的湿度 (60% ～ 80%)，可应用塑料薄膜减少 IWL，目的是减少液体输入量对心肺功能的影响。

②促进出生后早期细胞外液减少：最大限度地减少早期的钠摄入量。

③维持血糖的稳定：采用可调整输液容量和速度的单独输糖系统。

④给予最佳的营养支持：早期提供肠道外营养支持和少量的肠道营养。

⑤维持肾灌注：监测血压、核心温度－外周温度差、毛细血管再充盈时间、尿量及心脏彩超监测心脏功能，严格掌握容量支持和应用正性肌力药物的指征。

(2) 动脉导管未闭 (PDA) 是早产儿常见的并发症。由于主动脉的血向肺动脉分流，可使肺血流量增加，肺内液体增多。液体管理的原则：在心肺功能正常的情况下，不必要严格限制液体入量，如果有心功能不全则需要限液治疗，限液原则同 RDS 早产儿。

PDA 合并心功能不全的警告表现：

①突然出现喂养困难。

②突然出现心脏杂音或原有杂音强度发生改变。

③体重增加过快或突然增加。

④外周灌注不良，皮肤湿冷有花斑，或出冷汗，或者患儿出现寒战样表现 (四肢向心性屈曲，对外界刺激的敏感性增加)。

⑤水肿，通常出现较晚，严重时出现心包腔、胸腔、腹腔积液。

⑥心动过速 (除外心脏传导问题)。

⑦肝肿大，或者有进行性增大倾向。

⑧呼吸困难逐渐加重，严重时可听到肺部湿性啰音。如果突然出现肺部湿性啰音，应警惕心功能不全－肺水肿。

⑨出现奔马律。

在排除原发疾病后出现上述任何一条，均提示存在心功能不全的可能。急性心功能不全时，维持液量限制为原有液量的 2/3，并给予吸氧、呼吸支持及应用血管活性药；慢性心功能不全时，尽量不限制液体入量，以保证热卡的供应，但需要口服利尿剂及地高辛。

(3) 严重围产期窒息的足月儿少尿或无尿：是围产期窒息后的常见症状，主要由于窒息缺氧造成肾实质及肾小管损伤和中枢神经系统抗利尿激素异常分泌所致。严重窒息缺氧常伴有心肌及脑功能损害，应严格限制液体量及钠盐的摄入，避免液体负荷过重。新生儿生后数天的液体量主要包括 IWL 和尿便排泄量。足月儿的 IWL 约 20 ～ 25ml/(kg·d)，因此对于生后第 1 天未排尿便的新生儿，目前建议最初的液体量可为 20 ～ 30ml/(kg·d)。控制液体入量可以减少呋塞米、甘露醇的应用，以防止有效循环血量的下降，进一步减少心、脑、肾等重要脏器血液供应，加重其损伤。为了减轻缺氧缺血性脑损伤，应保证血糖维持在正常水平，往往需要留置 PICC 管。治疗期间注意维持生命体征、循环、电解质、酸碱平衡稳定，适时评估了心脏功能及肾脏功能，一般在生后 3 天，待病情稳定，液体量逐渐增加至正常需要量，以保证热量的供给。

(4) 慢性肺疾病 (CLD)：多见于极低出生体重儿，尤其是体重 < 1500g、需要长期机

械通气或吸氧的早产儿。常合并心功能不全，可短期限制液体，达到快速控制病情的目的，但应避免长期的液体限制，否则会造成营养不良，使病情恶化。尽量做到经口喂养，减少静脉输液所增加的心肺负荷。如心肺功能不能耐受经口喂养量，可选用高浓度奶：100kcal/100ml 喂养，必要时使用口服利尿剂（双氢克尿噻），需注意同时使用保钾利尿剂（螺内酯），这些药物会对液体及电解质产生影响，应注意监测。避免长期应用呋塞米，因其利尿作用较强，可造成尿钠、钾、氢离子和钙排出增加，进一步影响生长发育。

(5) 坏死性小肠结肠炎 (NEC)：常合并第三间隙积液，即从循环中丧失而进入肠道或者腹膜腔的液体，导致的体内液体的丢失，有效循环血量减少（液体正平衡期），应适当增加液体入量来稳定循环，需注意的是此时监测体重不能有效的评估补液量，因为可能出现体重增加的情况（第三间隙积液）；如果合并的心肌及肺损伤，在增加容量的同时应评估心肺的承受能力，必要时给予血管活性药及呼吸支持。在恢复期体内液体丢失减少，甚至组织间液体回吸收增加，有效循环血量增加，尿量明显增多（液体负平衡期），此时不应完全根据尿量增加输液量，否则会导致肺水肿及心功能不全。

(6) 全麻手术后首先了解术中液体入量，因麻醉后呼吸、循环系统可受到一定抑制，对于全麻手术后早期麻醉未醒的新生儿，应该减少液体输入量至原有的 30% 左右，维持生理需求的电解质供应。监测体温可及时发现高热或体温过度下降，以此评估不显性失水量。如果有体液引流，应额外补充相应液体丢失量。注意观察血压、尿量、电解质变化，以防止血容量不足及术后的低钠血症。术中失血超过血容量的 10% 及血细胞比容 < 30% 时，应及时补充红细胞悬液或全血。

（二）钾离子紊乱

钾是细胞内液主要的阳离子。一般血钾正常范围为 3.5 ～ 5.5mmol/L。但新生儿生后早期血钾可偏高，且不同体重新生儿其血钾范围有所差异（表 1-4）。

表 1-4 不同体重新生儿血钾正常范围高值

体重	血钾
< 1000g	6.4mmol/L
1001 ～ 1500g	6.0mmol/L
1501 ～ 2000g	5.4mmol/L
2001 ～ 2500g	5.6mmol/L

血清钾浓度通常不能反映体内总钾的水平，因为细胞外液和细胞内液钾的分布，通常受体内 pH 的影响，血 PH 每增加 0.1，血钾因向细胞内转移，可下降 0.6mmol/L。体内总钾通过钾的摄入 [1 ～ 2mmol/(kg·d)] 与尿液及消化道的排泄来保持平衡。

1. 低钾血症

血钾浓度＜ 3.5mmol/L 诊断为低钾血症。

(1) 病因

①胃肠道丢失过多；包括呕吐、腹泻、胃肠减压、回肠造瘘术等。

②摄入不足：各种原因引起进乳量减少。

③不恰当用药利尿剂、多巴胺；胰岛素与高渗糖的应用等。

④呼吸性碱中毒、持续性肺动脉高压。

⑤肾小管功能障碍：Bartter 综合征、肾小管酸中毒。

⑥盐皮质激素 (盐皮质类固醇) 分泌过多。

(2) 诊断：通过血清及尿液钾、pH 和心电图 (QT 间期延长和 U 波) 检查而确诊。

(3) 治疗：

①首先是治疗原发病，减少肾脏及消化系统神的丢失，单纯碱中毒所致钾分布异常，纠正碱中毒。

②尽早恢复经口摄入的奶量，增加钾的摄入量。

③钾剂治疗。

新生儿可静脉滴注 10% 氯化钾 3mmol/(kg·d)，生理维持量一般为 1 ～ 2mmol/(kg·d)，故总量为 4 ～ 5mmol/(kg·d)，相当于 10% 氯化钾 2 ～ 3ml/(kg·d)(0.75ml=1mmol)。

外周静脉补钾的浓度 0.2% ～ 0.3%，速度＜ 5ml/(kg·h)。可按所需的补钾量和补液量调整。

注意：细胞内外钾平衡需 15 小时以上，而在细胞功能不全如缺氧、酸中毒等情况下，钾的平衡时间延长，约需 1 周或更长，所以纠正缺钾常需历时数天 (4 ～ 6 天)，勿操之过急或中途停止补给；补钾过程中应监测血钾和其他电解质及心电图，防止补钾过量而发生高钾血症的危险；严重脱水所致少尿，甚至无尿，应先扩容改善血液循环及肾功能，排尿后再静脉补钾。

2. 高钾血症

当血钾浓度＞ 5.5mmol/L(生后早期≥ 6.5mmol/L) 诊断为高钾血症，通常血钾浓度＞ 6mmol/L(生后早期＞ 7mmol/L)，临床上可出现高血钾症状。

(1) 病因：

①由于组织的损伤、创伤、头颅血肿、低体温、出血、血管内或血管外的溶血、窒息、缺氧缺血损伤及脑室内出血等，使钾离子的释放增多。

②由于肾衰竭、尿少、低钠血症、先天性肾上腺皮质增生等引起肾脏排钾减少。

③体重＜ 1500g 极低出生体重儿及早产儿 (对醛固酮反应差)、50% 以上，胎龄＜ 25 周的超低出生体重儿，在出生后 48 小时内血钾水平＞ 6mmol/L。

④其他：包括脱水、红细胞增多症或过多输血、补钾过多及换血治疗，在 NICU 治疗的新生儿突然发生高钾血症，最常见的原因是医源性的。

(2)诊断：高血钾时轻者可无临床症状，重者可表现为心动过缓或过快的心律失常及心血管方面的其他症状，甚至猝死；检查血清钾、BUN、肌酐、钙、镁、磷、血 pH 及尿电解质以协助诊断；心电图可出现 T 波高尖 (心室肌复极速率增加)，P 波低平，PR 间期延长 (心房传导抑制)，严重者 QRS 波宽大畸形 (心室传导延迟)，最终可发生室上性或室性心动过速，心动过缓及心室纤颤。心电图异常是高钾血症的首要表现。

(3)治疗：一旦诊断高钾血症，立即停止补钾，同时检查静脉及口服补钾剂量是否正确，必要时给予输液及利尿治疗；当存在低镁血症、低钙血症时可使高钾血症加重，应及时给予纠正；去除心律失常的各种因素。争取在 6 小时内使血钾恢复正常，高钾血症治疗措施包括以下三部分：

①稳定传导系统：通过调整 Na 或 Ca 离子来完成：10% 葡萄糖酸钙 1 ~ 2ml/kg 缓慢静脉注射 (时间 > 0.5 ~ 1 小时)，这是在 NICU 中最有效的治疗措施。高张 NaCl 溶液不是常规用药，除非高钾血症合并低钠血症，可输注 3% 氯化钠溶液 (见低钠血症治疗)。如果出现顽固性室性心律失常，需使用利多卡因、溴苄胺等抗心律失常药物。

②稀释及促进钾向细胞内转移：脱水时血钾往往升高，需要补充液体起到稀释作用；碱化血液促进细胞内外 K-H 离子交换：碳酸氢钠 1 ~ 2mmol/(kg·h)(5% 碳酸氢钠 1ml=0.6mmol) 静点，但是有时 pH 值的变化可能不足以促进 K 离子向细胞内转移。对于胎龄 < 34 周生后 3 天内的早产儿，避免快速使用碳酸氢钠，以减少 IVH 的风险；胰岛素可以通过直接刺激 Na-K-ATP 酶来增加血清钾向细胞内转移。为防止低血糖的发生，胰岛素应与葡萄糖合用。开始时普通胰岛素 0.05u/kg 加 10% 葡萄糖 2ml/kg 静脉注射，然后给予 10% 葡萄糖 2 ~ 4ml/(kg·h)，胰岛素 / 葡萄糖 (10u/100ml)1ml/(kg·h) 维持静点。静脉输注胰岛素时要监测血糖水平，及时调整静滴速度，注意评估有无低血糖症状的发生，如：呼吸暂停、发绀、呼吸窘迫、烦躁、易激惹、嗜睡、可伴或不伴抽搐等。在静点胰岛素之初，可每 30 分钟测血糖 1 次，共 2 次，然后每小时测 1 次，直至血糖与输注胰岛素量相对稳定；静点胰岛素维持阶段，每 2 小时测血糖 1 次，且每 1 小时检查注射部位 1 次；在胰岛素减量阶段，每小时测血糖 1 次，共 2 次，然后每 2 小时测 1 次，共 2 次，直至 4 小时测 1 次。治疗持续性高钾血症，需长时间输入葡萄糖和胰岛素时，所输注葡萄糖量应计入总葡萄糖需要量。另外，β_2- 肾上腺素可通过刺激 Na-K-ATP 酶来促进钾向细胞内转移，但是应用于早产儿可引起高血钾。该药不作为高钾血症治疗的主要药物。如果高血钾伴心功能不全和低血压时，可考虑使用多巴胺或其他肾上腺素类药物。

③促进钾的排泄：利尿剂 (例如，呋塞米 1mg/kg, iv) 可通过增加肾小管的水、钠含量，促进钾的排出；腹膜透析也是行之有效的方法，目前已成功地用于体重 < 1000g 的婴儿；有报道阳离子交换树脂，通过肠道内 Na-K 交换促进肠道排钾，可用于治疗新生儿高钾血症，其疗效及安全性是肯定的，但不推荐应用于早产儿，因为早产儿胃肠动力不足，发生 NEC 的风险大。用法：直肠给药，使用薄的硅橡胶料管插入肛门 1 ~ 3cm，给予降钾树脂 (聚磺苯乙烯)1g/kg(浓度：0.5g/ml 生理盐水) 至少保留 30 分钟，可以有效降低血

清钾约 1mmol/L。高钾血症时要根据患者的临床症状，心电图及血清钾水平选择合适的治疗方案。

（三）血钙异常

血钙异常是新生儿常见电解质紊乱之一，以低钙血症为常见。新生儿出生后由于母体供钙中断，甲状旁腺调节功能较差，血钙浓度较低，生后 5～10 天逐渐恢复正常，因此新生儿血钙浓度正常范围较大：1.8～2.7mmol/L。

1. 低钙血症

当血钙浓度＜1.8mmol/L，离子钙浓度＜0.9mmol/L 诊断为低钙血症。它是新生儿时期惊厥的重要原因之一。

(1) 病因：

①早期新生儿低钙血症是指出生后 3 天内发病，常见于早产儿、低出生体重儿、出生窒息和 RDS 及母患妊娠糖尿病或妊娠高血压综合征的新生儿，主要由于暂时性甲状旁腺功能不足所致。

②晚期低钙血症常发生在出生 3 天以后，高峰在第 1 周末，多见于牛乳喂养的新生儿，因磷摄入量过多，钙磷比例失调，使钙吸收障碍，导致血钙降低。

③少数患先天性甲状旁腺功能不全新生儿，发病可早可晚，症状持续较久，可达 3 周以上，但大部分患儿随年龄增长，甲状旁腺功能仍可恢复正常，故属暂时性。

④偶见孕母患甲状旁腺功能亢进或甲状旁腺腺瘤的母亲，甲状旁腺功能亢进，血钙增高，抑制了胎儿甲状旁腺功能，新生儿出生后可出现持续性低钙血症。

(2) 诊断：母亲相关患病史；表现为神经、肌肉兴奋性增高，易激惹，手足抽搐，腱反射亢进。严重时出现惊厥，其表现可不典型：可伴有不同程度的呼吸改变，心率增快或发绀，或因胃肠平滑肌松弛引起呕吐、腹胀等。发作间歇期正常。早产儿的惊厥可呈隐匿性；血钙浓度减低，心电图表现为 Q-T 间期延长。

(3) 治疗处理原发病，补充 10% 葡萄糖酸钙 1～2ml/kg，静脉点滴，或加等量的 5% 葡萄糖缓慢静推 (1ml/min)，钙制剂禁忌肌肉注射。静脉输注钙剂时注意静脉通路是否通畅，避免选用纤细的外周血管，特别是头皮静脉，以免发生液体外渗，甚至造成局部皮肤破损，影响毛发生长。新生儿低钙血症常伴低镁血症，注意监测血镁浓度并给予补镁治疗。

2. 高钙血症

血钙浓度＞2.75mmol/L、离子钙浓度＞1.35mmol/L，诊断为高钙血症，临床比较少见。

(1) 病因：常见为医源性，多为静脉输注过多的钙盐，这种高钙血症短暂且较轻；其次为特发性婴儿高钙血症、维生素 D 中毒、皮下脂肪坏死、肉芽肿病；原发性或继发性甲状旁腺功能亢进、家族性低尿钙性高钙血症、低磷酸血症、维生素 A 中毒及蓝尿布综合征等均可导致高钙血症。

(2) 诊断：病史及家族史非常重要；新生儿高钙血症缺乏典型症状，可表现为嗜睡、易激惹、发热、食欲缺乏、进入量减少或拒乳、恶心、呕吐、多尿、脱水、体重不增等，有时甚至出现高血压和胰腺炎，严重者可伴有肾实质钙化、血尿、甚至发展为不可逆性肾衰竭；血钙浓度升高，心电图 Q-T 间期缩短。

(3) 治疗原则：处理原发病；限制维生素 D 和钙的摄入；促进肾脏对钙的排泄。

（四）镁代谢异常

镁代谢异常在新生儿期较少见，常与其他电解质紊乱并存。新生儿血镁浓度正常范围：0.8 ～ 1.15mmol/L(1.9 ～ 2.8mg/dl)。

1. 低镁血症

当血镁浓度 < 0.66mmol/L(1.5mg/dl)，诊断为低镁血症。

(1) 病因：

①先天性镁储备不足：早产儿、多胎或母亲低镁血症都可导致胎儿镁储备不足；胎儿生长受限：胎盘转运镁障碍，胎儿摄取镁减少；糖尿病母亲因肾脏重吸收镁发生障碍，常有缺镁和甲状旁腺功能低下，导致新生儿低镁血症。

②镁摄入减少：新生儿患有肝病或肠道手术后吸收不良；单纯牛乳喂养时因磷摄入多而影响镁的吸收；腹泻时影响肠道对镁的吸收。

③镁丢失增加：有些药物可抑制肾小管对镁的重吸收，使尿镁排泄增加，如利尿药、氨基糖苷类抗生素等；肾小管疾病：肾小管重吸收镁减少。

(2) 诊断：神经系统兴奋性增强，与低血钙不易区分，常与低钙并存，当补钙治疗效果不佳时，应注意低镁血症。心电图：早期改变为 T 波高尖，QRS 波增宽，严重者 PR 间期延长，ST 段下移，T 波平坦、倒置，出现 U 波，Q-T 间期正常，可与低钙血症鉴别。

(3) 治疗：强调治疗原发病，去除病因。

①补镁治疗：25% 硫酸镁 0.2 ～ 0.4ml/kg，稀释成 2.5% 溶液静脉点滴，如症状未控制可重复给药，每天 2 ～ 3 次，惊厥控制后改为口服 10% 硫酸镁每次 1 ～ 2ml/kg，每天 2 ～ 3 次。肾脏保镁作用较差，静脉补镁需持续 7 ～ 10 天。补镁过程中如出现肌张力过低、呼吸抑制立即给 10% 葡萄糖酸钙 2ml/kg 静脉滴注。

②纠正电解质紊乱：低镁血症常伴有低钙和低钾血症，在补镁的同时可适当补钙和补钾。伴有低钙的低镁血症，引起抽搐时用钙剂和维生素 D 治疗常无效，甚至使血镁更低，症状加重，应强调用镁剂治疗。

2. 高镁血症

高镁血症临床较为少见，由于血镁浓度正常范围较窄：0.8 ～ 1.15mmol/L，当 > 1.2 ～ 1.6mmol/L 即可出现临床症状，并随其浓度增加而加重。

(1) 病因：肾功能损害是发生高血镁最主要的原因，但大多数高镁血症与使用含镁药物有关。

(2) 诊断：主要表现为中枢神经系统抑制：当血镁浓度增高至 1.2-1.6mmol/L，可出现肌张力减弱、胃肠蠕动减慢；至 1.6 ～ 2.4mmol/L 时腱反射消失、尿潴留及血压下降等；

当血清镁进一步增高至 2.4 ～ 3.2mmol/L，出现呼吸抑制，嗜睡；至 4.8mmol/L 时，可出现昏迷及心脏传导功能障碍，甚至心搏骤停。心电图改变：显示 T 波高尖、两支对称基底部狭窄形成所谓帐篷状 T 波改变最具有特异性，可伴有 S-T 段下降。PR 间期延长，QRS 增宽、电压降低、5 波增深。

(3) 治疗：可应用钙剂对抗，静脉注射 10% 的葡萄糖酸钙 2ml/kg，同时使用心电监护，必要时换血治疗。高镁血症在及时治疗后，神经系统多不遗留后遗症。

（五）酸碱代谢紊乱

维持正常的酸碱平衡主要由肺呼出挥发性酸（碳酸）、骨骼与阳离子交换而释放氢离子及肾脏产生及重吸收的碳酸氢盐等来完成。肾脏是平衡酸碱失调的重要器官，通过重吸收和排出过多的碳酸氢盐、分泌氢离子以及排泄氨来维持酸碱平衡。

1. 代谢性酸中毒

代谢性酸中毒是由于酸性物质产生过多或碱性物质流失所致。阴离子间隙 (AG) 可提示其代谢紊乱。钠、氯和碳酸氢盐是细胞外液的主要离子，AG 等于钠离子浓度减去氯离子和碳酸氢根的总和，反映细胞外液未占据的阴离子空间。AG 增加表明有机酸物质的增多，而 AG 正常，表明有碱性物质丢失。新生儿正常 AG 范围：5 ～ 15mmol/L，其受血浆蛋白浓度的影响。

(1) AG 增大（> 15mEq/l）的代谢性酸中毒：乳酸酸中毒常发生于组织灌注量减少、持续缺氧及严重的心肺疾病导致持续的无氧代谢。晚发性代谢性酸中毒常发生于早产儿出生后第 2 ～ 3 周，因为食用高酪蛋白的配方奶；由于酪蛋白中含硫黄 氨基酸代谢和骨骼快速矿化引起氢原子的释放，导致酸性物质负荷过重，而早产儿肾脏排泄氢离子能力有限，常易发生酸中毒。

(2) 正常 AG(5 ～ 15mEq/L) 的代谢性酸中毒：主要见于肾脏及消化道丢失碱性物质过多（见表 1-8）；胎龄 < 32 周的早产儿容易发生近端肾小管和远端肾小管酸中毒 (RTA)。当尿 pH > 7.0 时，常提示为远端肾小管性酸中毒；当尿 pH < 5.0 时，常提示远端肾小管分泌氢离子正常，但近端肾小管回吸收碳酸氢根不足，使血浆碳酸氢盐浓度降低，即近端肾小管性酸中毒。如果给予碳酸氢钠治疗近端肾小管酸中毒时，可使尿 pH > 7.0。

(3) 治疗：重点为病因治疗。乳酸酸中毒常由于低心排血量和外周组织缺氧所致，应给予相应的治疗；使用低酪蛋白的配方奶可减少晚发性酸中毒的发生；正常 AG 的代谢性酸中毒，可通过减少碳酸氢盐的丢失（减少肠道引流量）或适当补充碱性药物治疗：当动脉血 pH < 7.25 时，静脉注射碳酸氢钠或醋酸钠（同时注意补充钙剂）。碳酸氢钠的需要量计算方法如下：5% 碳酸氢钠需要量 (mmol)=0.4× 体重 (kg)×[正常碳酸氢根 (mmol/L)- 测得碳酸氢根 (mmol/L)]，5% 碳酸氢钠 1ml=0.6mmol 或 5% 碳酸氢钠 (ml)=BE 测得值 × 体重 (kg)×0.5；或 5% 碳酸氢钠 (ml)3 ～ 5ml/kg，其用量用等量 5% 葡萄糖稀释后，先给 1/2 量静脉滴注，然后根据血气分析结果调整用量。注意：早产儿的酸碱平衡变化较快，应加强的监测，同时应考虑机体的代偿能力，避免过度治疗。

2.代谢性碱中毒

代谢性碱中毒是指细胞外液碱增多或 H^+ 丢失而引起的以血浆 HCO_3^- 增多为特征的酸碱平衡紊乱，失代偿时 PH 升高。

(1) 病因：包括 H^+ 丢失过多（持续性呕吐、长期胃肠减压、肾小管酸中毒）、氢离子向细胞内转移（低血钾性碱中毒）、药物（利尿剂）影响等。根据尿中氯离子浓度进行分类：由于细胞外液量减少所致的代谢性碱中毒，通常尿氯减少；而盐皮质激素过多引起者，通常尿氯增加（表 1-5）。

表 1-5 代谢性碱中毒病因分类

低尿氯（< 10mmol/L）	高尿氯（> 20mmol/L）
利尿剂治疗（后期）	Barter 综合征（盐皮质激素过多）
慢性代偿性呼吸性酸中毒	碱性药物治疗
经鼻胃肠引流	大量输注血制品
呕吐	利尿剂治疗（早期）
分泌性腹泻	低钾血症

(2) 治疗原则：治疗原发病、纠正碱中毒（低氯性碱中毒时输生理盐水、低钾性碱中毒时补钾、严重者用精氨酸溶液）及处理并发症（低钾、低钙、脱水）。

(六) 临床常见的几种情况

1.极低出生体重儿

(1) 极低出生体重儿体液和电解质平衡经过 3 个阶段：利尿前期（生后第 1 天）；利尿期（生后 2～3 天），利尿后期（生后 4～5 天）。利尿期尿量明显增多，可导致高钠血症。其原因主要与 GFR 增加，尿量排出增多，同时与皮肤水分散失较多有关。高钠血症时，往往体内总钠量是不足的，因此，要注意血电解质的监测 (q6～8h) 及更精细的外周液体管理。利尿期是一个重要的生理过程，否则将会导致 PDA 及 CLD 发生率增加。

此外，由于极低出生体重儿的糖耐受功能不足易发生高血糖，因此在外周输液时，常选用 5% 葡萄糖溶液和较低的静脉输注速度。避免使用渗透压 < 200mOsmol/L(3% 葡萄糖) 液体，以免发生局部渗透性溶血，加重肾脏排钾负荷。

(2) 极低出生体重儿生后最初几天会出现非少尿性的高钾血症，这是因为肾小球滤过率相对较低和 Na-K-ATP 酶活性偏低，导致细胞外钾向细胞内转移受限所致；新生儿生后使用糖皮质激素可进一步抑制 Na-K-ATP 酶的活性，使细胞外血钾增高。需要胰岛素治疗高钾血症时，注意可能会导致医源性低血糖的发生。对于胎龄 < 32 周的早产儿，用聚磺苯乙烯保留灌肠治疗高血钾可能是有效的，但由于能引起钠负荷增加及潜在的肠黏

膜刺激，使其应用受限。此时应限制钠盐的使用，避免血钠过高，引起血容量增加，影响心肺功能，从而增加发生慢性肺疾病的风险。

2. 早产儿

晚发性低钠血症多发生在早产儿生后 6 ~ 8 周的快速生长期，此时早产儿肾小管对钠的重吸收功能不成熟，导致血钠降低。其他因素包括母乳的钠含量较低，以及慢性肺疾病利尿剂的应用。因此对于具有高危因素的早产儿，应定期监测电解质，如果发现血钠降低，应及时补充，开始补钠量 2mmol/(kg·d)，具体见低钠血症的治疗。

第六节　高危新生儿的评估

导致新生儿死亡病因的前六位死因依次为新生儿窒息及其并发症、呼吸系统疾病（主要为肺透明膜病、肺出血）、感染（主要为肺炎、败血症）、严重先天畸形、产伤、硬肿症（新生儿冷伤）。除部分感染性疾病和硬肿症为后天获得外，绝大部分系围产期并发症或胎儿疾病的继续，与产前、产时的高危因素密切相关。如能在产前识别和正确处理这些高危因素，就可能避免或减少许多不幸的后果。早期识别和正确处理高危妊娠，是降低围产儿死亡的卓有成效的途径。

一、孕妇高危因素对胎儿、新生儿的危害

（一）社会因素

低收入、营养不良、重体力劳动、精神紧张、私生子常造成新生儿早产、产前出血、宫内生长迟缓；孕妇吸烟（> 20 支/日）导致胎盘前置或早剥、宫内生长迟缓、肺发育不良；酗酒导致胎儿酒精中毒综合征；吸毒导致早产、窒息、宫内生长迟缓、撤药综合征。

（二）心血管疾病

妊娠高血压综合征、心脏病、心功能不全致窒息、早产、宫内生长迟缓。

（三）呼吸系统疾病

哮喘、肺部疾病导致窒息、早产、宫内生长迟缓；局限性回肠炎导致早产。

（四）泌尿系统疾病

慢性肾炎导致窒息、早产、宫内生长迟缓。

（五）血液系统疾病

血型不合 (Rh、ABO、其他) 导致胎儿水肿、贫血、高胆红素血症；严重贫血导致胎盘早剥、早产、宫内生长迟缓；白血病导致早产。

（六）代谢、内分泌系统疾病

糖尿病早期导致早产、巨大儿、肺透明膜病、低血糖；糖尿病晚期导致窒息、宫内生长迟缓、肾静脉栓塞；肾上腺皮质功能低下导致早产、宫内生长迟缓。

（七）神经系统疾病

癫痫导致窒息；精神紊乱导致早产。

（八）胶原性疾病

急性红斑狼疮导致系统性红斑狼疮；亚急性红斑狼疮导致心脏传导阻滞、弹力纤维增生症。

（九）生殖系统疾病

卵巢囊肿、子宫畸形、子宫肌瘤导致早产；宫颈无力导致流产、早产；骨盆狭窄导致难产、窒息、颅内出血。

（十）感染

病毒（巨细胞包涵体、风疹、麻疹、疱疹、水痘、腮腺炎、乙型肝炎、脊髓灰质炎、柯萨奇、埃可、艾滋病病毒等）常导致相应病毒感染、先天性心脏病；螺旋体（梅毒）感染导致先天性梅毒；原虫（疟疾、弓形体）导致相应原虫感染。

（十一）孕期用药

手术分娩时麻醉剂过量导致中枢神经系统抑制、呼吸抑制；镇痛药（哌替啶、海洛因、美沙酮）导致呼吸抑制、撤药综合征；镇静安眠药（安定类、巴比妥类、利眠宁、眠尔通、苯乙哌啶酮）导致中枢神经系统抑制、撤药综合征、致畸；抗癫痫药（苯妥英钠、三甲双酮）致畸；抗组胺药（扑尔敏、苯海拉明、氯丙嗪、异丙嗪）导致中枢神经系统抑制、撤药综合征；β受体子宫松弛药导致低血压、低血糖、低血钙、肠梗阻；硫酸镁导致高镁血症、呼吸抑制；柳酸盐导致新生儿出血；抗凝药（双香豆素、华法林、苯茚二酮）导致新生儿出血；抗疟药（奎宁、氯喹、阿的平）致畸、流产、诱发 G6PD 缺乏症；磺胺类诱发 G6PD 缺乏症、胆红素脑病；氯霉素导致灰婴综合征、诱发 G6PD 缺乏症；抗肿瘤药、抗白血病药致畸；性激素导致性征异常、致畸；催产素导致窒息；农业或工业化学毒品接触致畸。

（十二）妊娠、分娩情况

年龄 > 35 岁或 < 16 岁导致流产、早产、畸形；初产妇 > 30 岁导致滞产、产伤、窒息；体重 > 90kg 或 < 45kg 导致早产；早产导致窒息、低体重、早产儿易感性疾病；过期产导致窒息、胎粪吸入综合征；先兆子痫、子痫导致早产、窒息；产时低血压导致窒息；双胎妊娠导致早产、低体重、窒息（后娩出者）、胎－胎输血；多胎妊娠导致流产、早产、低体重、窒息；胎儿过小（B 超测定）导致小于胎龄儿、窒息、低血糖、低血钙；胎儿过大（B 超测定）导致巨大儿、产伤、窒息；胎动减少、胎心频率或节律异常（胎心

监护仪)、胎儿酸中毒(胎儿头皮血气监护)、尿雌三醇排出量低导致窒息、宫内生长迟缓;早孕绒毛膜细胞染色体异常导致染色体病;羊水卵磷脂/鞘磷脂(L/S) < 2:1导致肺透明膜病;羊水过多导致早产、先露异常、脐带脱垂、胎儿水肿、食管闭锁、神经管缺陷;羊水过少导致过期产、肾发育不全、多囊肾、尿道梗阻、肺发育不良;羊水胎粪污染导致窒息、胎粪吸入综合征;胎膜早破导致脐带脱垂、窒息、感染;胎盘前置、早剥、帆状、轮状、多叶导致宫内失血、流产、早产、窒息;胎盘功能不全导致窒息、宫内生长迟缓;脐带问题(脱垂、扭结、绕颈、受压、过短)导致窒息;宫缩异常(无力)导致滞产、窒息;宫缩强直、破裂导致窒息;先露异常(臀位、横位、肩先露、额先露、面先露)导致窒息、产伤、颅内出血、内脏损伤;内倒转术导致窒息、脊髓损伤;器械分娩(产钳、吸引器)导致窒息、产伤、颅内出血;滞产导致窒息、感染率增加;急产导致窒息、颅内出血;剖宫产导致湿肺;不洁分娩导致破伤风、感染、败血症。

二、出生后的初始评估

了解新生儿的高危因素,预见可能发生的问题,并做好有关处理,可减少新生儿的病死率,一旦婴儿出生,新生儿科医师应根据病史和初始检查的结果给予处理,评估其危险度,确定相应的诊疗护理。

(一)足月儿正常表现

正常新生儿出生后数秒钟内建立自主呼吸,随之卵圆孔和动脉导管相继关闭,血液循环由胎儿型转变为新生儿型。生命体征和表现可分为三个时相,即第一次反应期、相对无反应期或睡眠期、第二次反应期。三期表现为所有足月儿所共有,与分娩途径无关,但受早产、窒息、难产、滞产、母亲产程中用药等因素的影响而有差异。

1. 第一次反应期

指出生后15～30min。表现活跃,反应灵敏。

(1) 心血管:交感神经兴奋,血压升高,心率增快,平均心率峰值可达180/min,短时后心率在较高的基线水平上下波动,然后开始不规则地渐降至基线水平。

(2) 肺:肺充分扩张和充气,肺内的残留液体被迅速吸收。初时呼吸快而不整,达60～90/min。查体可有一过性湿啰音、呼气呻吟、鼻翼扇动、吸气凹陷、呼吸暂停等。生后5min,两肺除心前区外即听不到啰音,生后20min全肺应听不到啰音。

(3) 体温:较刚出生时下降。

(4) 肌张力:增强,肢体活动增加,并出现特征性的反应和警觉的探索性的行为,包括与呼吸活动无关的鼻翼扇动和闻嗅动作、头两边转动、自发的惊跳和拥抱反射、皱眉、吸吮、咀嚼、吞咽、噘唇、噘嘴、肢体和下颌的颤抖、眼睑的开合、眼球的快速转动和突起突止的哭声等。

(5) 消化道:口腔唾液分泌增加,由于咽入空气和肠蠕动增加,可闻及肠鸣音。

(6) 其他:新生儿能将头转向声音,追随人脸。

2.相对无反应期或睡眠期

(1)心血管：心率和呼吸频率减慢，心率维持在正常基线水平，平均120～140/min，变化很小。

(2)肺：呼吸虽较浅快，但无呼吸困难。可见桶状胸，当被翻动和啼哭使呼吸形式改变时，桶状胸即消失，但恢复浅快的呼吸时又会出现。

(3)肌张力：恢复正常，神经反射减弱，肤色良好。入睡初期虽常见自发的肌肉掣动和抽动，但很快自行平息。

(4)消化道：腹部呈圆形，可闻及肠鸣音，偶可见上腹部胃蠕动波。

(5)其他：唇边可见少量水状黏液。全身反应性下降，婴儿逐渐入睡。

3.第二次反应期

睡眠期后，婴儿反应性恢复甚至亢进，再次出现心率增快、阵阵短时的快速呼吸，以及肤色、肌张力和肠鸣音的突然改变，口腔黏液再次增多，有时可见呃逆和呕吐。有些婴儿因自主神经活动增强，表现心率波动幅度大，呼吸不规则和短暂的呼吸暂停，黏液的清除和排出胎便等。平静后，婴儿进入相对稳定的状态。

（二）产房的初始检查与评估

1.检查

在产房或手术室应对刚出生的婴儿做一次快速的概略的初始检查。

(1)检查目的：了解宫内生长发育的情况和出生后的适应能力；识别急症，及时处理；检查有无其他疾病征象，对新生儿进行一次初筛；评估其风险度，确定其所需的医护等级和去向。

(2)体检方法：婴儿娩出断脐、擦干后，置于保温台上检查处理。首先应进行Apgar评分，对有呼吸、循环抑制表现者，应立即进行复苏；如有羊水粪染，应在患儿开始呼吸之前吸净鼻、口、咽部，必要时进行气管内清吸，以减少胎粪吸入综合征的危险；如有产前失血史和休克表现，应采取紧急措施复苏循环。待婴儿稳定后再检查其他项目。

(3)检查内容：

①检查婴儿的一般情况如外貌、性别、发育、营养、姿势、活动、肌张力、神志、反应等。

②仔细观察有无持续或进行性的吸气凹陷、鼻翼扇动、呻吟、发绀等呼吸窘迫征象，或呼吸浅表不整、呼吸暂停。

③注意检查心率和有无苍白、青灰、毛细血管再充盈减慢等周围灌注不良表现。

④体表有无皮疹、瘀点、瘀斑、水肿；肝脾是否肿大。

⑤有无产伤，如头颅变形、软组织损伤、神经麻痹、骨折等。

⑥迅速视诊全身各部有无畸形，包括整体外观、面容、躯体各部比例、脐血管数目，并触诊腹腔有无包块。

⑦对持续张口呼吸者，应关闭其口腔听诊鼻孔呼吸音以排除鼻后孔闭锁。

⑧如有羊水过多史或明显腹胀，可插胃管检查有无食管闭锁或高位肠梗阻 (抽出胃内容物量大于 20ml)。

⑨测肛温时顺便检查肛门、直肠是否通畅。

⑩称体重，确定其与胎龄的关系。

(4) 处理方法：如发现任何畸形，应及时向家长出示。如怀疑宫内感染或失血，应检查胎盘、脐带、羊膜。对呼吸循环功能不全者，应及时处理，待婴儿稳定后再转出产房。对有围产期高危因素或已发现疾病征象的新生儿，应留脐血标本进行必要的实验室检查。在转出前应做好体检结果和处理经过的记录，并由护士完成婴儿的识别标记。

2. 评估

主要依据围生期病史中有无高危因素、出生时的胎龄、体重和初始检查结果，按风险度的大小初步分为高危、中危和低危。对高危、中危儿在分别转入监护室和观察室 (特护室) 后，还应进一步做各种详细检查，明确诊断。

(1) 高危儿：

①胎龄＜ 32 周或出生体重＜ 1500g。

② Apgar1min 评分＜ 3 分，5min 评分＜ 7 分。

③持续的或进行性的呼吸窘迫、发绀，或呼吸节律不整、反复呼吸暂停。

④心率异常，伴低血压、低灌流的表现。

⑤持续发绀，给氧不能缓解。

⑥苍白、广泛水肿。

⑦出血倾向。

⑧神志异常、反应差、肌张力改变，或出现惊厥。

⑨体温不稳定、面色发灰、萎靡、不吸吮，或皮疹、瘀点、肝脾大等感染迹象。

⑩截瘫 (脊髓损伤)，膈肌麻痹 (膈神经损伤)，肱骨或股骨骨折。

(2) 中危儿：

①胎龄 33 ～ 36 周，出生体重 1500 ～ 2499g。

② Apgar1min 评分 4 ～ 7 分，但 5min 评分正常。

③呼吸频率增快，但无呼吸窘迫或发绀。

④较轻的产伤，如头颅血肿、较大的软组织挤压伤、面神经或臂丛神经麻痹。

⑤行为异常，如倦睡、激惹、吸奶差。

⑥贫血 (血细胞比容＜ 35%) 或红细胞增多症 (血细胞比容＞ 65%)。

⑦较大的先天畸形，但不需立即手术或紧急处理者。

⑧胎膜早破＞ 24h。

⑨双胎儿，多胎儿。

⑩小于胎龄儿。

(3) 低危儿：足月出生、体重在正常范围、反应良好、无疾病征象，并且已不存在高危因素威胁的新生儿。

三、过渡期的继续评估

新生儿出生后第一个24h特别是最初数小时，是开始宫外生活逐渐适应外界环境的过渡期，也是生命最脆弱的时期，必须密切观察、检查和评估。低危儿一般放在母婴合室，常规观察3d，产房初始评估中已识别的中危儿和高危儿应分别转入观察室（特护室）和监护室加强管理。过渡期的常规评估包括围生期病史、系统的体格检查和系列的观察。

（一）围生期病史

围生期病史包括以下内容：父母双方家族中有无遗传性疾病；母疾病史；母过去妊娠、分娩史；本次妊娠的末次月经期或预产期；母血型及Rh定型；梅毒、淋病和围生期弓形体、病毒的实验室筛查结果及日期；妊娠期、产前和产时用药；胎儿肺成熟度及B超检查的结果；胎膜早破、总产程及第二产程的时间长度；先露部位和分娩方法，包括手术或器械分娩的指征；分娩并发症；胎盘重量有无异常；羊水量及性状；Apgar评分；从出生至入室时发现的异常和问题及其处理经过。

（二）入室后的首次体检

内容包括：出生的日期、时间；体检的日期、时间、时龄；性别；民族；胎龄，出生体重，身长，头围，胸围；体温，呼吸频率，心率，血压；发育，营养，躯体各部比例；皮肤有无发绀、苍白、发灰、深红、黄疸、胎粪污染、皮疹、瘀点、瘀斑、脱皮、水肿；头部大小，颅骨形状，有无先锋头、头颅血肿，颅缝，囟门，有无骨折，胎心监护或头皮采血的痕迹，下颌的位置；有无特殊面容；眼反射，大小，形状，位置，有无眼球固定、震颤、角膜混浊、白内障、青光眼；鼻梁，鼻孔是否通畅，有无鼻后孔闭锁；口咽腔高度，有无腭裂、牙齿、短下颌；颈部长度、发线、有无包块、颈蹼；胸廓形状，两侧是否对称，有无吸气凹陷；呼吸形式，呼吸音的性质及分布，有无啰音；心脏最大搏动点位置，心音性质，心率及其变化性，心律，有无杂音，循环情况如外周脉搏、毛细血管再充盈等；腹部有无膨隆、舟状凹陷、蠕动波、异常包块、肝脾大小，肠鸣音；生殖器大小，色素沉着，尿道口，男婴阴囊及睾丸下降情况，女婴阴唇发育情况；肛门位置，是否通畅；脊柱四肢有无骨折（锁骨、肱骨、股骨）、髋关节脱位，指（趾）数目，脊柱弯曲度，有无脊柱裂或脊柱中线的皮窦；神经功能如姿势，肢体屈曲度，运动的类型、幅度、对称性，肌肉张力，意识水平，反应，反射（觅食反射、吸吮反射、抓握反射、拥抱反射、膝反射）以及后三种反射的对称性；身体各部有无畸形；成熟度及胎龄评估。

（三）常规观察项目

1.呼吸

正常新生儿呼吸频率40～60/min。密切注意有无进行性呼吸窘迫。新生儿出生后短时内可有轻微呼气呻吟，用听诊器才能听到，在30min以内消失。如呼气呻吟超过30min

或伴其他呼吸窘迫表现（呼吸增快、鼻翼扇动、吸气凹陷、发绀），应视为异常。对早产儿应注意出现呼吸暂停。还应注意肤色是否红润。一旦发现任何呼吸异常，应用脉搏氧饱和度测定仪进行动态观察，必要时做血气分析和拍摄胸片。

2. 循环

正常新生儿心率 120 ～ 160/min，出生后数小时内波动较大，常有一过性心动过速。注意观察心率、心律；注意观察血压、肤色和毛细血管充盈。正常新生儿出生后第一天心脏杂音较常见，为动脉导管未闭所致。但杂音持续存在，特别是伴有发绀或灌注差的表现时，提示先天性心脏病的可能，应进行 B 超、X 线和心电图检查。

3. 活动、反应

正常新生儿活跃，反应好。注意观察神志和活动情况的变化，是否出现淡漠、拒奶、活动减少、肌张力差或激惹、颤抖，前者常与窒息、感染有联系，后者可能是低血糖或撤药综合征的早期表现。如出现惊厥，是一个危险的信号。

4. 体温

正常新生儿核心温度（肛温）为 35.5 ～ 37.2℃。如发现原因不明的发热、体温不升或体温不稳，应警惕感染的可能。

5. 黄疸

半数新生儿在出生后第 2 ～ 3 天出现黄疸，第 3 ～ 4 天达高峰，以后逐渐消退，无其他症状，多属生理性。发现黄疸，可先做经皮胆红素测定，超过预警值时再做微量血胆红素测定。如在出生后 24h 以内出现黄疸，或出生后 36h 血清胆红素＞ 170μmol/L，或出生 36h 以后足月儿＞ 220.6μmol/L、早产儿＞ 225μmol/L，常为病理性黄疸，应进一步查明病因。

6. 皮肤、脐部

观察皮肤有无脓疱、皮疹、紫癜，脐部有无红肿、脓液、出血。如皮肤或脐部有感染灶，可取脓液做细菌培养；已用过维生素 K 的新生儿，如出现紫癜、脐部渗血或针眼处易于流血，可能是出血性疾病的证据，应做血小板计数和凝血因子检查。

7. 喂养

注意观察吸吮、喂哺耐受情况，有无呕吐、腹泻、腹胀发生。每日称体重 1 次，如下降超过出生体重的 10%，提示液量热卡摄入不足。

8. 大、小便

正常新生儿在出生后 24h 内排出胎便，如至出生后 48h 未见排便，应考虑下消化道梗阻。正常新生儿通常在出生后 12h 内排尿，如至出生后 24h 未见排尿，提示可能有泌尿道梗阻、畸形或失水。

（四）转监护室指征

低危儿或中危儿在过渡期动态观察和检查中，如发现下列高危征象，应转监护室加强诊疗、护理，如无条件，应转院：

(1) 进行性呼吸窘迫。

(2) 反复呼吸暂停。

(3) 心率异常，伴低血压、低灌流的表现。

(4) 严重心律失常。

(5) 中央性发绀。

(6) 惊厥。

(7) 萎靡、拒奶、活动减少、肌张力差。

(8) 不明原因的发热，或体温不升伴皮肤硬肿。

(9) 出生后 24h 内出现黄疸，或出生后 36h 血清胆红素 > 170μmol/L。

第七节　新生儿重症监护

新生儿重症监护病室 (NICU) 的收治对象：高危妊娠或分娩过程有并发症者所分娩的婴儿；出生时 Apgar 评分 < 3 分，10minApgar 评分 < 6 分，出生后一天有病理症状者；需要进行呼吸管理的新生儿，因各种原因引起急、慢性呼吸衰竭，需行氧疗、气管插管及机械通气者；严重反复呼吸暂停发作者；反复惊厥发作者；各种原因所致休克；极低出生体重儿、小于或大于胎龄儿、过期产儿；有单个或多个脏器功能衰竭者；外科手术前、后如食管气管瘘，先天性心脏病等；严重心律失常，严重水、电解质紊乱；确诊溶血病需换血者；糖尿病母亲婴儿或严重畸形儿。

一、设备和仪器配备

NICU 中除具有训练有素的医护队伍外，尚需具有监护用电子设备系统及抢救治疗用的仪器设备。

(一) 监护仪

监护仪包括心肺监护仪、呼吸暂停监护仪、血压监护仪、体温监测、氧浓度分析仪、经皮氧分压 (TcPO$_2$) 测定仪、经皮二氧化碳分压 (TcPCO$_2$) 测定仪、脉率及血氧饱和度仪、电子磅秤、颅内压监测仪、透光灯 (纤维光源)。

(二) 治疗设备

辐射加温床、保暖箱、静脉输液泵控制精确输液速度、光疗设备。

(三) 供氧系统

供氧系统包括氧源、空气源、空氧混合器。鼻导管，可供不同吸入氧浓度的塑料面罩，塑料头罩 (带有温湿化装置)，鼻塞持续气道正压吸氧装置，呼吸器 (应具有持续气流、时间循环、压力限制、温湿化及报警装置)。

(四) 抢救复苏设备

复苏皮囊 (带面罩)；气管内插管 (带接头)，新生儿用插管内径为 2.5mm、3mm、3.5mm 及 4mm；喉镜片 (0 号)；除颤器。

(五) 各种插管

周围动、静脉内插入管，脐动、静脉插管分 3.5Fr、5Fr、8Fr，喂养管分 5Fr、8Fr，吸痰管分 6Fr、8Fr，胸腔内闭锁引流器及负压吸引装置。

(六) 其他

转运床、加温毯等。

二、人员配备和职责

(一) 人员配备

1. 人员比例

NICU 中必须强调有一支业务水平高、全心全意为病儿服务的医护队伍。护士与病儿之比为 (2.5 ～ 3):1，医生与病儿之比为 1:(2 ～ 3)，NICU 应配备固定的医师及护士，设病房主任一人，多由新生儿内科专家主任医师或副主任医师担任，应有固定的主治医师或高年住院医师一人，年青住院医师可采取 6 个月至 1 年的轮转。护士长 1 名应固定，下设副护士长 1 名。

2. 技术要求

除具备广泛扎实的儿科基础知识外，并需对新生儿临床工作有经验的医师，经过专业培训能独立处理各种重危急诊情况，如熟练掌握复苏技术，掌握气管插管指征及技术，熟练应用人工呼吸机，各类氧气治疗，能做胸腔闭式引流，能经皮放置周围动、静脉插管、进行脐动、静脉插管及换血术，能进行脑室、膀胱穿刺及电除颤术等，能使用各种监护仪，能正确分析血气、电解质、酸碱失衡性质及阅读分析心电图和 X 线片等。

(二) 人员职责

1. NICU 主任

负责查房、主持医疗工作，包括对所有重危儿主要的决策性治疗、解决病房中的建议、存在问题及负责行政工作。所有新患者入院，重患者病情恶化及死亡均应及时通知病房主任。此外，尚需负责对主治医师、高年住院医师及青年医师业务理论提高及轮训。定期组织专业知识讨论及学术讲座，进行科研，加强学科建设。有目的地对某些重危病儿进行出院后随访。

2. NICU 主治医师或高年住院医师

负责指导病房日常工作，指导查房，协助主任查房。每天上午与青年医师一起检查患者，安排当日计划，修改医嘱，帮助年轻医师掌握对各类重危患者的处理。指导各类操作及各种监护仪器的应用，分配新患者，对入院病儿做出初步会诊分析。带领低年资医师做好交班工作，及时向病房主任联系汇报情况，并向病儿父、母亲仔细解释病情，可能发生情况及所采取的诊疗步骤，以得到家属理解及配合。并负责高危新生儿转运途中的抢救，参加院内、外高危产妇分娩讨论及参与新生儿复苏抢救。

3. 年轻住院医师

直接经管患者，24h 值班，负责病历书写，观察病情变化，所有患者每天至少亲自检查 1～2 次，记录病程日记，在床边开医嘱，负责计算患者 24h 内出、入水量、热量，掌握患者体重变化，开出及收入化验单，在主治医师带领下进行各类操作。

4. 护士长

配合主任管理 NICU 工作，负责指导检查全病室的护理工作，组织护理人员培训。

5. 副护士长

协助护士长负责日常护理、仪器管理及行政工作，负责对床边护士进行技术指导和新、老护士的业务教育。

6. 护士

NICU 护士应相对固定，必须具有高度责任性及具有对新生儿细致观察、耐心照顾的态度，须正规护校毕业后经过新生儿室及急诊室工作，再培训后方可入 NICU 工作。除要求熟悉一般护理技能外，对病儿应能做出系统观察及评估，能掌握急救复苏技术，呼吸道管理，正确使用各种监护仪，能分析心电监护仪上显示的各种干扰因素，能进行无创血压监测，能熟练进行穿刺，并记录抽取血量，能熟练应用各种输液泵，计算输入药物的浓度、速度，正确应用辐射床及保温箱。此外，必须随时观察病情变化，如皮肤颜色、行为变化、呼吸窘迫程度、喂养的耐受性等，有异常情况及时向医师汇报，记录好流程表，患者出院时应向其父、母亲交代出院后注意点、如何观察、喂养及教会其父母亲做简易复苏等。

三、重危新生儿入院时的监护和处理

进入 NICU 的重危新生儿往往已处于重危状态或具有多种潜在危险因素，故必须进行临床细致观察、多种仪器监护、实验室监护及其他辅助的监护。监护包括生理学监护如心、肺、血压、体温、PaO_2 及 $PaCO_2$ 等辅助检查监护，如血细胞比容及血糖、血清电解质及血胆红素、肝肾功能等和床边 X 线、超声、颅内压力等。其目的在于及时了解可能发生的病理情况及程度。在进行氧气治疗及呼吸机治疗过程中对血氧的动态监护，能及时发现治疗过程中的问题。通过监护能不失时机地掌握病情变化，中止或减轻病理状态的进一步发展，使机体损害减至最低程度。

床边监护尤为重要。应全面了解病情，通过全身系统的检查、评估及时记录病情变化，制订各种治疗计划。观察诸如患儿肤色的变化（黄疸、苍白、发绀等），对喂奶的耐受情况，腹胀、大便性状、体重变化、尿量、水肿部位，呼吸音、心音的性质、行为的改变（如嗜睡、激惹、昏迷抽搐、姿势、肌张力的变化等) 及液体出、入量等的差异。

(一) 重危新生儿入院时处理

1. 入院前准备

护士应预热辐射加温床或暖箱,需用氧者准备相应的氧疗器械,连接好呼吸机管道,检查呼吸机功能及报警系统,准备好心电导联、吸引器及复苏皮囊等,床边责任护士最后检查并保证各抢救系统运转正常。

2. 入院时处理

置患儿于辐射加温床上,立刻贴好心电探头,接上心肺监护仪。需紧急处理的患儿,护士应密切配合医生进行心肺复苏、气道吸引,必要时气管插管,放置胸腔引流管,立即建立静脉通路,测血压,给液、给药等。入院时需立即抢救者护士应按常规操作检查,如称体重、测身长、量头围和腹围、测血压及行试纸法血糖测定,安置好心肺监护仪,设好监护仪报警值,必要时插好胃管。再进行全身检查及评估,如需行氧疗者必须同时进行氧饱和度等监护。及时处理医嘱,并将血氧情况、入院时紧急处理及入院时情况记录于流程表上。待抢救略稳定后,医生再全面给患儿做体格检查,查阅转院或转科记录,追问病史,安排各项化验辅助检查,并向患儿父母做必要的病情讲解及解释,取得家属对治疗、检查的配合。

NICU 的化验及辅助检查:一般应包括血糖、血细胞比容、血气分析、血电解质、血常规、尿常规检查,必要时做血清胆红素、血培养及各种分泌物培养。根据病情尚需做肝功能、肾功能、心电图、头颅、心脏、腹部超声及胸、腹部 X 线检查等。

(二) 重危新生儿入院时监护

入监护室后经初步处理对病情有初步了解后,再按不同疾病及病情严重度进行各项监护及护理。

1. 呼吸及心血管系统监护

(1) 放置好心肺监护仪,持续监护心率、心电波形、呼吸频率、节律及呼吸暂停情况。设定报警值,通常设心率于 $100 \sim 180/min$,设呼吸暂停报警为 $15 \sim 20s$。

每次报警护士必须立即至床边观察,分析并进行处理。对非病情因素引起的报警如婴儿活动太多,电极松脱,连接不好或导电胶干燥等均应及时处理。应用监护仪时亦应每 $2 \sim 4h$ 听心率数、呼吸数及听呼吸音并记录,当发现心电示波显示心律不齐时必须做心电图对照。

(2) 血压监护:一般用无创法,每 $2 \sim 8h$ 测 1 次;休克、心功能不全或大手术后监护者应每 $1 \sim 2h$ 测 1 次;某些患儿需持续监测血压者应采用动脉插管持续监测。

(3) 中心静脉压监护:不常用。为严重休克或心脏手术后指导液体疗法时监测,常自股或脐静脉插管至下腔静脉,接压力传感器持续监测,每 2h 记录 1 次。

(4) 血氧监护:凡进行氧疗者应持续监护 SaO_2 或 $TcPO_2$ 及 $TcPCO_2$,每 2h 记录 1 次。

呼吸机治疗者至少每8h测血气1次。设好报警值，报警时应根据患者情况加以分析处理，并以动脉血气对照。

(5) 呼吸机治疗的监护及护理：设好呼吸机报警值，注意机器工作状态。当报警时必须检查患儿、呼吸机管道环路、气源等情况并做出相应处理。护士应每2h记录呼吸机各项参数、湿化加热情况，注意患儿呼吸运动是否与机器一致，并听诊两肺呼吸音是否对称及注意气管插管位置等。每2～4h行胸部物理治疗、吸痰及更换体位并记录吸出物情况。上呼吸机后应立即摄胸部X线片，气胸行闭式引流后亦应立即摄片注意插管位置及肺扩张度，以后1～2d重复摄片。

2. 泌尿系统及液体平衡监护

(1) 每小时记录所有入、出量，每8h总结。

(2) 极低体重儿输液过程中应监测尿糖、血糖，必要时测尿比重，对有低钠血症者应测尿钠、尿比重、尿渗透压。脱水患儿进行液体疗法时，应定期测体重及评估脱水情况，并定期进行血电解质测定。

(3) 窒息少尿者应测尿肌酐、尿素氮。

(4) 液体治疗时必须以输液泵精确控制输液速度，根据病情随时调整，并准确记录尿量，可用蓄尿塑料袋或称干、湿尿布法得出排尿量。

3. 体温监护

分皮肤及直肠温度监测两种。置于伺服控制暖箱或辐射床时可采用皮肤持续测量，但必须有体温报警装置，报警时护士必须注意电热探头与皮肤接触情况，以免探头松离皮肤引起过热。体温＜34℃、手术后或休克新生儿需用直肠测温法。暖箱应置于适中性环境温度中，＜1500g者箱内最好有热罩以防热量的丢失。

4. 神经系统监护

注意意识、反应、肌张力、姿势、瞳孔、前囟紧张度等，每8h记录1次，每2～3d测头围1次，行颅内压监测者每2h记录1次，怀疑脑室内出血及缺氧、缺血性脑病者定期行头颅B超检查。

5. 消化系统监护

注意呕吐物性状及量、大便性状及量，及对喂养的耐受情况。胃管喂养者，喂养前必须检查胃内残留量，腹胀者每8h测腹围、疑有坏死性小肠结肠炎者必须禁食、行胃肠减压，每8h摄腹部X线片，以观察动态变化。

6. 生化及血液监护

(1) 低或高血糖者定期监测血糖，一般每4h测1次，至正常后改为每日1～2次，根据血糖调整输糖速度。

(2) 高胆红素者每日测血清总胆红素，换血前、后应每4～8h测血清总胆红素。

(3) 血细胞比容：入院时及反复多次抽血后监测。

(4) 根据需要进行血钙、镁、磷等测定。

7. 按系统评估

(1) 一般评估：包括每天称体重一次、水肿位置、皮下脂肪情况、有无畸形等。呼吸：胸廓状态、吸气性凹陷症状、鼻翼扇动、呼吸速率、是否规则、呼吸音、啰音、呻吟声、供氧方式、有否呼吸机支持及插管等。

(2) 心血管评估：心率、心律、心音、杂音、肤色 (苍白、多血貌、发绀)、血压、脉搏强度、四肢灌注情况、监护情况。

(3) 胃肠道评估：腹围、腹部皮肤水肿发红现象、喂奶后反流现象、呕吐物性状、引流物色量、大便颜色、是否带血、隐血试验、臭味等。

(4) 泌尿生殖道评估：外生殖器有无畸形、尿量、尿 pH、比重等。

(5) 肌肉、神经、运动情况评估：抖动、姿势、伸展、屈曲、瞳孔反应、头围、前囟 (平、下凹、紧张度)、对刺激的反应、肌肉张力等。

(6) 体温评估：体温与环境温度均需同时记录。

第八节　危重新生儿的转运

危重新生儿转运工作是新生儿医疗工作的重要环节，不同的医院由于医疗设备和技术力量不同，在处理新生儿疾病的医疗水平上有很大差别。危重新生儿的安全转运需具备以下条件：高效率的组织领导；足够的人员配备和医疗设备；有效的通讯联络；NICU和基层医院医护人员的密切配合以及家属的合作。

一、转运的指征

(1) 窒息，需经气管插管才复苏的新生儿。

(2) 呼吸窘迫，经处理未见好转，而又无机械通气条件。

(3) 早产儿，出生体重＜ 1500g；胎龄＜ 32 ～ 33 周；宫内发育迟缓。

(4) 休克或严重贫血。

(5) 中枢神经系统疾病。

(6) 母亲糖尿病、新生儿溶血症，出凝血疾病。

(7) 严重酸中毒，低糖血症或高糖血症。

(8) 各种严重先天性畸形 (膈疝、脊髓脊膜膨出、胃肠道闭锁、食管气管瘘等)。

(9) 产伤。

(10) 疑有先天性心脏病。

(11) 严重感染。

(12) 情况不好，原因不明。

二、转运设备及用品

高危新生儿的安全转运需要具备以下条件：高效率的组织领导；足够的人员配备和医疗设备；有效的通讯联络；NICU 和基层医院医护人员的密切配合以及家属的合作。

（一）转运设备

包括暖箱，空氧混合器或有 Venturi 装置的头罩，简易呼吸机，温度检测仪和温度计，心率、呼吸、血压监护仪，听诊器，氧饱和度监护仪，血压计和各种型号的袖带，输液泵 (2 个)，电筒，小型压缩氧及压缩空氧瓶，接线板，吸引器，冷光源透照器，测氧仪。

转运用暖箱可以移动，箱罩为有机玻璃制并有入口，便于在维持婴儿体温的同时进行观察，必要时可进行处理。转运时心率、呼吸监护仪很重要，呼吸机应有 PIP+PEEP 和 CPAP 功能。有 Venturi 装置的头罩可使氧与箱内空气混合，FiO_2 调节范围为 22% ～ 50%。输液泵应能输入小量液体，最好和 ICU 内所用型号一致，可避免更换输液泵时输液中断。

（二）药品

转运时应准备的药品包括：肾上腺素、5% 碳酸氢钠、青霉素、异丙肾上腺素、葡萄糖酸钙、氨苄青霉素、多巴胺、硫酸镁、庆大霉素、多巴酚丁胺、纳洛酮、葡萄糖 (5%、10%)、西地兰、呋塞米 (速尿)、$NaCl(0.9\%、10\%)$、利多卡因、地塞米松、注射用水、吗啡、清蛋白、前列腺素 E、巴活朗、肝素、妥拉苏林、阿托品、地西泮 (安定)、鲁米那。

（三）复苏及呼吸治疗用品

喉镜及 blade0、1；痰液培养管；电池 2 对；输氧管道；气管插管 (2.5、3.0、3.5mm) 各 2 个；复苏囊 (带压力表) 不同型号面罩；插管导心 1 个；测氧仪；口咽管不同型号；$TcPO_2$ 监护仪的膜片、校正液、粘贴环、接触液；经鼻气管插管镊小号、中号各 1 个；呼吸机管道；吸痰管各种型号各 1 个。

（四）其他用品

注射器 50ml、20ml、5ml、2ml、1ml；消毒手套；各种型号针头；隔离衣；一次性输液器；胃管不同型号；静脉穿刺针；培养管 (血、分泌物)；三通开关；尿袋；消毒用酒精；皮尺；碘酒；剪刀；消毒纱布；记录单消毒棉签、棉球；无菌胸腔引流包；固定板；胸腔引流管；胶布；无菌脐血管插管包；绷带；脐血管导管 3.5F、5F。

三、通讯联络

要求三级医院有直线电话、24h 专人接听，并能立即通知有关医生。转诊医院的医生通过电话提出转诊要求；接电话者立即通知值班的转运医生 (或 NICU 医师)，使双方直接通话；转运医生了解患儿病情，与转诊医生共同讨论和提出如何稳定患儿病情的具体建议，并估计转运小组到达时间；转诊医院接受建议，处理患者，处理结果或出现新问题均应及时通过电话和上级医院联系。这对稳定患儿病情及缩短转运小组到达后停留时间均十分有利。

四、人员配备

转运小组至少需要 1 人，一般由医生和护士各一名组成，他们必须明确所担负的责任，具有独立工作以及和其他人员协同工作的能力。

（一）转运医生

多由具有 NICU 工作经验的新生儿专业医生担任。需掌握的技术有：

(1) 气管插管，气囊加压通气，CPAP 及机械通气技术。

(2) 建立周围静脉通路，如穿刺和置入短塑料导管，脐血管插管。

(3) 胸腔穿刺排气和引流。

(4) 输液及纠正代谢异常，如防止低血糖，酸中毒。

(5) 特殊治疗如窒息复苏，败血症休克，抽搐等。外科有关问题的处理。

(6) 熟悉急诊用药的剂量和方法。

(7) 掌握转运所需监护、治疗仪器设备的应用和数据评估。

（二）护士

亦需具有 ICU 工作经验，能配合医生做好护理及有关的技术操作。转运人员应实行 24h 值班制。

五、转运方式

最安全和便宜的转运是母亲宫内转运（或称胎儿转运），即在适当的时候将高危妊娠的孕妇连同胎儿转至围产中心。陆路转运较空中转运更为方便和安全，路程较近时采用陆地转运。一般采用救护车。较远距离的转运可用直升机，更远的距离可用民航飞机。

六、转运的具体方法

（一）一般措施

(1) 患儿置暖箱，取仰卧颈伸位。

(2) 维持腹部皮肤温度在 36 ～ 36.5℃。

(3) 必要时吸引呼吸道分泌物。

(4) 若无特殊用药，用输液泵输注 5% ～ 10% 的葡萄糖液。

(5) 记录途中的用药及操作。

转运途中患儿情况突然恶化，可能的原因是：

①分泌物阻塞呼吸道。

②气胸或气腹。

③气管插管被分泌物阻塞或插管进入右侧支气管使左侧支气管阻塞。

④气管插管脱出。

⑤氧气供应或机械通气故障。

（二）准备阶段

1. 转运医生与转诊医院医生交代的内容

要求报告并填写转诊记录单，包括患儿姓名、胎龄、出生体重、出生日期和时间，要求转运的日期和时间，转诊原因、转诊医院名称和地址，要求转诊医生的姓名和电话号码，转诊是否被接受，若否，为什么，并记录当时的时间和转运小组返回时间；了解并且稳定病情是否已停止口服喂养，患儿体温是否正常，有否适当的保暖，患儿吸氧浓度是否适当，目前是否行机械通气，有否气胸、酸中毒或低血糖，是否需要血浆扩容，有否抽搐，是否有败血症，是否需用抗生素；要求转诊医生准备转诊单，详细的病史，包括母亲妊娠史、分娩史、血培养和分泌物标本，患儿化验报告、X 线片，必要时准备胎盘供检查，要使转运医生到达后，不要因为准备这些材料而耽搁时间。

2. 转诊小组的准备

准备工作应在 20 ～ 30min 完成并出发。检查所有转运器械和物品是否齐全，功能是否完备（每次转运结束后，需有专人清点补充各种用品）；联系转运工具，出发之前告知对方到达医院估计所需的时间。

（三）稳定病情阶段

转运小组到达后，首先根据病史、体检和已有的化验资料和当地医生简短讨论，对患儿做出初步诊断，并着手进行稳定病情的处理。在稳定病情处理过程中，应将监护仪与患儿连接。对需转运患儿的处理基本上与 ICU 治疗相同，但有其特殊之处，表现在以下各个方面。

1. 氧合和通气

患儿若有呼吸困难和青紫，应吸清呼吸道分泌物并用鼻导管或面罩或头罩供氧。若症状改善不明显，应做胸部 X 线检查和血气测定。有青紫缺氧者应供氧直至氧分压（或青紫）改善。若头罩供氧下，呼吸困难不能改善或 $PaO_2 < 6.67kPa$，或有呼吸暂停，或胸片示 RDS 者，可试用 CPAP 治疗。指征：用 CPAP 治疗失败，青紫不能改善，氧分压不能维持正常；有反复发作呼吸暂停；$PaCO_2 > 8kPa$；需要高浓度氧 $(FiO_2 > 0.8)$ 方能维持正常血气者，需插管做机械通气治疗。

2. 建立输液通路

需转运的患儿病情往往危重，要用静脉给药或输液，由于路途颠簸，需建立牢靠的输液通道，一般采用周围静脉穿刺，以短塑料导管埋管较好。特殊情况下可用中心静脉埋管或脐血管插管。

3. 维持体温

在检查和治疗过程中，应置患儿于暖箱或辐射保温床，监测环境温度和患儿体温。维持患儿于适中环境温度。若患儿体温低（低于36℃）必须纠正，应在1h内逐步提高环境温度。若气候寒冷，患儿体温不易维持正常，可用棉被或保暖材料包裹患儿。或加用热水袋于暖箱内，但要防止烫伤。在复温过程中要监护血压，避免复温过快，引起低血压。

4. 纠正代谢紊乱

低血糖可用快速血糖分析仪采微量血测血糖，若血糖低于 2.2mmol/L(40mg/dl) 者，可用 10% 葡萄糖 2ml/kg，在 1min 内静脉推注，然后用静脉点滴维持葡萄糖输入速度约每分钟 8mg/kg，早产儿适当减慢。代谢性酸中毒用碳酸氢钠治疗，呼吸性酸中毒需用人工通气治疗。

5. 维持血流动力学稳定

首先要保持正常体温和心肺功能稳定；扩容用血浆、5% 清蛋白，若血细胞比容低于 40% 者，可用全血；必要时可用多巴胺。

6. 抗生素治疗

任何有感染可能的新生儿或不能确定为非感染疾病的新生儿需用抗生素治疗，有严重感染或败血症可能的新生儿应先进行血培养，必要时做腰穿或膀胱穿刺培养后，用广谱抗生素治疗。

7. 排空胃部

转运前应置胃管排空胃内容物以防止呕吐和吸入；如有胃肠道梗阻或需空中转运者需置胃肠减压管。

8. 气胸

若患儿全身情况突然恶化，出现青紫、呼吸窘迫、血压下降、胸廓前后径增大、一侧或双侧呼吸音消失，心尖搏动移位或遥远，应警惕气胸的可能。确诊需 X 线检查，有条件可用纤维光学透照器 (冷光源) 透照检查。临床症状轻者吸氧、保持安静、严密监护。严重窘迫者需做紧急处理，患儿突然出现严重呼吸循环窘迫，病情危急，临床拟诊气胸，经或未经透照检查和 X 线证实者，均需立即胸腔穿刺排气。

9. 纠正贫血

若有引起贫血的原因存在，在转运小组出发去转诊医院前后，当地医院应完成配血工作。严重贫血者需要输血。母子血型不合溶血病用 O 型血细胞加 AB 型血浆。

10. 胎儿水肿

除了评估和治疗相关的贫血，并应同时治疗胸腔渗液引起的呼吸窘迫，或腹水及心包积液。

11. 上呼吸道畸形

如后鼻孔狭窄、闭锁，应用口咽管或气管插管维持呼吸道通畅。

12. 食管闭锁和食管气管瘘

置患儿于右侧卧位，头部抬高 45°，插入胃管至食管盲端，反复吸引以避免吸入。尽可能不做正压通气以免胃肠道过度扩张。

13. 先天性膈病

疑有膈疝的患儿立即置口胃管引流，反复吸引。若患儿通气障碍，必须做气管插管进行人工通气。应尽可能不做正压通气，但应保持足够的氧合并避免酸中毒以防并发新生儿持续肺高压症。

14. 脐膨出或腹裂

立即置胃管引流，膨出的内脏用无菌温湿生理盐水纱布覆盖，外用消毒塑料袋包裹腹部，可防止失热和不显性失水，需特别注意保暖和建立静脉通道补液，并要注意外露的肠段受压或扭转。同时应检查是否有其他系统畸形同时存在。

15. 肠梗阻

置胃管，接引流管，反复吸引胃肠内容物。

16. 脊髓膜膨出

用无菌温湿生理盐水纱布和消毒塑料袋覆盖，避免与尿液、粪便接触；取分泌物做细菌培养并开始用抗生素治疗。

17. 青紫型先天性心脏病

依赖动脉导管开放而存活的青紫型先天性心脏病患儿，需用前列腺素 E(PGE1) 维持动脉导管开放，在转运前往往需做预防性气管插管。

第二章　新生儿疾病

第一节　脑积水

脑脊液是存在于脑室系统和蛛网膜下隙内不断循环的无色透明液体，对脑和脊髓组织起着保护和防护外力损伤、营养细胞并带走代谢产物的作用。由于脑脊液的分泌过多、循环及吸收障碍导致脑脊液在脑室系统及蛛网膜下隙积聚使之逐渐扩大称为脑积水，由于骨缝未闭，患儿头颅常因脑室内压力增高而明显增大，未及时治疗会产生神经功能损害。脑积水是新生儿神经系统外科疾病中并不少见的疾病。

脑脊液 80%～85% 由脑室内脉络丛产生，其余由室管膜上皮和毛细血管产生。当胚胎发育至第 35 天脉络丛形成，由左右侧脑室内侧上方的软膜及第二和第四脑室顶的软膜发育成有丰富血管的绒毛状组织，突入脑室内。当胚胎发育至 50 天开始分泌脑脊液，脑脊液的形成由被动过滤和主动耗能两个阶段完成，即由脉络丛毛细血管渗透出来的血浆过滤液，先扩散入结缔组织基质，然后经过主动耗能输送溶质，经上皮细胞的胞质进入脑室，这个过程需要碳酸酐酶，可以被碳酸酐酶抑制剂乙酰唑胺所阻断。在一些哺乳动物和低等脊椎动物中发现，常有神经细胞的轴突穿过脑室上皮质与脑脊液接触，接受脑脊液内化学成分信息，并刺激脉络丛上的分泌功能。正常脑脊液产生的速度为 0.3～0.35mL/min。

脑脊液的循环又称为第三循环，正常的循环途径为：左右侧脑室脉络丛产生脑脊液，通过左右 Monro 孔（室间孔）进入第三脑室，与第三脑室脉络丛产生的脑脊液一起经中脑导水管进入第四脑室，经第四脑室左右侧孔 (Luschka 孔) 注入脑池和蛛网膜下隙、经正中孔 (Magendie 孔) 注入脊髓蛛网膜下隙，最后脑脊液由蛛网膜下隙流向大脑背面，通过蛛网膜颗粒渗透入矢状窦。另有一部分脑脊液由脑室的室管膜上皮、蛛网膜下隙内的毛细血管及脑膜的淋巴管所吸收。

一、病因和分类

在正常情况下，脑脊液不断由脉络丛产生，通过一系列流通途径，又不断被重吸收入血液中，使脑室和蛛网膜下隙内液体的压力保持在恒定的水平。如果脑脊液产生过多、脑脊液循环受阻或吸收障碍，均可导致脑积水。19 世纪初，Dandy 和 Blackfan 通过实验发现脑积水可由脑脊液在脑室内循环受阻以及在脑室系统和脊髓蛛网膜下隙以外途径受阻产生，最早提出了交通性和非交通性脑积水概念。19 世纪中叶，Ransohoff 根据脑积水患者都有梗阻这一基本特点，提出新的分类，即脑室内梗阻（非交通性）和脑室外梗阻（交通性）脑积水。随着 CT 和 MRI 等影像诊断技术的提高，对脑脊液产生过多、脑脊液循环受阻的病因通过影像检查已能明确，而脑脊液吸收障碍大多为炎症和出血后颅底蛛网膜下隙粘连，导致蛛网膜颗粒对脑脊液吸收的减少，脑积水患儿颅内血管结构扭曲会造成脑血流量减少和脑脊液吸收障碍，这些变化相互作用使脑积水进一步加重。已明确出血后铁离子的沉积与脑室扩大水平呈正相关，且脑室出血发生梗阻性脑积水的相关危险因素增加，强调了新生儿颅内出血后需要加强监护并早期脑室外引流治疗的重要性。对新生儿脑积水的分类可以较全面地了解脑积水形成的病因，可分为先天性或后天性两大类，先天性脑积水主要以脑脊液循环通路上的解剖畸形为主，而后天性脑积水往往由颅内出血、炎症等导致。

（一）先天性脑积水

1. 中脑导水管阻塞

以导水管狭窄或隔膜形成，导水管分叉，神经胶质增生所致，引起侧脑室和第三脑室扩张。先天性导水管梗阻是产前诊断胎儿脑积水仅次于胎儿脊柱裂相关的脑积水的第二大原因。

2. 侧脑室室间孔闭锁

侧室间孔闭锁引起单侧脑室积水，双侧室间孔闭锁则引起双侧脑室扩张，室间孔的先天性缺失或者狭窄是一种罕见的先天性缺陷，神经影像检查显示梗阻侧的侧脑室显著扩大、脑室扩大侧的颅盖骨明显膨出、大脑镰受压远离中线凸向正常半球。神经系统检查经常发现对侧上下肢肌张力增加，并随着生长发育变得越来越明显。

3. 小脑扁桃体下疝畸形（Amoid-Chiari 畸形）

由小脑扁桃体形成异常舌样组织从枕骨大孔疝入椎管，少部分出现脑积水者往往因正中孔被增厚的蛛网膜瘢痕所包及下移的扁桃体造成第四脑室外侧孔的阻塞，导致脑脊液流出通道受阻为 Chiari Ⅰ 主要表现。而 Chiari Ⅱ 型畸形除小脑扁桃体疝外，脑干和第四脑室均下移至枕大孔下，能在多达四个不同部位影响脑脊液的流出，大约有 90% 的患儿可伴有脑积水。

4. Dandy-Walker 综合征

为小脑蚓部和扁桃体发育不良并上抬，第四脑室正中孔和侧孔闭锁致四脑室囊状扩张致脑脊液流出通道阻塞产生脑积水。

5. 变异性 Dandy-Walker 畸形

第四脑室上部与小脑上蚓部相对正常，而下蚓部发育不全，可伴有或无脑积水，出生后延迟出现脑积水原因尚不明确。

6. Galen 大脑大静脉畸形

因位于胼胝体和丘脑后下方，扩张的 Galen 静脉瘤挤压导水管产生脑积水，患儿常伴有心脏扩大，严重者出现充血性心力衰竭。

7.矢状窦压力增加导致的脑积水

大多情况下颅内压高于矢状窦压力 5～7mmHg，脑脊液才会被吸收，在一些颅面畸形如 Cronzon 综合征、Pfeiffer 综合征患儿以及软骨发育不良矮小症等患儿中颈静脉孔水平存在狭窄产生矢状窦压力增加，进而阻碍脑脊液吸收产生脑积水。

8.先天性神经管闭合不全合并脑积水

脊髓脊膜膨出 30% 可伴发脑积水，并牵拉脊髓及产生小脑扁桃体下疝，使脑脊液流出通道梗阻产生脑积水。此外，在手术修补后继发出现脑室扩大，可能与膨出的组织切除后脑脊液吸收不全或因脑脊髓膜炎而致蛛网膜下隙梗阻等有关。

9.颅内囊肿或肿瘤性病变

新生儿位于中线部位的遮肿如四叠体池囊肿、鞍上池囊肿、后颅窝囊肿等以及实质性肿瘤如后颅窝肿瘤、颅咽管瘤等均可压迫脑脊液循环通路产生梗阻性脑积水等，顶盖部实质内的星形细胞瘤阻塞导水管、松果体区的肿瘤因向下压迫引起导水管梗阻，而脉络膜乳头状瘤为过度分泌脑脊液的肿瘤，一般至婴幼儿后期出现脑积水始被发现，但近年来随着产前检查如四维彩超和胎儿 MRI 对有异常者的进一步筛查，可以对先天性脑囊肿和脑肿瘤早期诊断发现。

10.蛛网膜颗粒发育不良

为脊髓蛛网膜下隙和皮质蛛网膜下隙之间的梗阻，表现为轻度脑室扩大以及蛛网膜下隙扩大，有家族遗传倾向，其双亲中有一位头围大于正常人平均值，亦称为良性家族性巨脑症或良性脑外积液。

（二）后天性脑积水

1.颅内出血

最常见于未成熟儿，多发生在出生后 24 小时内及出生后 3～4 天，主要是未成熟血管破裂出血进入室管膜下生发基质，并不同程度破入脑室内，脑积水的发生时间取决脑室内的出血量，它是早产儿获得性脑积水最常见原因。此外，其他引起新生儿颅内出血与脑膜炎症、产伤或维生素 K 缺乏、颅内血管畸形破裂等相关，血凝块可直接阻塞导水管产生非交通性脑积水，或致蛛网膜下隙粘连使蛛网膜颗粒、表浅的血管间隙、神经根周围间隙发生闭塞而发生交通性脑积水。

2.颅内感染

先天性弓形体病、巨细胞病毒等病毒性感染、细菌性、真菌性、结核性感染引起的脑膜炎，其室管膜炎性粘连和纤维化可造成导水管、四脑室流出通道的狭窄或闭塞，严重的感染造成"孤立性第四脑室"，主要是感染不仅导致第四脑室流出孔的阻塞，而且也引起导水管的梗阻，第四脑室被完全孤立，其产生的脑脊液蓄积导致四脑室膨大。炎症增厚的脑底蛛网膜可阻碍脑脊液从脊髓蛛网膜下隙到皮质蛛网膜下隙的流动发生非交通性脑积水。

二、病理生理

无论是交通性还是非交通性脑积水，脑室系统因不断扩大致室管膜细胞的侧突伸长肿胀、进一步加重后室管膜逐渐消失，脑室周围呈胶质细胞增生及瘢痕形成，随着颅压继续增高，可使脑脊液渗入脑室周围间质内致白质水肿、大脑皮质受压变薄及萎缩、第三脑室扩大使下丘脑受压萎缩、中脑受压使眼球垂直运动障碍出现落日征、双侧横窦受压使颈内静脉回流受阻而开放颈外静脉回流使头皮静脉怒张。颅内压的增高可使脑血流量减少，如减少超过25%使全脑缺血造成神经细胞不可逆损害，即使经过手术使颅内压下降，脑组织在组织学上的病损永久存在。

三、临床表现

婴儿出生后头围大多大于正常，随后出现进行性的头围增大，由于婴儿颅骨骨缝未闭合，头颅随颅压增高而扩大以代偿性地保护脑组织功能，但继续增加的颅压可使前囟不同程度地扩大膨隆，后囟及侧囟亦开大，冠状缝、额缝、矢状缝、人字缝开裂，患儿头颅巨大，与躯干比例不相称，测量头围（自枕骨粗隆环绕至前额眉间之周径）的增长速度明显快于正常新生儿，额部突出、面部小、头皮紧张发亮、头皮静脉扩张，因积水压迫中脑顶盖部或由于脑干的轴位性移位，产生眼肌麻痹综合征，使眼球不能上视，上部巩膜外露，呈"落日征"表现，亦可有斜视或自发性眼球震颤。患儿头颅增大的外形与脑脊液在颅内阻塞部位密切相关，如单侧室间孔闭锁，一侧脑室扩大可表现为头型不对称、积水一侧额顶枕明显膨隆；中脑导水管梗阻可表现为头部的穹隆饱满扩张而颅后窝窄小；四脑室出口梗阻及蛛网膜下隙梗阻，患儿整个头型对称性扩大。头部叩诊时可闻及"破壶声"。眼底检查往往存在视神经盘水肿及萎缩。除头颅的外观异常，患儿早期常用手抓头，摇头，哭叫等表示头部不适和疼痛，但运动功能和智力发育尚未减退，继续发展至晚期出现烦躁不安、呕吐、惊厥、嗜睡，甚至脑疝危及生命，神经功能缺失表现为智力发育落后、四肢无力、锥体束征、痉挛性瘫痪等。

四、诊断

随着产前检查技术的提高，胎儿期通过B超能早期发现脑室扩大，脑室内出血以及动态跟踪观察其发展，对有异常者胎儿磁共振成像能进一步明确脑发育情况及查找脑积水产生的解剖畸形。对于出生后因头围异常增大的患儿，需要通过病史的询问包括母孕史、家族遗传史、出生时有无窒息史、产伤史、感染史、颅内出血史等以分析脑积水形成先天和后天因素，当然对疑为脑积水的患儿影像学检查是确诊的依据。

（一）头颅 B 超检查

头颅 B 超检查是新生儿期诊断脑积水简单、无创、快速、安全的筛选检查方法。通过未闭的前囟，观察脑室系统有无扩张及测量扩张程度，可以动态观察其继续发展。

（二）CT 检查

CT 检查为最常用的检查方法，可显示脑室扩大程度和脑皮质的厚度，以及有无其他颅内病变，并可用作追踪脑积水有无进展及评价治疗效果。交通性脑积水时，脑室系统和枕大池均扩大。非交通性脑积水阻塞在导水管以上，仅侧脑室和第三脑室扩大，而第四脑室正常。如阻塞在第四脑室出口，显示全脑室系统扩大，第四脑室扩大明显。对导水管阻塞引起的脑积水，CT 检查后应再行 MRI 检查，以明确是单纯性导水管狭窄所致还是 CT 不能发现的其他病变所引起。

（三）MRI 检查

MRI 采用轴位、冠状位和矢状位扫描，较 CT 能提供更详细的形态学结构变化，能准确地显示脑室及导水管和蛛网膜下隙各部位解剖形态、大小和存在的狭窄，可以更好地检测除钙化 (CT 优势) 以外小的颅内病变。

（四）腰椎穿刺或脑室穿刺

对怀疑存在颅内出血或感染所致脑积水的患儿，需要在术前进行脑脊液常规、生化和细菌培养检查，新生儿脑积水前囟扩大明显者，可经前囟侧角穿刺直接进入脑室获取颅压信息及获得脑脊液，也可继续腰穿放液，如脑脊液外观仍是血性或深黄色出血后改变或白细胞计数大于 10×10^9/L，说明不能行内引流，仅能暂时行脑室外引流术，一是缓解颅压，二是将含有红细胞及含铁血黄素、感染的脑脊液释放出体外，待脑脊液性质正常后再施行内引流术。

五、鉴别诊断

主要与不需要手术治疗但影像学检查有积水改变的疾病相鉴别。

（一）先天积水性无脑畸形

先天积水性无脑畸形是罕见的脑部发育缺陷畸形，早期胎儿 B 超能检测发现，表现为颅内幕上除基底节及枕叶显示外大脑结构缺如以囊状水袋替代，进一步胎儿 MRI 能明确，常常需引产终止妊娠，或出生后可见头皮头发存在但颅盖短小，能存活数天至数月，但智力低下，常有痉挛性脑瘫及肌张力增高表现。

（二）颅内感染或出血后脑软化、脑穿通畸形

因胎儿期或出生后有颅内感染、出血致血管栓塞或血肿压迫，或新生儿脑损伤等，均可造成局部或多部位脑软化改变、相邻部位脑室扩大或随着脑室内搏动向压力低的软化脑组织内破入形成穿通畸形，临床上常有神经功能受损表现如不同程度偏瘫等，头围正常或偏小。

（三）脑发育不良

胎儿期有颅内感染、缺氧或出生后有缺氧史，常发生于早产儿有呼吸窘迫症、心肌

损害、代谢性酸中毒、低血糖等造成脑缺血缺氧病损，影像学上存在脑沟脑回增宽、脑室系统扩大、脑室角变窄或脑白质变性改变。患儿头围正常或偏小，常有生长发育迟缓、肌张力增高等表现。

（四）良性脑外积液

头围早期增长速度大于正常月龄增长曲线，前囟有增大但张力不高、生长发育大多正常，CT 或 MRI 影像学检查显示大脑解剖结构正常、脑室系统正常或稍扩大、脑外间隙明显增宽，因大多数患儿发育至 2 岁后积液基本消失，无须外科手术治疗故称为良性积液。其发生机制主要为蛛网膜颗粒吸收脑脊液功能从不成熟至发育完善的过程。此类患儿注意避免头部晃动或撞击，是导致"摇晃综合征"即晃动后在增宽脑表面穿行进入硬膜的细小桥静脉断裂产生硬膜下出血的病理基础。

六、治疗

对于新生儿脑积水，无论是交通性还是非交通性，只要存在无法用药物控制的或经腰穿间断释放脑脊液不能缓解积水并进展性加重者，都需要手术。

（一）颅内占位性病变导致脑积水的治疗

对颅内囊肿、肿瘤导致的脑积水，病因治疗是主要的，可以行囊肿或肿瘤切除，以解除对脑脊液循环通路压迫，大多数脑积水可缓解，反之则可能需要行脑脊液分流术。

（二）药物治疗

对于出血性或感染性脑积水，原发病未控制，但已出现颅压增高者以及围术期需缓解颅压者，可以通过口服或静脉应用利尿剂或脱水剂以暂时减轻症状。常用药物有乙酰唑胺，可减少脑脊液的生成，剂量 20mg/(kg·d)，分 4 次服用，逐渐加量至 100mg/(kg·d)，静脉或口服。其次，口服氢氯噻嗪片，通过排除过多钠和水，减少细胞外液容量，也有抑制碳酸酐酶使脑脊液分泌减少作用，剂量为 1～3mg/kg，分 2 次服用。静脉最常用的高渗性脱水剂为甘露醇，每次 0.5～1g/kg，根据需要每日 1～4 次应用。其他常用利尿剂如呋塞米，剂量 1mg/(kg·d) 通过抑制肾小管对钠、氯重吸收使水、钠、氯等排泄增加对细胞产生脱水作用，常会导致水电解质紊乱，对 2 个月以下新生儿禁用。

（三）脑室内 Ommaya 管植入术 + 脑室外引流术

对于颅内出血未吸收、脑脊液性质异常如白细胞数大于 $10 \times 10^9/L$，且颅压增高短期不能通过药物缓解者，需进行一侧侧脑室内埋置 Ommaya 管和植入储液囊术，通过埋于头皮下的 Ommaya 泵用细针穿刺进行持续或间歇性的脑室外引流，也可通过此泵注入抗生素以控制中枢感染。对未成熟新生儿脑积水，采取超声检查随访、腰穿或植入储液囊间断抽取脑脊液，可起到稳定病情的作用。

（四）侧脑室 - 腹腔分流术

适用于各种类型脑积水，对于交通性脑积水是首选的方法，也是目前应用最多的手术方法，通过改变脑脊液的循环途径，将脑脊液从脑室额角（对前囟巨大及额叶皮质菲薄者可从枕角进入），经颈部、胸壁皮下达腹部，在剑突下作腹壁小切口，将导管引入腹腔，脑脊液最终通过腹膜吸收。目前脑室 - 腹腔分流装置均用生物相容性材质制作的近远端分流管和一个具有抗虹吸及流量控制的单向阀门组成，阀门有低、中、高压三种类型，在手术时经脑室测压后选择使用，近年来，可调压脑脊液分流管已在临床上广泛使用。

（五）脑室 - 心耳分流术

该术式是将脑脊液引流到心脏直接汇入循环系统，脑室和阀门植入同脑室 - 腹腔分流术，远端分流管通过切开颈部小切口，从分离出的颈内静脉插入达右心耳。该术式远端管易产生血栓阻塞，主要应用于腹膜吸收脑脊液有障碍者，临床上小儿尤其是新生儿应用较少。

（六）脑室镜下第三脑室造口术（ETV）

适用于各种病因导致的梗阻性脑积水，通过打开第三脑室底，直接使脑脊液从第二脑室进入桥前池和基底池，随后弥散入脑表面吸收，该术式目前是梗阻性脑积水的首选治疗方法、主要操作路径为内镜经一侧额叶皮质进入侧脑室额角，再经过室间孔进入第三脑室，在双侧乳头体和基底动脉前方、漏斗隐窝和视交叉后方的第三脑室底部作为造瘘点，先打一孔然后插入 Fogarty 气囊扩张将膜状第三脑室底扩开，直径大于 0.6cm，如其下存在间脑膜需继续打开，直到桥前池内清晰可见脑干和基底动脉、动眼神经等结构，此外，也可通过内镜将炎症或血凝块致导水管封闭予以疏通。ETV 是简捷、安全、微创、有效的手术，但对于小于 6 个月尤其新生儿正常压力脑积水，其疗效欠佳，原因可能为新生儿因骨缝和前囟扩大的缓冲颅压能力反而使颅压达不到高于大气压的水平而影响脑脊液吸收。Warf 在 2005 年报道了通过 ETV+ 脉络丛烧灼术治疗了 550 例脑积水患者，发现疗效较单纯 ETV 有提高，近年来通过多机构报道，对小于 6 个月脑积水已能达到 59% 的成功率，如果术中能烧灼大于 90% 的脉络丛，能大大提高小婴儿脑积水的治愈率。

第二节　新生儿气胸

气胸指气体在胸膜腔内积聚。发生气胸后，胸膜腔内负压可变为正压，致使静脉回心血流受阻，产生不同程度的心、肺功能障碍。新生儿气胸（NP）为新生儿肺气漏的一种，发病率为 1% ～ 2%，男女患儿比约为 2:1，且多见于右侧肺，部分为双肺累及。气胸可分为自发性、外伤性、医源性三类。自发性气胸又可分为原发性和继发性，前者发生在无基础肺疾病的正常患儿，后者常发生于有基础肺疾病的患儿。由于新生儿气胸多为自发性气胸，故本文主要叙述自发性气胸。

一、病因机制

正常情况下胸膜腔内没有气体，若肺泡或胸腔创伤导致气胸时，胸膜腔内负压减小，甚至出现正压压迫肺，肺失去膨胀能力，表现为肺容积缩小，肺活量降低，最大通气量降低的限制性通气功能障碍。由于肺容积缩小，初期血流量并不减少，产生通气/血流比率减少，导致动静脉分流，出现低氧血症。大量气胸时，由于吸引静脉血回心的负压消失，甚至胸膜腔内正压对血管和心脏的压迫，使心脏充盈减少，心搏出量降低，引起心率增快，血压降低，甚至休克。张力性气胸可引起纵隔移位，循环障碍，甚至窒息死亡。

有文献报道，新生儿气胸的发生多见于足月儿。可能因素为足月儿生后最初几次呼吸时吸气活动过强，肺泡内压骤增 12:1，一过性可达 $100cmH_2O$（正常新生儿肺泡内压一般不超过 $30cmH_2O$）导致肺泡破裂，产生气胸。目前已经被证实的与新生儿气胸发病率有关的因素包括机械通气、剖宫产、肺部疾病、胎粪吸入综合征等。其中机械通气和肺部疾病不仅是气胸的发病相关因素，也是影响气胸的治疗以及预后的重要因素。有文献表明若患儿同时存在肺部疾病或接受了机械通气，则气胸发病率可提高至30%。但近年来随着肺表面活性物质的应用以及广泛采用肺保护通气策略，源于机械通气的新生儿气胸发病率已显著下降。目前研究认为剖宫产儿娩出简单迅速，胸廓缺乏有效挤压，胎儿气道液体不能在娩出过程中有效挤出，在娩出时由于气道阻力增加和胸腔压力急剧变化，导致肺泡过度膨胀破裂而发生气胸。相关研究表明机械通气中单肺通气，高峰值吸入压，高呼气末正压需求等都是在机械通气中增加气胸发病率的风险。

因此，严格要求符合剖宫产指征，提高呼吸机应用水平，正确应用肺泡表面活性物质，可以有效地降低新生儿气胸的发病率。

二、分类

根据脏层胸膜破裂情况不同及其发生后对胸腔压力的影响，自发性气胸通常分为以下 3 种类型。

（一）闭合性（单纯性）气胸

胸膜破裂口较小，随肺萎缩而闭合，空气不再继续进入胸膜腔。胸膜腔内压接近或略超过大气压，测定时可为正压亦可为负压，视气体量多少而定。抽气后压力下降而不复升，表明其破裂口不再漏气。

（二）交通性（开放性）气胸

破裂口较大或因两层胸膜间有粘连或牵拉，使破口持续开放，吸气与呼气时空气自由进出胸膜腔。胸膜腔内压在 0 上下波动；抽气后可呈负压，但观察数分钟，压力又复升至抽气前水平。

(三) 张力性 (高压性) 气胸

破裂口呈单向活瓣或活塞作用，吸气时胸廓扩大，胸膜腔内压变小，空气持续进入胸膜腔；呼气时胸膜腔内压升高，压迫活瓣使之关闭，致使胸膜腔内空气越积越多，内压持续升高，使肺受压，纵隔向健侧移位，影响心脏血液回流。此型气胸胸膜腔内压测定常常超过 10cmH$_2$O，甚至高达 20cmH$_2$O，抽气后胸膜腔内压可下降，但又迅速复升，对机体呼吸循环功能的影响最大，必须紧急抢救处理。

三、临床表现

大部分患儿无临床症状，仅有约 10% 患儿存在临床症状。且少量气胸时一般无症状，患儿症状轻重主要与有无肺部基础疾病及功能状态、气胸发生速度、胸膜腔内积气量及其压力大小三个因素有关。

(一) 症状

大部分气胸急骤，患儿表现为肺部原发疾病突然加重及生命体征不稳如血压突然升高，经常规处理无法改善。随后可出现面色苍白，发绀，胸闷，烦躁，气促，鼻翼翕动，进行性呼吸困难，可伴有刺激性咳嗽，系气体刺激胸膜所致。少数患儿可出现双侧气胸，以呼吸困难为突出表现。积气量大或肺部原发病严重的患儿，呼吸困难明显，患儿不能平卧或被迫气胸侧向上卧位以减轻呼吸困难。张力性气胸时胸膜腔内压急剧升高，可致肺部压缩，纵隔移位，迅速出现严重呼吸循环障碍；患儿表情痛苦，哭闹，烦躁不安，手足舞动，胸闷，发绀，出冷汗，脉速，心律失常，甚至出现意识不清，呼吸衰竭。

(二) 体征

少量气胸体征不明显，尤其伴肺气肿时难以确定，听诊呼吸音减弱具有重要意义。大量气胸时，纵隔向健侧移位，横膈下移可致患儿腹部膨隆，患侧局部胸廓隆起伴肋间隙增宽，呼吸运动与触觉语颤减弱，叩诊过清音或鼓音，心或肝浊音界缩小或消失，听诊呼吸音减弱或消失。液气胸时，胸内有振水声。血气胸如失血量过多，可致血压下降，甚至发生失血性休克。

四、诊断

(一) 临床表现

根据以上所述临床表现可怀疑气胸，肺部疾病用呼吸机支持者突然出现不能解释的生命体征变化及氧合改变，心电监护仪监测到患儿心率突然加快，有创动脉压监测波形幅度突然变小，或胸阻抗监测的数值突然下降时应重点考虑。

（二）胸部透光试验

多应用于早产儿，以高强度光纤冷光源或光线较强的细小手电筒直接接触胸壁两侧对比探查胸部，患侧大量气体积聚导致光传递增加，透亮度增高，健侧由于受压透光范围减小，透亮度降低。

此方法可用于立即诊断突然发生的张力性气胸，以尽快实施急救。但患儿胸壁水肿严重，间质性肺气肿以及极低体重儿胸廓极度菲薄时试验可能不敏感。且由于 X 线平片的普及，现如今已很少采用这种方法诊断气胸。

（三）胸部 X 线平片

胸部 X 线平片是诊断气胸的金标准，表现为外凸弧形的细线条形阴影，称为气胸线，线外透亮度增加，无肺纹理，线内为压缩的肺组织。大量气胸时，肺向肺门回缩，呈圆球形阴影。大量气胸或张力性气胸常显示纵隔及心脏移向健侧，横膈下移，膈穹窿消失。合并纵隔气肿时在纵隔旁和心缘旁呈透光带。注意伴有早产儿呼吸窘迫综合征时，由于肺本身已有实变，因此患侧肺压缩不明显，仅可见到轻微的纵隔移位。

X 线平片不仅可诊断气胸，还可以根据肺野透光性的差异判断肺受压程度，肺内病变情况，有无胸膜粘连、胸腔积液和纵隔移位，也可用于气胸与皮肤折叠，先天性大叶性肺气肿，囊性腺瘤样畸形以及表皮水疱等的鉴别诊断。

当气胸积气较少时，可变换体位行水平侧位，必要时水平侧卧位 X 线平片检查。

（四）CT

CT 表现为胸膜腔内出现极低密度的气抽气 1 次体影，伴有肺组织不同程度的萎缩改变。虽然 X 线平片已经可以诊断气胸，但 CT 对于小量气胸，局限性气胸以及气胸的鉴别比 X 线片更敏感和准确。临床可根据 CT 表现进一步判断气胸范围及位置，从而决定治疗方法，必要时可选择手术方式及入路。

（五）诊断性穿刺

诊断性穿刺为有创检查，故临床一般只用于高度怀疑张力性气胸伴原发肺部疾病突然恶化者，不仅可以快速诊断气胸，也可部分排除胸腔内气体，暂时缓解症状。

五、鉴别诊断

气胸需与哮喘、急性心肌梗死、肺血栓栓塞症、先天性大叶性肺气肿、囊性腺瘤样畸形以及表皮水疱等进行鉴别，但根据患儿的临床症状、体征、影像学检查及实验室检查等，鉴别通常并不困难。

六、治疗

目的是促进患侧肺复张，消除病因及减少复发。部分轻症者可经保守治疗治愈，但多数需作胸腔减压帮助患儿肺复张，少数患儿需手术治疗。

(一)保守支持疗法

对于无症状或自主呼吸状态下轻度有症状，无肺部基础疾病，无持续性漏气者，仅需密切观察，保持安静，避免哭闹，监护基础生命体征、如无明显的呼吸窘迫和进一步的气体漏出，肺外气体常于 24～48 小时吸收，高浓度吸氧治疗可促进气体吸收，但需注意早产儿高氧浓度易引起氧中毒和早产婴儿视网膜病变，故一般不推荐。呼吸窘迫者需禁食，待症状好转后需少量多次喂奶，以避免进食后腹胀。如患儿存在肺部原发疾病或并发症，应在处理原发病的同时进行气胸治疗。

(二)穿刺排气

适用于小量气胸，呼吸困难较轻，心肺功能尚好的闭合性气胸患儿。抽气可加速肺复张，迅速缓解症状。一般于患侧前胸锁骨中线第三肋上缘穿刺，局限性气胸则要选择相应的穿刺部位。每次抽气量不宜超过 1000mL，每日或隔日抽气 1 次。

张力性气胸病情危急，应迅速解除胸腔内正压以避免发生严重并发症，如无条件紧急插管引流，紧急时亦需立即胸腔穿刺排气；无抽气设备时，为了抢救患儿生命，可用粗针头迅速刺入胸膜腔以达到暂时减压的目的。

(三)胸腔闭式引流

适用于不稳定型气胸，呼吸困难明显、肺压缩程度较重，交通性或张力性气胸，反复发生气胸的患儿。无论其气胸容量多少，均应尽早行胸腔闭式引流。对经胸腔穿刺抽气效果不佳者也应插管引流。

插管部位一般多取锁骨中线外侧第二肋间，或腋前线第 4～5 肋间，如为局限性气胸也需引流胸腔积液，则应根据胸部 X 线片选择适当部分插管。

将胸腔引流管放置固定后，另一端置于水封瓶水面 1～2cm，使胸膜腔内压力保持在 $-2～-1cmH_2O$ 以下，插管成功则导管持续逸出气泡，呼吸困难迅速缓解，压缩的肺可在几小时至数天内复张。对于肺压缩严重，时间较长的患儿，插管后应夹住引流管分次引流，避免胸腔内压力骤减产生肺复张后肺水肿。当胸腔引流管中无气体逸出 24～48 小时，患儿气急症状消失，胸片见肺已全部复张时，可停止吸引，夹管，再过 12～24 小时无气体重新积聚者可移除胸腔引流管有时虽未见气泡冒出水面，但患儿症状缓解不明显，应考虑为导管不通畅，或部分滑出胸膜腔，需及时更换导管或做其他处理。

(四)机械通气治疗

气胸患儿合并呼吸衰竭，或在机械通气过程中并发气胸时，机械通气应以低压力，低潮气量，较高氧浓度和较快频率通气的原则进行，维持正常血气分析指标持续性肺气漏可用高频震荡通气治疗。

（五）手术治疗

经持续引流 5～7 天气胸无好转，肺未能扩张者，或肺有先天性畸形如大叶肺气肿者应行外科手术治疗气胸的确定性手术治疗方式为胸膜固定术，同时行胸膜下大疱切除术，或脏层胸膜破口缝合术。胸膜固定术最常用脏层和壁层胸膜的机械性擦破，其次为肺顶胸膜切除术，药物化学性粘连等。近几年由于微创外科的发展，胸腔镜行胸膜固定术已成为气胸的主要手术方式，此法具有微创、安全、不易复发、适用范围广、患儿恢复快、住院天数减少等优点。

第三节　新生儿胃食管反流

新生儿期胃食管反流 (GER) 是指胃内容物不自主地反流到食管。可以伴有溢奶和 (或) 呕吐。无症状的胃食管反流大部分是生理性，特别在喂奶以后发生。

如果当反流产生症状影响到生活质量或有病理状况出现，如慢性呼吸道疾病、食管炎、窒息等称为病理性胃食管反流。

出生后最初 2 个月内 70%～85% 新生儿有溢奶，这种情况大多数在 1 岁左右婴儿期并没有干预，95% 可得到缓解。新生儿期反流的主要原因是食管下端括约肌未成熟和腹腔内食管段短而引起的。但也需与一些疾病相区分；特别是存在牛奶蛋白质过敏往往出现类同症状，也常与 GER 疾病同时合并发生，后者出现在新生婴儿 GER 病中占 42%～58%。

最近有关儿童 GER 治疗的指南对新生儿期 GER 均是以非手术治疗为主。

一、病因与发病机制

正常人抗胃食管反流屏障是一整套解剖结构与生理功能完整组合而成。主要有两个主要结构即食管下端括约肌 (LES) 和膈肌夹。同时还有诸如 His 角、腹腔食管段长度、胃排空、食管黏膜屏障等有关。

（一）食管下端括约肌

食管下端括约肌是位于胃与食管交界处增厚的平滑肌，形成一个高压区，是胃与食管间机械性屏障，以防止胃内容物反流。也称为抗反流第一屏障。影响 LES 压力除迷走神经调控外，还受到某些激素的影响 (表 2-1)。短暂 LES 松弛 (TLESR) 是各年龄中对 GER 调节机制。这是一种神经反射通过脑干、迷走神经的有效旁路。未成熟儿＜妊娠 26 周时就展示出 GER，这也是 TLESR 原因所致。未成熟儿显示食管无蠕动；较差的食管廓清功能，增加相继并发症产生。胃扩张和会厌刺激也证明有松弛现象。

表 2-1　影响食管下端括约肌压力的激素

增加压力	降低压力
促胃液素	胰泌素
乙酰胆碱	前列腺素
胃动素	缩胆囊素
胨	高血糖素
p 物质	加压素及胃抑制多肽
加压素	抑胃素
血管紧张素	神经降压素
铃蟾肽	生长抑素

右侧膈肌脚包绕着 LES，提供一种辅助性加强 LES 的功能。与 LES 共同在食管下端形成一个高压区。这些单一或二者都有功能减弱时导致 GER，甚至 GER 病。

（二）正常食管蠕动

胃内容物反流到食管，因有上皮前防御机制静水层和黏膜表面 HCO_3^- 能发挥物理化学屏障作用，再加之正常的食管蠕动起到有效的食管清除作用，保护食管黏膜上皮免受受损，也是抗反流第二屏障。

（三）胃排空

胃出口不畅，胃蠕动差或胃扩张可致胃排空延迟，易发生胃食管反流。新生儿出生后一般到 12 周后才有正常的胃蠕动波，故也易配合解释为什么未成熟儿发生增加反流现象。

（四）其他有关抗反流机制的因素

腹腔内压力增高时，腹腔内食管段被钳压呈扁形，食管与胃直径的比例为 1:5，腹腔内食管仅需要压力超过胃内压 1/5 时，即可发生闭合，食管长度越长，功能亦越趋完善，新生儿仅 0.5～1cm，3 个月时增加到 2.5～3cm。

另有胃食管角又称为 His 角，正常呈锐角也起到抗反流作用，在出生后一个月形成，当在食管裂孔疝时大多数病例此角可变钝角。

上述这些抗反流机制障碍或改变时，往往发生病理性 GER，即胃食管反流病 (GERD)。最常见是反流性食管炎及反复呼吸感染。反流性食管炎食管黏膜受损程度取决于以下几方面因素。

(1) 反流物的特殊作用。

(2) 黏膜与反流物接触的持续时间。

(3) 食管对反流物清除能力。

二、临床表现

溢奶和呕吐是最常见的新生婴儿反流的症状，出现 GER 而患儿无并发症健康地生长无任何影响，这种也称为"快乐溢奶"，往往无胆汁，无哭吵疼痛。故要仔细询问及体检，耐心观察。病史中了解喂养情况，如喂养时体位，配方奶还是母乳，喂时有无呛咳等。如有呕吐，则需排除其他疾病且了解有无合并病理状况，如肺部感染，需进一步实验室、放射学等检查。

不能解释的哭吵与不适。这是一种非特异性症状，与各种病理和非病理状况均可合伴，大的儿童可以诉说哪里不适而新生婴儿难以诉说，正常健康儿每日平均可有 2 小时出现哭吵，不安。如做进一步检查在食管 24 小时 pH 监测时可发现如有反流时新生儿出现哭吵，躁动更易有助诊断为 GERD。

体重增长差，生活质量受危，这是反复溢奶和有 GERD 征象的结果，需设置严密观察、护理与喂养，逐步补充热量与摄入量及治疗方案。

呼吸暂停，窒息，这是严重 GERD 的结果，应该考虑是 GERD 的食管外表现。未成熟儿窒息 (AOP) 易发生睡眠期危及生命的状况。一般 GERD 的新生婴儿是入 NICU 的严格指征。必要时应给予药物治疗等措施。

Sandifer 综合征，GERD 新生婴儿出现一种痉挛性扭曲身体，呈现弓形背，板状姿态，有痛苦表现，虽不常见，但是 GERD 的特殊表现。这种综合征的病理生理机制仍然不明，推测可能与食管酸暴露反应有关，需有效的抗反流治疗。

三、诊断

除了病史及体格检查外，还需辅助其他检查，特别是食管 24 小时 pH 监测技术，目前这是诊断病理性 GER 即 GERD 的金标准。对各种辅助诊断检查分别叙述如下。

(一)食管放射学评估

对诊断 GERD 敏感性及特异性均低，但可用于了解有无解剖学结构畸形，如食管裂孔疝、幽门狭窄、肠旋转不良。改良的吞钡试验可以协助在有呼吸道症状患儿反流或吞咽时吸入的诊断。

(二)食管动力学检查

诊断 GER 中，主要了解食管运动情况及 LES 功能，安全无创伤，新生儿出生后 LESP 是明显低的，以后随着年龄增长逐步与大年龄儿童组值逐步相接近。表 2-2 提示正常儿童各年龄段食管 LESP 与高压区长度，供参考。

表 2-2　正常儿童食管下端括约肌压力 (LESP) 与高压区长度

年龄	例数	LESP[kP(cmH$_2$O)]	LESP 长度 (cm)
0～6 天	4	0.67±0.14(6.80±1.40)	4.70±0.14
14 天	19	1.15±0.32(11，76±3.27)	1.01±0.15
15～30 天	30	1.07±0.33(10.93±3.39)	1.02±0.26
1～12 个月	19	1.03±0.29(10.53±2.96)	1.01±0.20
1～4 岁	7	1.27±0.48(12.91±4.94)	1.56±0.28
5～12 岁	7	1.42±0.21(14.50±2.15)	1.97±0.03

GER 新生婴儿 LESP 有不同程度下降，基本符合率约 87%。

（三）食管 24 小时 pH 监测

诊断 GERD 的最安全、有效的方法，检测时可同时进食或睡眠，以测 24 小时更可反映整天反流全貌。敏感度为 88%，特异性为 95%。

在胃食管连接部放置 pH 电极测定探头，如 pH ＜ 4 则为 1 次反流，正常情况下一般睡眠时没有反流，24 小时总反流时间＜ 4% 监测时间，平均反流持续时间＜ 5 分钟，平均清除时间＜ 15 分钟。另外，还有一个概念称为反流指数 (RI) 即整个 24 小时中出现 pH ＜ 4 的时间百分比，也是上述的总反流时间＜ 4% 监测时间，一般新生婴儿期＞ 11% 考虑异常，大儿童＞ 7% 为异常。

（四）胃食管核素闪烁扫描记录

采用放射性核素 ^{99m}Tc 液体进行观察反流情况，此检查不仅能了解胃排空，食管清除能力，且能证实 GER 与呼吸道症状的关系，但敏感性仅 80%。

（五）食管内窥镜检查

对诊断 GER 特异性差，仅 41%，是诊断反流性食管炎的主要手段之一，可结合病理活检了解食管炎病变程度，也是诊断 Barrett 食管的主要依据。近期有关几种新兴诊断技术的进展如下。

1. 反流症状问卷

用于儿童 GERD 的初筛，是目前 GERD 诊断方法的研究热点。Deal 等设计了适用 1～11 月龄婴儿的 GERD 严重程度调查问卷，含 7 个典型 GER 症状项目，作严重度评分。

2. pH 胶囊 (Bravo 胶囊) 无线监测

此系统由一个胶囊及可固定在人腰带上的接收器组成，Bravo 胶囊 6mm×5.5mm×2.5mm 大小，通过胃镜下吸附于食管下端黏膜上，每隔 6 秒记 1 次数据，可持续 2～4 天。国内有个别单位在成人中应用，儿童中未见报道。据文献儿童中研究：此方法与食管 24 小时 pH 监测在反流指数上无统计学意义。

3.多通道食管腔内阻抗 -pH 监测

简称 MII-pH 监测，是通过测定食管腔内阻抗值的变化，来测定食管腔内食物的运动情况，一般阻抗值较基线改变 50% 被认为有 1 次反流。Mil 由一个经鼻放置于食管腔的阻抗导管和 6 ～ 7 个阻抗感受器组成。我国也有人报道可使 GERD 检出率提高了 4.6%。有关儿童 GERD 诊断中，国外报道新生儿易受激惹及呼吸暂停与酸反流及非酸反流均相关。这有待于更多资料的积累，再来评估在新生儿 GERD 中的诊断价值。

四、鉴别诊断

新生儿期溢奶、呕吐十分常见，除 GER 本身外大多数属生理性反流。其他诸如喂养不当、牛奶过敏、外科消化道畸形等均可致发生，需临床医师仔细询问病史，体格检查及必要的辅助检查。表 2-3 示意新生儿、婴儿期 GERD 可能鉴别诊断的疾病表，以供参考。2009 年 NASPGHN 和 ESPGHAN 组织推荐儿童胃食管反流临床实践指南建议反复溢奶或呕吐的新生婴儿处理流程，临床上颇为实用。

表 2-3 新生儿、婴儿期 GERD 的可能鉴别诊断疾病

鉴别诊断	症状	处理
幽门 / 十二指肠隔膜	空隙 > 1cm 不引起梗阻症状，症状有呕吐、腹胀、呕血等	急症，需外科处理
十二指肠闭锁	胆汁性呕吐、腹胀、黄疸	急症，需外科处理
先天性肾上腺增生	反复性呕吐、脱水、低血压、低体温休克	由内分泌科专业医师处理
半乳糖血症	体检无阳性症状、体征、体重下降、黄疸、呕吐	< 1 岁，改变豆类食谱，饮食内限制半乳糖
先天性巨结肠病	出生后胎粪排出超过 24 小时，食欲缺乏、便秘、呕吐、腹胀	急症，需外科处理
肠旋转不良（肠扭转）	持续性胆汁性呕吐、腹部肌紧张、血便、脱水、发热、心动过速等	急症，需外科处理
过多喂养	腹胀、呕吐、哭吵不安、胀气、体重增加	减少喂养量及次数
幽门狭窄	体重下降、腹胀、呕吐，呕吐物为奶块，出生后第 2 ～ 3 周多见，左上腹部可扪及橄榄样肿物	急症，需外科处理
牛奶过敏	腹胀、腹痛、腹泻、呕吐、胀气、偶有血性胃内容物或血便	改变食谱
由代理人（保姆）虚构病情	体检与症状不符，保守治疗无反应多中心诊治无效	停用任何药物治疗，需父母直接观察

五、治疗

（一）一般治疗

对无并发症的反流大多数可以不做特殊处理，但需对家长加强有关 GER 基本护理观察症状的知识教育培训，包括周边环境，如吸烟、烹调、油烟味等，体位，正确喂养方式，配方奶的合理应用和食物稠厚度。

1. 稠厚奶或配方喂养

长期以来被推荐为 GERD 的一种治疗方式。Horvath(2008) 曾收集了婴儿中 14 种的稠厚食物对 GER 的干预的作用分析，得出并没有减少反流症状，但减少反流频率和呕吐，也每日增加了生长体重的结论。

2. 体位

以往都主张前倾位来减少反流频率，后也有人提出利用食管 24 小时 pH 监测来判定最佳体位。近期研究结果提出新生婴儿在餐后期间采用右侧体位，与左侧卧位比较明显减少了反流。英国妇儿健康协会的意见是体位治疗并不应用在睡眠期婴儿，因存在 SIDS 的危险，故强调推荐仰卧位。但大多数学者意见还是以左侧卧位居多。

（二）药物治疗

主要针对 GERD 的治疗，促进食管体运动，胃排空，提高 LES 的功能及抗酸。自 2014 年 Cochrane 发现用质子泵抑制剂 (PPIs) 结合组胺受体拮抗剂特别对婴儿无论在症状分级，pH 监测，内窥镜 / 组织病理学等 GER 和 GERD 中有明显的治疗改进。美中不足的是缺少新生婴儿期不良反应的更多资料。表 2-4 列出新生儿、婴儿期 GERD 常用药物治疗，以供参考。

（三）外科治疗

虽然 GER 抗反流手术目前儿童期 GERD 选择性病例中很好开展，无论自开放至腹腔镜操作在国内外均得到发展。但毕竟在新生儿期很少开展，仅仅选择那些 GERD 危及生命的且内科药物治疗失败的 GER 病例。也往往对一部分特殊病儿，如：神经源性 GERD，慢性呼吸道病变，或食管闭锁修补适用。手术目的：是加强食管下端括约肌抗反流的能力。手术方式不一，据文献介绍说有 Boerema 胃前壁固定术，Hill 胃后壁固定术，Belsy IV 型手术及 Nissen 胃底折叠术等，原理均是纠正解剖畸形，加强食管胃连接部起到抗反流。Nissen 胃底折叠术是目前最常用的抗反流手术，是 360° 全胃底折叠。此手术疗效好，控制呕吐或反流疗效在 95%，死亡率一般仅 4.6%。主要并发症有复发，食管下端狭窄及胀气综合征，复发率在 5% ～ 15%。目前均可开放或微创腹腔镜手术完成。

表 2-4　新生儿、婴儿期 GERD 常用药物治疗

药物	类型	剂量	浓度 *
西咪替丁	H2RA	婴儿，10 ～ 20mg/(kg·d)，每日 2 ～ 4 次，口服	300mg/5mL 溶液，口服
雷尼替丁	H2RA	1 ～ 12 个月，4 ～ 10mg/(kg·d)，每日 2 次，口服 最大量 30mg/d	15mg/mL，糖浆
法莫替丁	H2RA	1 ～ 3 个月，0.5mg/(kg·剂)，每日 1 次 3 ～ 12 个月，0.5mg/(kg·剂)，每日 2 次	40mg/5mL，樱桃，香蕉 味周期＜ 8 周
尼扎替丁	H2RA	6 ～ 12 个月，5 ～ 10mg/(kg·d)，每日 2 次	15mg/mL
奥美拉唑	PPI	FDA ＜ 1 岁，不适用	N/A
兰索拉唑	PPI	FDA ＜ 1 岁，不适用	N/A
埃索美拉唑	PPI	婴儿安全剂量＞ 1.33mg/(kg·d) （＜ 6 周无研究文献） 12 个月（＜ 20kg)10mg/d 12 个月（＞ 20kg)10 ～ 20mg/d	2.5mg、5mg 和 10mg/ 小 包颗粒周期＜ 8 周
雷贝拉唑	PPI	FDA ＜ 1 岁，不适用	N/A

注：H2RA=Histamine2 受体抗结剂，N/A= 不适用，FDA= 美国食品药物管理局，PPI= 质子泵抑制剂。
* 仅针对出生至 1 周岁范围适用浓度。

特别要述明 GERD 中如下几个特殊疾病。

1. 神经源性胃食管反流

即最多见的唐氏综合征，其增加 GER 的危险性是多因素的，首先这种患儿常有胃肠运动功能减弱，同时也有胃排空，食管廓清功能下降，其次长期仰卧体位，异常吞咽情况，很易导致气道不协调的能力，造成吸入性肺炎。质子泵抑制剂治疗对临床征象及吸入性肺炎有效，也可做胃造瘘术、胃底折叠术等手术方法，减轻缓解此类新生婴儿的GERD。

2. 先天性膈疝

绝大多数伴有严重 GERD，因为 His 角变钝，食管裂孔处右膈肌脚附着支撑力量减弱，故这部分患儿手术修补后随访约有 18% 有 GERD，故需做胃底折叠术，或在修补术中加做此加强抗反流手术。

3. 食管闭锁

食管闭锁是 GERD 患儿的高危疾病，主要原因是小胃腔在宫内即缺少差的食管蠕动减少廓清作用。当食管闭锁手术纠正后往往发生短食管、His 角解剖改变、吞咽问题等，极易导致 GERD，且手术疗效差。许多学者做部分胃底折叠术（如 Thal 术式，Toupet术式）。

第四节 新生儿胎粪吸入综合征

胎粪吸入综合征 (MAS) 是指胎儿在宫内或产时吸入混有胎粪的羊水，导致呼吸道和肺泡机械性阻塞和化学性炎症，生后出现以呼吸窘迫为主，同时伴有其他脏器受损的一组综合征。

一、诊断要点

(1) 多见于足月儿或过期产儿，有宫内窘迫史。

(2) 有出生窒息史。

(3) 羊水中混有胎粪是诊断 MAS 的先决条件，包括：①分娩时可见羊水混胎粪；②患儿皮肤、脐窝和指 (趾) 甲床留有胎粪痕迹；③口、鼻腔吸引物中含有胎粪；④气管内吸引物中见胎粪可确诊。

(4) 生后即有呼吸困难、青紫、前胸隆起，伴有三凹征等呼吸窘迫表现，症状的轻重与吸入羊水的物理性状 (混悬液或块状胎粪等) 有关，少数患儿也可出现呼气性呻吟。早期两肺有鼾音或粗湿啰音，以后出现中、细湿啰音。如呼吸窘迫突然加重和一侧呼吸音明显减弱，应怀疑发生气胸。

(5) X 线胸片可见明显肺气肿，散在斑片状影，重者呈大片状影，系由肺实变及肺不张所致，也有并发气胸者。

(6) 严重 MAS 可并发缺血缺氧性脑病 (HIE)、红细胞增多症、低血糖、低钙血症、多器官功能障碍及肺出血等。

二、治疗要点

(1) 轻症患儿生后头一两天有青紫，呼吸困难，可用鼻导管吸氧，抗生素预防感染。

(2) 若一般吸氧，青紫、呼吸困难不见好转，血气有低氧血症，$PaCO_2$ 在 6.67 ～ 7.98kPa(50 ～ 60mmHg)，可用鼻塞做持续正压呼吸 (CPAP) 治疗，压力最大不超过 0.490kPa(5cmH_2O)，FiO_2 0.6 ～ 0.8。

(3) CPAP 后发绀不见减轻，或 $PaCO_2$ 进行性升高，临床呼吸困难逐渐加重，血气 PaO_2 < 5.32kPa(40mmHg)，$PaCO_2$ > 9.31kPa(70mmHg) 应改用间歇正压通气 (IPPV)。

(4) 用 IPPV 时，若胸片以肺实变、肺不张为主，表现大片状阴影或血气以 PaO_2 降低为主，则吸气压可稍高，达 2.158 ～ 2.648kPa(22 ～ 27cmH_2O)，吸气时间可适当延长，保持呼吸频率在 35 ～ 40 次 /min，吸 / 呼比 1:1 ～ 1:1.2；若胸片以肺气肿为主，或血气以 $PaCO_2$ 增高为主，则吸气压易偏低，在 1.961 ～ 2.452kPa(20 ～ 25cmH_2O)，呼吸频率增至 40 ～ 45 次 /min，吸 / 呼比 1:1.2 ～ 1.5，呼气末正压 PEEP 可为零。

(5) 注意保温，适当限制入水量，监测血糖、血钙，若有异常及时纠正，合并神经症状者注意监测颅内压，防止颅内压增高及脑水肿。

(6) 若无并发症，2～3d 后便可撤离呼吸机。

附合并持续性肺动脉高压诊疗常规

一、诊断要点

(1) 重症 MAS 常伴有新生儿持续性肺动脉高压 (PpH 值 N)。主要表现为严重发绀，发绀程度与肺部体征不平行。严重者可出现休克和心力衰竭。用通常的呼吸机参数条件，氧浓度增高至 0.8 以上，低氧血症仍不缓解。

(2) 有右心室或肺动脉压力增高的体征，如剑突下心脏搏动明显，肺动脉瓣区第二音亢进。

胸骨左缘第 2 肋间可闻及收缩期杂音。

(3) 心电图显示右心室肥大。

(4) 胸片除外大片肺实变和肺不张以及张力性气胸，可见心界扩大。

(5) 发绀也是严重，肺部疾病及青紫型先天性心脏病的主要表现，临床上可做以下实验予以鉴别。

①高氧试验吸入纯氧 15min，如 PaO_2 或经皮氧饱和度 ($TcSO_2$) 较前明显增加，提示存在 PpH 值 N。

②高氧—高通气试验：经气管插管纯氧抱球，以 60～80 次 /min 的频率通气 10～15min，若 PaO_2 较通气前升高＞30mmHg(4.0kPa) 或 $TcSO_2$ 升高＞8％，提示存在 PpH 值 N。

③动脉导管前、后血氧分压差测定动脉导管前 (右桡或颞动脉) 和动脉导管后 (脐或下肢动脉) 的 PaO_2 或 $TcSO_2$，如 SO_2 差值＞15mmHg(2.0kPa) 或 $TcSO_2$ 差值＞10％，表明存在动脉导管水平分流的 PpH 值 N，但卵圆孔水平分流的 PpH 值 N 则无明显差异。必要时做超声心动检查，除外先天性心脏病。

二、治疗要点

(1) 病因治疗。

(2) 碱化血液：将呼吸频率增至 60 次 /min 以上，维持 pH 值值 7.45～7.55，$PaCO_2$ 30～35mmHg，$PaO_2$80～100mmHg 或 Tc－$SO_2$95％～98％。以上呼吸机参数仍无效，$PaCO_2$＞9.31kPa(70mmHg)，改用高度通气治疗，将呼吸频率增至 100～150 次 /min(吸气时间为 0.2～0.3s)，其他参数条件不变。静脉应用碳酸氢钠对降低肺动脉压可能有一定疗效。

(3) 同时用酚妥拉明静脉注射，首次突击量 1～2mg/kg，20min 内注入，以后维持量为 1mg/(kg·h)，静脉滴注，可连用 6～10h，若血压降低加用多巴胺。

(4) 以上治疗持续 3～4h 病情仍无好转，则预后不良，合并肺动脉高压的病死率约为 50％。

第五节　新生儿呼吸窘迫综合征

本病又称肺透明膜病 (HMD)，多见于早产儿，由于肺发育不成熟，产生或释放肺泡表面活性物质不足，引起广泛的肺泡萎陷和肺顺应性降低，临床表现为进行性呼吸困难。

一、诊断要点

(1) 本病多见于早产儿，尤其是胎龄为 32 周以下的极低体重儿。糖尿病母亲婴儿、剖宫产、双胎的第 2 婴、男婴、母亲产道流血和有宫内窘迫者，RDS 的发生率均较高。

(2) 多数生后情况尚可，不久或几个小时后出现进行性呼吸困难，呼吸窘迫呈进行性加重是本病的特点。如出生 12h 后出现呼吸窘迫，一般不考虑本病。主要表现呼吸增快、青紫、胸廓吸气性凹陷和呼气性呻吟，早期双肺呼吸音减弱，听诊呼吸音减低，可闻及细湿啰音。

(3) 所有疑似病例在辅助呼吸治疗前，均应常规检查血气和摄片，以确定诊断。X 线胸片表现较特异，对 RDS 诊断非常重要。①毛玻璃样改变：两肺呈普遍性透过度降低，可见弥漫性均匀一致的细颗粒 (肺泡不张) 网状影。见于 RDS 初期或轻型病例。②支气管充气征：在普遍性肺泡不张 (白色) 的背影下，呈树枝状充气的支气管 (黑色) 清晰显示。RDS 中、晚期或较重病例多见。③白肺 (whitelung)：整个肺野呈白色，肺肝界及肺心界均消失。见于严重 RDS，动态拍摄 X 线胸片有助于诊断及治疗效果的评估。

二、治疗要点

(1) 注意保温，保证液体和营养供应。第 1 天用 5% 或 10% 葡萄糖液 65 ~ 75mL/(kg·d)，以后逐渐增加到 120 ~ 150mL/(kg·d)，并补充电解质。

(2) 为预防感染可用氨苄青霉素 100mg/(kg·d)，分两次静脉注射。根据肺内继发感染的病原菌 (细菌培养和药敏) 应用相应抗生素治疗。

(3) 在未经摄片确诊前，根据发绀程度选用鼻导管、面罩或头罩吸氧，因早产儿易发生氧中毒，故以维持 $PaO_2 50 ~ 70mmHg(6.7 ~ 9.3kPa)$ 和 $TcSO_2 87\% ~ 92\%$ 为宜。

(4) 上呼吸机时应有 $TcPO_2$(或 SaO_2) 和血压监护，若血压偏低或有血容量不足，应补充血容量和加用多巴胺 5 ~ 10g/(kg·min)，补充血容量可用血浆每次 5 ~ 10mL/kg。

(5) 上呼吸机时间：一般重症为 72h，若有并发症则需要更长时间。

(6) 在用呼吸机的头 3d，每天至少摄 1 张胸片，做血气 3 ~ 4 次，气管导管应固定牢靠，注意在胸片上观察气管插管的位置，防止插入过深。

(7) 在用呼吸机过程中，若病情突然恶化，在除外呼吸机的故障后，应注意检查气管导管有无脱出或阻塞，有无气胸，是否合并肺炎或肺出血，应迅速寻找并解决病因，决不允许低氧血症持续 30min 以上。

(8) 在用呼吸机的第 3、4 天，病转好后又突然恶化，心前区听到明显杂音，心率增快至 160/min 左右，应考虑合并动脉导管开放，可鼻饲吲哚美辛每次 0.2mg/kg，每 8 小时 1 次，共 3 次，用来关闭动脉导管，同时可用毛花苷 C 及呋噻米，减慢心率。

(9) 撤离呼吸机的时机：①出生 72h 以后；② PIP15 ～ 18cmH$_2$O，PEEP0.196 ～ 0.294kPa(2 ～ 3cmH$_2$O)，FiO$_2$ ≤ 0.4，RR ≤ 10 次 /min，血气仍保持正常；③自主呼吸明显，无三凹征；④胸片显示肺泡已扩张，无明显肺炎表现。

(10) PS 替代疗法：可明显降低 RDS 病死率及气胸发生率，同时可改善肺顺应性和通换气功能，降低呼吸机参数。PS 目前已常规用于预防或治疗 RDS，一旦确诊应尽早使用。使用方法：经气管插管分别取仰卧位、右侧卧位、左侧卧位和再仰卧位，各 1/4 量注入气道内，每次注入后应用复苏囊加压通气 1 ～ 2min。

第六节　新生儿颅内出血

新生儿颅内出血是指新生儿在分娩过程中，由于缺氧或产伤引起的颅腔内出血。临床上以窒息，中枢神经兴奋或抑制相继出现为特征。是新生儿发病率较高的疾病。

一、病因

新生儿尤其是早产儿生后 1 周内凝血功能尚不健全，血管壁脆弱，在有窒息，分娩损伤等情况下易发生血管破裂出血。极少数可因出血性疾病或颅内先天性血管畸形所致。

(一)缺氧

任何原因所致胎盘循环障碍，使胎儿在宫内或产程中发生缺氧均可引起颅内出血。常见的有前置胎盘、胎盘早期剥离、产程过长、脐带脱垂、脐带绕颈，或产妇患有心力衰竭、严重贫血、妊娠高血压综合征等。若在分娩过程中用吗啡类药物，可抑制呼吸中枢，脑组织在缺氧时发生充血、水肿，血管壁通透性增加而引起渗血或点状出血。出血部位多在脑室管膜下、蛛网膜下腔、脑室内或脑实质中。此种情况以早产儿多见。

(二)损伤

由于分娩损伤使颅内血管破裂，多见于急产、头盆不称、胎位异常、高位产钳或负压吸引助产等。其出血部位多在顶部硬脑膜下或小脑幕附近。此种情况多见于足月儿。

临床上两种出血的原因可同时存在，出血也不一定局限于某处。

二、临床表现

临床表现复杂，可因出血量、出血部位、出血时间的快慢而不同。症状的出现可自出生后数小时至 1 周左右。多数出生时有窒息，继之是以兴奋和抑制相继出现为特征。其表现常不典型，早期可出现兴奋状态，如烦躁不安、突然高声尖叫（脑性尖叫）、呕吐、局部或全身痉挛（为阵发性或强直性）。有的可有前囟隆起，颈强直，腱反射亢进，也可出现呼吸障碍、阵发性青紫。若病情较重出现抑制症状，也有一开始即呈抑制状而无其他临床表现。体格检查时发现面色苍白、呼吸变慢、心音微弱、四肢厥冷、拥抱反射及觅食反射消失。甚至在昏迷中死亡。

由于出血部位不同，临床表现也不一。

（一）硬膜下出血

小脑幕上出血先表现为激惹、脑性尖叫、两眼凝视、惊厥等兴奋症状；若病情进一步发展，可出现抑制状态。小脑幕下出血，因积血压迫延髓，症状较严重，可致呼吸不规则、阵发呼吸暂停和肌张力低下。

（二）脑室内出血

发病以早产儿多见，有宫内窘迫出生时窒息的病史，症状多在生后 24～48 小时出现。病儿病情迅速恶化，在数分钟或数小时内进入昏迷，全身抽动，呼吸不规则，前囟饱满，出现贫血、血压不升。脑脊液呈血性。

（三）蛛网膜下腔出血

因出血量多少而症状不同：①出血量少者可无症状，易被漏诊；②出血量多者，常见于出血的第 2 天开始出现惊厥，可伴有颅内压增高症状。脑脊液呈血性。

（四）脑实质出血

其症状根据出血部位和出血量而轻重不一，小脑实质出血者可因压迫延髓，出现呼吸暂停、心率减慢等。

三、诊断与鉴别诊断

本病早期缺乏特有的症状，应详细询问病史、生产史并密切观察病情，以做到早期诊断及时治疗。若蛛网膜下腔出血及脑室内出血，则脑脊液中出现较多的皱缩红细胞有助诊断，但脑脊液正常亦不能排除本病。如全身情况欠佳或有呼吸障碍等则不宜做腰穿。疑有硬膜下出血者可作硬脑膜下穿刺，既有助于诊断又能起治疗作用。头颅超声波检查、同位素脑部扫描与电子计算机 X 线体层摄影 (CT)，都有助于颅内出血的诊断。

本病需与下列疾病鉴别：

（一）新生儿脑膜炎

虽有颅内压增高症状，但发病较晚，感染中毒症状明显，血象中白细胞增高，脑脊液有炎性变化。

(二)新生儿肺炎

初起时只表现呼吸增快、反应差、嗜睡、拒奶等，须与颅内出血鉴别，但肺炎时呼吸系统症状和体征较多见，而神经系统症状和体征较少，且无产伤史。X 线片有助于鉴别。颅内出血也可合并肺炎，须加注意。

(三)新生儿败血症

早期也缺乏特异性表现，仅有拒奶、反应差，但可有明显的感染史或感染病灶，常同时伴有黄疸、血象白细胞增高、血培养阳性等皆有助于鉴别。

(四)新生儿脑水肿

部分患儿由于分娩过程中，子宫强烈收缩，使胎儿脑血循环暂时紊乱，可致脑水肿，临床表现类似颅内出血症状，但一般较轻，1～2 天后即可恢复，无后遗症。

四、预防

(1) 做好孕妇保健工作，预防早产、难产、急产。

(2) 提高助产技术，积极防治各种原因引起的缺氧及产伤，分娩过程中不应滥用催产剂及中枢抑制药。

(3) 对早产、难产、手术产或曾有窒息的新生儿应特别注意护理，并肌注维生素 K_1 3 天。

五、预后

出血量少者大多可痊愈，出血量多者预后较差。严重者可在产程中死亡，即使活产也易在出生后 3 天内呼吸衰竭而死亡，部分病儿痊愈后，也可有脑性瘫痪、癫痫、智力发育不全、脑积水等后遗症。

六、治疗

(一)一般治疗

尽量使病儿安静，少搬动，医疗护理宜轻巧迅速，抬高头肩部，侧卧位，哺乳时间推迟至一般情况好转后开始，喂时不要抱起病儿，必要时可用滴管或管饲喂养。呕吐重者可静脉滴注葡萄糖液。保持呼吸道通畅，必要时给氧，并注意保暖。

(二)控制出血

可用维生素 K1 5mg 肌肉注射，每天 1 次，连用 3～5 天。维生素 C 可改善血管壁通透性，每天 100～300mg，口服或静脉注射。止血药安络血、酚磺乙胺(止血敏)均可应用，贫血病儿可输少量新鲜全血或血浆。

(三)其他治疗

烦躁不安，惊厥时可用镇静剂，如地西泮每次 0.1～0.3mg/kg；苯巴比妥钠负荷量肌注 10mg/kg，维持量肌注或口服 2.5～4mg/(kg·d)，交替使用，病情好转后渐停药。

颅内压增高明显时可用地塞米松，首次静脉给予 1～2mg，以后每 6 小时给 0.5mg。早期因颅内有持续出血倾向，故脱水剂宜慎用，以免加剧出血。若出现瞳孔两侧大小不等、呼吸不规则等脑疝表现时可用脱水剂。

有呼吸循环衰竭表现时可给苯甲酸咖啡因或尼可刹米等中枢兴奋剂。但应注意，如用量过大，次数过频可使惊厥加剧。

对疑有硬脑膜下血肿者，应作硬脑膜下穿刺术以减轻对脑实质的压迫。10～14 天仍不见好者，应考虑外科手术治疗。

此外，也可配合应用促进脑细胞代谢，改善细胞内缺氧的药物，如细胞色素 C，辅酶 A，三磷酸腺苷等。

第七节　新生儿溶血病

新生儿溶血症是由于母亲体内存在着的，与其胎儿不配合的 IgG 性质的血型抗体引起的同种被动免疫性疾病。凡是以 IgG 性质出现的血型抗体都可引起新生儿溶血症。目前已经发现人类血型抗原有 400 种以上，分为 26 个血型系统和三组血型抗原。引起新生儿溶血症的抗体以 ABO 和 RH 系统的抗体为多见，其他血型则少见。过去未认识本病的病因时，曾称为"胎儿溶血症""胎儿全身性水肿""先天性新生儿贫血""先天性新生儿重症黄疸"或"胎儿有核红细胞增多症"，现今称为"新生儿母子血型不合溶血症"。此病是一种同族免疫性溶血，与遗传有关。以黄疸、贫血、水肿、肝脾肿大为特征，是新生儿期特有的病理性黄疸之一。

一、Rh 血型不合溶血病

Rh 血型系统包括 6 种抗原，C 与 c、D 与 d、E 与 e。其中 D 抗原最早被发现且抗原性最强，故具有 D 抗原时称为 Rh 阳性；缺乏 D 抗原为 Rh 阴性。6 种抗原的抗原性依次为 D＞E＞C＞c＞e，临床以 RhD 溶血病最常见。Rh 阴性的频率在种族中有差别，我国汉族人群中低于 0.5%，而在有些少数民族中约占 5% 以上。Rh 血型不合时，如胎儿为 Rh 阳性（传自父亲）而母为 Rh 阴性，孕晚期或分娩时，Rh 抗原进入母体血液循环，刺激母体发生初发免疫反应，从而产生较弱的 IgM 抗体，因不能通过胎盘，故不产生胎儿溶血。若再次妊娠有 Rh 抗原进入母体时，即发生次发免疫反应，此反应快作用强，且为 IgG 抗体，可经胎盘人胎儿循环，使胎儿红细胞大量溶解，引起溶血症。母亲 Rh(D) 阳性，也可缺乏 Rh 其他抗原，而当胎儿又有该抗原时，仍可发生 Rh 溶血病。

(一)诊断精要

1. 病史

母亲为 Rh 阴性,父亲为 Rh 阳性;既往有流产、死胎,或曾分娩过婴儿有胎儿水肿的孕产史,了解 Rh 阴性母亲既往有无输血或血液制品史。

2. 临床表现

(1) 胎儿水肿:重型患儿出生时全身水肿,苍白,皮肤淤斑,胸腔积液,腹水,心音低,心率快,呼吸困难,肝脾肿大。不少胎儿水肿常为死胎,活产的大多为早产,若不及时治疗常于生后不久死亡。水肿的发生于低蛋白血症及心力衰竭有关。

(2) 黄疸:生后 24h 内 (常在 4 ~ 5h) 出现并迅速加重。于生后 3 ~ 4d 达高峰;血清总胆红素超过 340μmol/L(20mg/dl) 者不少,以间接胆红素升高为主。

(3) 贫血:程度不一,脐带血红蛋白轻度溶血＞ 140g/L;中度溶血＜ 140g/L,重度可＜ 80g/L,且常伴有胎儿水肿。出生后溶血继续进展,贫血程度加重。部分 Rh 溶血病患儿在生后 2 ~ 6 周发生明显贫血 (Hb ＜ 80g/L),称为晚期贫血。

(4) 肝脾肿大:轻者轻度肿大,重者肿大明显。

(5) 胆红素脑病:见于高胆红素血症;表现为嗜睡,哭声小,拒奶,吸吸反射、拥抱反射减弱或消失,肌张力改变,角弓反张,抽搐,发热等。

(6) 出血倾向:见于重者,表现为皮肤淤斑、淤点、颅内出血、肺出血等。

3. 辅助检查

(1) 血常规:红细胞计数、血红蛋白下降,网织红细胞、有核红细胞增多。

(2) 血清胆红素:总胆红素升高,以间接胆红素升高为主。

(3) 血型测定:母婴之间是否存在 Rh 血型不合。

(4) 血型抗体测定:可用溶血病 3 项试验以确诊。

①直接抗人球蛋白试验。阳性,说明婴儿红细胞被血型抗体致敏。

②释放试验。此法较为敏感,并可以了解是哪种 Rh 血型抗体。

③游离抗体检测。阳性结果表示有血型抗体存在,并可了解抗体类型。

(二)治疗精要

抑制溶血,降低血清胆红素,防止胆红素脑病发生,纠正贫血。如出生时胎儿有水肿、贫血、腹水、心功能不全要尽快给予交换输血;若以黄疸为主要表现时可应用光疗、交换输血及某些辅助药物;新生儿晚期的贫血则需输血治疗。

(三)处方选择

1. 丙种球蛋白

0.5 ~ 1g/kg,静脉滴注。因 IgG 可阻断 Pc 受体,抑制溶血过程。

2. 白蛋白

1 ~ 2g/kg/d,静脉滴注,用 2 ~ 3d。用于预防胆红素脑病。

（四）经验指导

(1) 光疗时增加皮肤暴露面积可提高疗效。光源以蓝光最常用。灯管与小儿的距离及灯管寿命均与疗效有一定关系。

(2) 光疗不能阻止溶血。

二、ABO 血型不合溶血病

新生儿母婴血型不合溶血病以 ABO 溶血最多见，主要发生在母为 O 型血，胎儿 A 型或 B 型。

（一）诊断精要

1. 病史

母亲为 O 型血，父亲为 A 型、B 型或 AB 型；既往孕产史有 ABO 溶血患儿等，提示新生儿有发生 ABO 溶血的可能。

2. 临床表现

与 Rh 溶血相比，症状较轻；以黄疸为主要症状，轻者易被忽略为"生理性黄疸"。黄疸出现时间较早（＜24～36h），并较快加深，血清胆红素可达 255μmol/L(15mg/dl) 以上，少数超过 340μmol/L(20mg/dl)，若不及时处理亦可并发胆红素脑病。贫血、肝脾肿大程度均较轻，发生胎儿水肿者更为少见。

3. 辅助检查

(1) 血型测定：确定母、婴 ABO 血型不合。

(2) 血型抗体试验：直接抗人球蛋白试验、抗体释放试验及游离抗体 3 项试验，其中前 2 项试验阳性表明小儿红细胞已致敏，可以确诊，以释放试验阳性率高。若仅游离抗体阳性只能表明小儿体内有抗体，并不一定致敏，故不能作为确诊依据。

(3) 血常规、血清胆红素检查：同 Rh 溶血病。

（二）治疗精要

治疗原则同 Rh 溶血病，重点是降低血清胆红素，防止胆红素脑病。

（三）处方选择

同 Rh 溶血病。

（四）经验指导

同 Rh 溶血病。ABO 溶血病在新生儿后期可出现贫血，需定期检测血常规。

第八节 新生儿出血症

本病系新生儿出生 2～5 天内暂时性凝血障碍而引起的自然出血。新生儿出血症又称新生儿自然出血症、维生素 K 缺乏症，是由于维生素 K 依赖凝血因子显著缺乏所引起的一种自限性疾病，好发于新生儿早期，多表现为消化道出血。目前由于维生素 K_1 的广泛应用已较少发病。维生素 K 缺乏之所以导致出血，是由于某些凝血因子的凝血生物活性直接依赖于维生素 K 的存在。凝血因子 II、VII、IX、X 都需经过羧化过程，谷氨酸残基需羧化为 γ- 谷氨酸，具有更多的 Ca^{2+} 的结合位点，才具有凝血的生物活性，而这一羧化过程需要一种依赖于维生素 K 的羧化酶参加，故这 4 种凝血因子又称维生素 K 依赖因子。缺乏维生素 K，上述 4 种凝血因子仅是无功能的蛋白质，不能参与凝血过程，而容易导致出血。

一、诊断精要

1. 病史特点

母亲产前如使用抗惊厥药 (苯妥英钠、巴比妥盐)、抗凝药 (双香豆素)、利福平、异烟肼等；单纯母乳喂养 (人乳中维生素 K 的含量远远低于牛乳)；长期的饥饿或静脉营养；腹泻、长期应用抗生素 (影响维生素 K 的合成)，肝胆疾病，先天性胆道闭锁 (影响维生素 K 的吸收) 均可以导致维生素 K 缺乏。

2. 临床表现

突然发生出血，注射维生素 K，后几小时内可停止出血，或输注新鲜冰冻血浆或凝血酶原复合物治疗 1～2d 可迅速止血。出血量大，伴有失血性贫血。根据发病时间有以下 3 种类型。

(1) 早期出血：少数患儿于娩出过程或生后 24h 内发生出血，多与母亲产前应用某些药物有关。出血程度轻重不一，从轻微的皮肤出血、脐残端渗血至大量胃肠道出血及致命性颅内出血。

(2) 典型的新生儿出血症：多数于第 2 天或第 3 天发病，可迟至出生后第 6 天发病 (早产儿可迟至 2 周)。多数为人乳喂养儿。表现为脐残端出血、胃肠道出血 (呕血或便血)、皮肤出血，其他如鼻出血、穿刺部位长时间渗血、肺出血、尿血、阴道出血等也可见到。一般为少量或中量出血，个别发生消化道或脐残端大量出血甚至导致失血性休克。颅内出血多见于早产儿，可致命或日后发生脑积水。

(3) 迟发性出血：少数母乳喂养儿出血发生在生后 1～3 个月，病前大多健康，半数患儿有抗生素使用史。此外长期的饥饿或静脉营养亦可导致。该型最常见为颅内出血，其次是皮下、胃肠和黏膜下出血。颅内出血表现为颅内压增高症及意识障碍，以硬脑膜下、蛛网膜下腔及脑实质常见，其次为脑室内。多于夜间突然发作，以颅内高压症及血肿压迫脑组织所致神经定位症状为主。

3. 实验室检查

(1) 凝血功能实验：出血时间及血小板计数正常，凝血酶原时间 (Pr) 及部分凝血活酶时间 (APTF) 延长。

(2) 血常规：血小板正常，血色素、红细胞可有不同程度的下降，血白细胞计数可正常或稍升高。

(3) 维生素 K 依赖因子的定量：半定量实验：①活性因子 II／因子 II 总量比值测定法。是一种测定抗原的方法，正常值≥1。当比率＜1，表示存在无活性凝血酶原，为维生素 K 缺乏。②维生素 K 诱发的蛋白质缺乏 (PIVKA) II 法。采用免疫学方法或电泳法直接测定无活性凝血酶原，阳性即表示维生素 K 缺乏。③维生素 K 测定。使用高效液相层析法直接测定血中维生素 K 含量。

(4) 颅内出血者：做眼底检查证实视乳头水肿、出血，硬脑膜下穿刺呈血性；头颅 B 超、CT、MRI 可确定出血部位、范围。

(5) 脑脊液检查：可区分是颅内出血或中枢感染，但给颅内压较高的患儿做腰穿时要控制脑脊液流出的速度，警惕脑疝发生。

二、治疗精要

立即补充维生素 K_1，补充凝血因子，控制出血，纠正贫血及对症处理。

三、处方选择

(1) 维生素 K_1：5～10mg，静注，或肌注，连用 3～5d。

(2) 若出血不止，可用凝血酶原复合物每次 20U/kg，静注，6h 后可重复 1 次。

(3) 输新鲜冰冻血浆或全血：10～20mL/kg，以补充凝血因子，纠正贫血。

四、经验指导

(1) 应注意与以下疾病鉴别

1) 咽血综合征：生后不久即发生，洗胃后呕吐即止，无凝血机制障碍。可做碱变性试验。

2) 消化性溃疡、胃穿孔早期及坏死性小肠结肠炎：常有原发病史，而无全身凝血机制障碍。

3) 产伤性出血：多发生于先露部位。

(2) 严密监测生命体征，观察血压的变化，随访血色素的变化，警惕出血性休克，避免深静脉穿刺。

(3) 早产儿因肝脏功能不成熟，肝脏合成凝血因子受限，单纯用维生素 K_1 不易止血，往往需要使用凝血酶原复合物或输注新鲜血浆或全血。

(4) 对患儿需长期随访，观察神经系统后遗症的发生。

(5) 预防新生儿出血症的发生，应建立制度，全部活产婴儿生后立即肌注维生素 K_1，剂量早产儿 0.5mg、足月儿 1mg。人工合成的 K_3 和 K_4 有导致溶血和黄疸的危险，不宜使用。建议进行母乳喂养的母亲应口服维生素 K，1 周 2 次，每次 20mg。对经常腹泻、肝炎综合征的小婴儿应预防性注射维生素 K_1。

第九节　新生儿败血症

新生儿败血症的主要感染来源有污染的羊水，包括羊膜早破、产程过长，亦可由于血液循环障碍，致病细菌易透过羊膜而发生感染；出生时经产道感染，如自然分娩或产伤；出生后经脐、皮肤及黏膜感染。因新生儿对化脓性细菌的抵抗力差，表现有皮肤及淋巴组织的屏障功能低，血液补体少，白细胞吞噬力不足，使细菌容易从轻微的局部病灶进入血液；此外，产生特异性抗体的能力不足，又不能从母体获得足够抗体。常见的病原菌有大肠杆菌、葡萄球菌、β-溶血性链球菌等。此外，肺炎双球菌、厌氧菌也可致病。宫内及产道感染以大肠杆菌多见；出生后感染则以葡萄球菌多见。新生儿败血症可同时产生脑膜炎、肝脓肿、肺炎等病灶。临床症状在生后 24 小时内出现者，一般认为是由于产前感染所致。

一、诊断精要

(一)临床表现

1. 早期症状、体征

常不典型，一般表现为反应差、嗜睡、发热或体温不升、不吃、不哭、体重不增等症状。

2. 出现以下表现时应高度怀疑败血症

(1) 黄疸：表现为黄疸迅速加重或退而复现。黄疸有时是败血症的唯一表现。

(2) 肝脾肿大：常为毒血症的表现。出现较晚，一般为轻至中度肿大。

(3) 出血倾向：皮肤黏膜淤点、淤斑或针尖穿刺处渗血不止，消化道出血、肺出血等。

(4) 休克：重症可有微循环障碍；面色苍灰、皮肤呈大理石样花纹，脉搏细速，肌张力降低，尿少或无尿；毛细血管再充盈时间延长(上肢 > 3s，下肢 > 5s)，血压下降。

(5) 其他：呕吐、腹胀、中毒性肠麻痹、呼吸窘迫或暂停、青紫等。出现硬肿症常提示预后不良。

(6) 并发症：肺炎、脑膜炎、坏死性小肠结肠炎、化脓性关节炎和骨髓炎等。

（二）实验室检查

1. 外周血象

白细胞总数 < $5×10^9/L$ 或出生 3d 后 > $20×10^9/L$，杆状核 / 中性粒细胞比例 ≥ 0.20，或出现中毒颗粒或空泡、血小板 < $100×10^9/L$ 有诊断价值。

2. 病原学检查

(1) 细菌培养：①血培养，应在使用抗生素之前做，抽血时必须严格消毒；②脑脊液细菌涂片、培养、尿培养；③其他，可酌情行胃液、外耳道分泌物、咽拭子、皮肤拭子、脐残端等细菌培养，阳性仅证实有细菌定植但不能确立败血症的诊断。

(2) 病原菌抗原检测：①采用对流免疫电泳、酶联免疫吸附试验、乳胶颗粒凝集等方法，用于血、脑脊液和尿中致病菌抗原检测；②基因诊断方法：应用质粒分析、限制性内切酶分析、核酸杂交、聚合酶链式反应等方法，用于鉴别病原菌的生物型和血清型，有利于寻找感染源。

(3) 急相蛋白：C- 反应蛋白 (CRP)、α_1- 酸性糖蛋白、α_1- 抗胰蛋白酶等在急性感染早期即可增加；其中 CRP 反应最灵敏，在感染 6 ~ 8h 内即上升，8 ~ 60h 达高峰，可超过正常值的数百倍，感染控制后可迅速下降。

3. 诊断确诊

有赖于病原菌或病原菌抗原的检出。如血培养有致病菌，或血培养与脑脊液、尿、浆膜腔液为同一病原菌可确诊。如病原学指标阴性，根据病史中有高危因素，临床感染、中毒症状体征，周围血象改变如中性粒细胞增高，CRP 增高及治疗反应等可考虑临床诊断败血症。

二、治疗精要

早期使用抗生素、联合用药、疗程足够；支持治疗；并发症处理。

1. 控制感染。

2. 支持治疗

(1) 保持水、酸碱和电解质平衡。

(2) 保温、保证热卡供给。

(3) 重症者可使用静脉丙种球蛋白，200 ~ 600mg/kg，每天 1 次，根据病情使用 1 ~ 5d。有条件的地方可以进行交换输血，换血量 100 ~ 150mL/kg。

3. 积极控制休克。

三、经验指导

(1) 国内新生儿败血症的病原菌以葡萄球菌最多，其次为大肠埃希菌等肠道细菌，链球菌较少见，还有一部分为各种条件致病菌、厌氧菌。应高度重视细菌培养的重要性，强调在使用抗生素之前做细菌培养，抽血或取样时必须严格消毒和无菌操作，提高阳性率，减少标本污染。

(2) 新生儿败血症，根据发病时间分为早发型和晚发型。

1) 早发型特点：

①出生后 7d 内发病。

②感染发生在出生前或出生时，与围生因素有关，常由母亲垂直传播引起，病原菌以大肠杆菌等 G- 杆菌为主 (尤其是生后 3d 内发病的患儿)。

③常呈暴发性多器官受累，病死率高。

2) 晚发型特点：

①出生后 7d 后发病。

②感染发生在出生时或出生后，病原菌以葡萄球菌、机会致病菌为主。

③常有肺炎或脑膜炎等局灶性感染，病死率较早发型低。

(3) 新生儿败血症的抗生素使用要求，早期使用、联合用药、疗程足够 (血培养阴性，经抗生素治疗后病情好转时应继续治疗 5 ～ 7d；血培养阳性，尽量根据药敏试验选药，疗程至少需要 10 ～ 14d；有并发症者应治疗 3 周以上)，注意药物毒副作用。在病原不明时，目前大多采用三代头孢菌素与耐酶青霉素联用。因新生儿败血症极易合并化脓性脑膜炎，故至少应有 1 种抗生素具有良好的血脑屏障通透性。因目前金黄色葡萄球菌大多对青霉素耐药，故常用耐酶青霉素或万古霉素。大肠埃希菌大多对氨苄西林耐药，故常选用三代头孢菌素。链球菌大多对青霉素和氨苄西林敏感。

氨基苷类抗生素对大肠杆菌等 C- 杆菌及金黄色葡萄球菌均有良好抗菌活性，但由于其明显的耳毒性和肾毒性，因此不推荐在新生儿使用。新生儿肝肾功能尚不成熟，药物代谢及药物动力学与儿童及成人有很大差异，故应严格控制使用剂量，尽量减少药物毒副作用。

第十节　肠旋转不良

肠旋转不良是指在胚胎期肠道以肠系膜上动脉为轴心的旋转运动不完全或异常，使肠管位置发生变异和肠系膜的附着不全而引起肠梗阻。是十二指肠梗阻中的重要类型。发病率约为 5000 个活产儿中 1 个，男性多于女性。55% 的肠旋转不良在生后第 1 周出现症状，75% 在出生后 1 个月内出现症状，90% 小于 1 岁。少数病例可延至婴儿、较大儿童甚至成人发病。年长儿症状不典型，常被延误诊断。先天性膈疝、脐膨出、腹裂等常合并肠旋转不良，因其他腹部疾病剖腹探查时偶然发现肠旋转不良占本畸形的 25% ～ 30%，约有 0.2% 的肠旋转不良终身无症状。

历史上描述小肠的解剖和肠旋转不良的两个最重要人物是 Vaclav Trcitz 和 William Ladd。Treitz 在 1857 年发表了题为"在人类十二指肠的新肌肉上弹性肌腱和其他的一些解剖关系"文章，Treitz 描述了一个含有平滑肌和横纹肌纤维的悬吊肌肉，其来源于右膈角在食管裂孔和十二指肠部位插入腹腔干，随着胃和近端小肠的膨胀而收缩和延伸。现在以他的名字命名为 Treitz 韧带，就是众所周知的中肠近端关键的锚定点，位于十二指肠从腹膜后进入腹腔变为空肠之处。William Ladd 被称为北美小儿外科之父，1936 年 Ladd 发表了经典的肠旋转不良治疗的文章，强调手术要松解跨越、压迫十二指肠的束带，然后将回盲部置于左上腹的重要性，其奠定了肠旋转不良的手术基础，一直沿用至今。1995 年 van der Zee 等首次报道应用腹腔镜成功治疗 1 例新生儿肠旋转不良并肠扭转，2005 年国内李索林等报道腹腔镜成功治疗 5 例新生儿肠旋转不良，其中 4 例伴有中肠扭转。

一、胚胎学

胚胎时期的中肠演变成十二指肠 (胆总管开口以下)、空肠、回肠、盲肠、阑尾和升结肠和横结肠的右半部分，中肠的发育过程大致分为 3 个时期。

第 1 期：胚胎的第 4 ～ 10 周，中肠的生长速度比腹腔快，因此中肠不能容纳在腹腔内而被挤到脐带底部，形成一个生理性脐疝。

第 2 期：胚胎第 10 ～ 12 周时腹腔的生长速度加快，容积增加，中肠以一定顺序回纳入腹腔，先是小肠，最后是盲肠结肠祥。十二指肠以肠系膜上动脉为轴心发生 270° 的逆时针方向旋转，使十二指肠空肠曲从右向左在肠系膜上动脉的后方转至左侧，形成十二指肠悬韧带。回盲部在腹腔外时位于左侧，在回纳入腹腔时亦发生 270° 扭转，使回肠结肠连接部从左向右在肠系膜上动脉的前方转至右上腹。以后再逐渐降至右髂窝。

第 3 期：正常中肠旋转完成后，升结肠系膜与右侧腹壁固定，降结肠系膜与左侧腹壁固定，小肠系膜自十二指肠悬韧带开始，由左上方斜向右髂窝，附着于后腹壁，具有宽阔的小肠系膜根部，完成肠管发育的全部过程。

在中肠扭转和系膜固定的过程中，任何一步发生变化或停顿均可造成一系列的肠旋转不良。

二、病理

(一) 十二指肠受压

由于中肠回纳腹腔后旋转中止，盲升结肠位于幽门部或上腹部胃的下方，从盲肠和升结肠出发的腹膜系带 (Ladd's 带) 跨越十二指肠第二段的前面，并附着于腹壁右后外侧，十二指肠被它压迫而发生不完全性梗阻。

有些病例盲肠旋转正好停留在十二指肠降部的前面，而被腹膜壁层固定，也造成十二指肠受压形成梗阻。

(二) 肠扭转

在肠旋转不良时，整个小肠系膜未能正常地从左上腹到右下腹宽广地附着于后腹壁；相反它仅在肠系膜上动脉根部附近有很狭窄的附着。这种情况下，小肠易环绕肠系膜根部发生扭转。有时盲肠与升结肠非常游离，也可与小肠一起发生扭转，即中肠扭转，扭转多是顺时针方向的。扭转的结果是肠管在十二指肠空肠连接处和右结肠某处区折成角而产生梗阻，扭转时间长或扭转角度大，可造成肠系膜上动脉闭塞，使整个中肠发生梗死性缺血性坏死。

（三）空肠上段膜状组织压迫和屈曲

有些病例的十二指肠袢停留于肠系膜上动脉的前方而不进行旋转，则成为腹膜后器官。在这种情况下，空肠第一段多被腹膜系带所牵缠，有许多膜状组织压迫，并使它屈曲成角而形成不完全梗阻。

在肠旋转不良病例中，以上三种病理改变最常见，一般均有十二指肠被 Ladd's 压迫发生不完全性梗阻，约 2/3 同时发生肠扭转，也有约 1/3 同时有空肠第一段屈曲和膜状组织牵缠。

（四）少数病例可以有以下病理改变

1. 中肠不旋转

十二指肠空肠袢和盲肠结肠袢围绕肠系膜上血管只发生小于 90° 的逆时针旋转，未再继续完成旋转，十二指肠位于肠系膜血管的右前方，盲肠与结肠位于肠系膜上动脉左侧，十二指肠与升结肠间有粘连带，近端和远端中肠固定点不像不完全旋转那样的狭窄，但是仍然有发生中肠扭转的倾向。

2. 十二指肠空肠袢旋转异常

结合盲肠结肠袢的旋转不同，可以分为 3 个不同类型。

(1) 十二指肠空肠未旋转、盲肠结肠袢旋转正常，十二指肠空肠袢在肠系膜上动脉右侧垂直下降，盲肠结肠袢旋转和固定正常，有异常索带跨越和压迫十二指肠，表现为十二指肠不全性梗阻。

(2) 十二指肠空肠袢反旋转、盲肠结肠袢旋转正常，形成十二指肠旁疝或"右侧结肠系膜疝"：十二指肠空肠袢顺时针旋转至肠系膜上动脉前方，盲肠结肠袢逆时针方向旋转，经过十二指肠和小肠前面，盲结肠及其系膜包裹十二指肠和小肠并向右牵拉。随着盲肠下降和右侧结肠固定于右侧后腹膜而形成"右侧结肠系膜疝"。疝内肠管受压形成肠梗阻，也可发生肠扭转。

(3) 十二指肠空肠袢和盲肠结肠袢均反旋转，简称为中肠反向旋转：中肠以肠系膜上动脉为轴顺时针方向旋转 270°，肠系膜上血管位于横结肠前并压迫横结肠中段，十二指肠空肠袢位于肠系膜血管前。

3. 十二指肠空肠袢旋转正常而盲肠结肠袢旋转异常

(1) 十二指肠空肠袢旋转正常、盲肠结肠袢未旋转，十二指肠空肠袢经肠系膜上动脉并位于其左侧，导致十二指肠、横结肠中段和肠系膜上血管包绕在一起，形成狭窄的蒂柄，以此为轴极易引起中肠扭转。

(2) 右半结肠固定不良和 Ladd's 带压迫十二指肠。十二指肠位置正常,结肠位置亦正常,但结肠肝曲发生 Ladd's 带跨越并压迫十二指肠,固定于右侧后腹膜。

(3) 盲肠未固定,中肠扭转正常,回肠末端、盲肠和升结肠未固定于后腹壁。人群中 10% ～ 20% 有这种异常,临床很少发病。

4. 十二指肠旁疝和其他类型内疝

十二指肠旁疝是先天性内疝中最常见者,发病率约占本病的 1% ～ 9%,左侧旁疝是右侧旁疝的 3 ～ 4 倍。

(1) 十二指肠左侧旁疝:左结肠系膜未完全固定于腹壁,留有间隙,小肠由此间隙进入左结肠系膜后形成。疝囊口在横结肠下开向右侧,疝囊前壁为左结肠系膜,后壁为左侧腰大肌、左肾和输尿管,疝囊口的前缘有左结肠动静脉。

(2) 十二指肠右侧旁疝:右结肠系膜和小肠系膜与后腹壁未完全固定,留有间隙,小肠由此间隙进入右结肠和小肠系膜后形成疝囊口开向左侧,疝囊口前缘有肠系膜上动静脉和回结肠动静脉。

其他尚有盲肠隐窝、十二指肠悬韧带旁隐窝或乙状结肠旁隐窝等,均为肠系膜未完全固定引起,小肠进入后均可引起相应的内疝,导致肠梗阻。

5. 合并畸形

约 70% 的肠旋转不良患儿有合并畸形,常见的并发畸形如下。

(1) 胚胎早期体腔和腹壁发育与肠管发育密切相关,二者发育不良可同时存在,如脐膨出,腹裂、先天性膈疝和 Prune Belly 综合征等,均可并发肠旋转不良。

(2) 消化系统畸形:常见并发畸形有十二指肠、空肠闭锁或狭窄,环状胰腺;另外还有合并先天性肥厚性幽门狭窄、胃食管反流、直肠肛门畸形、先天性巨结肠、胆道闭锁等的报道。

(3) 内脏异位综合征,有先天性心脏病,多脾或无脾症等,常并发肠旋转不良。肠旋转不良也可并发肾盂积水畸形、脊柱骨骼畸形、脊膜膨出等。

三、临床表现

肠旋转不良任何年龄均可发病,临床表现随年龄不同而异。

(一)新生儿肠旋转不良

绝大多数患儿出生后 24 小时内均有胎粪排出,量与性状基本正常或稍少。起初喂奶经过多良好,一般是在第 2 天左右喂养开始后出现呕吐。呕吐为本病最突出的症状,其特点是含有大量胆汁,呕吐物呈碧绿或黄色,每日至少 3 ～ 6 次不等。严重时禁食水情况下仍会继续呕吐。由于十二指肠梗阻为不完全性或间歇性发作,故发病后症状仍可暂时好转,但呕吐很快复发。腹部体征不多。梗阻位于十二指肠第二、三段,故只有胃和十二指肠近端的充气和扩张,由于呕吐频繁,上腹膨隆并不严重。个别病例偶然可以见到上腹部从左到右的胃蠕动波。肛门指诊可有胎便或黄色大便。

一些患儿由于中肠扭转出现绞窄性肠梗阻，呕吐频繁，呕吐物中可含有血性物，亦可排出血性便，腹部呈现弥漫性膨胀、压痛和腹肌紧张，并出现休克症状，如肠管发生扭转坏死及穿孔则腹部红肿发亮并可出现坏死瘀斑，迅速进入感染中毒性休克期，死亡率极高。

(二)婴儿及儿童肠旋转不良

有些婴儿在出生后曾有过呕吐，但其程度不严重，旋即停止，经过几周或几个月后，婴儿又发生含胆汁的呕吐，并可长期间歇性地发作，患儿往往因进食而出现腹痛，食欲不振，消瘦及营养不良。少数患儿可以一直无症状，突然因肠扭转产生剧烈腹痛而来就诊。这些不典型的症状是由于盲肠升结肠的腹膜系带较宽，压迫力量不大，肠系膜附着不全可使小肠发生扭转，扭转度不高，如45°或90°，则可能随着肠的蠕动和体位改变而自动复位，故在扭转发作时出现肠梗阻表现，自动复位后症状消失，如不能复位或扭转加重，则发生急性肠梗阻而需紧急手术治疗，通常中肠扭转超过270°，自行反向旋转复位的可能性极小。

四、诊断

新生儿肠旋转不良的诊断并不十分困难，手术前诊断正确率可达90%左右。凡是新生儿有高位肠梗阻的症状，呕吐物含大量胆汁，曾有正常胎粪排出者，应考虑本病，并做X线腹部平片及腹部B超检查加以证实。对婴儿和儿童病例的诊断相对比较困难，如有间歇性呕吐表现为高位肠梗阻症状者也要想到本病，X线检查对确诊至为重要。

(一)腹部立位平片

当有中肠扭转或Ladd's带压迫造成的急性肠梗阻时，腹立位平片最常见的征象是胃和十二指肠球部扩张，显示"双气泡"征，远端肠管有少量气体或无气。有些病例腹立位平片只见腹部充气肠管少、生理积气减少，或显示正常的肠管充气影而未见明显梗阻。因而仅仅依靠平片不能诊断或除外肠旋转不良和肠扭转，但是通过平片可以确定有无远端肠梗阻或腹腔内有无游离气体。

新生儿肠旋转不良与先天性十二指肠闭锁、狭窄和环状胰腺临床症状非常相似，呕吐均带胆汁，X线腹立位平片上都可见显示上腹部"双气泡"征，如下腹致密无气，可能诊断为十二指肠闭锁；下腹有少量气体者则可能诊断为环状胰腺或十二指肠狭窄或肠旋转不良，Nataraja等报道肠旋转不良并肠扭转时少量气体仅局限在右下腹，结肠无气。

(二)上消化道造影检查 (UGI)

UGI是诊断肠旋转不良和肠扭转的金标准，观察十二指肠空肠连接部 (DII) 的位置是UGI的关键。正常DJJ的位置：前后位应该位于第一腰椎 (L1) 的左侧、与幽门或十二指肠球部同一水平；侧位观察十二指肠降部在腹膜后下行，十二指肠升部在腹膜后降部的前方上升。肠旋转不良时DJJ位置失去正常位置，位于中线的右侧、位置低，小肠位于右侧腹,十二指肠外形异常,十二指肠球部明显扩张,钡剂通过受阻或减慢,当有肠扭转时,十二指肠和近端空肠呈"螺旋状"。Birajdar 等认为新生儿甚至是早产儿可以进行很好的耐受 UGI,新生儿进行这项检查是安全的。

Sizemore 等报道 UGI 诊断的敏感性为 96%。UGI 可出现假阳性或假阴性结果假阳性率可以高达 15%,假阴性率报道为 3% ~ 6%,仔细地检查技术和认识正常的解剖的各种变异是减少误差的关键。如果诊断可疑时,如患儿允许,可以继续追踪观察回盲部的位置,或立即做钡灌肠确定盲肠的位置,从而确定中肠的肠系膜近端和远端附着位置,这有助于确定肠系膜基部的宽度。对于无临床症状的患儿,因其他原因如喂养不耐受和发育不良做 UGI 偶然发现的肠旋转不良,如诊断有疑问,需要重复的 UGI 检查。当 UGI 仍然不清楚,可以做灌肠造影确定盲肠位置,避免过度诊断导致不必要的手术。

(三)钡灌肠

钡灌肠是传统的放射学诊断方法,可以明确显示盲肠的位置,如显示盲肠位置异常,位于上腹部或左侧,对诊断具有重要意义,但是如果盲肠位置正常并不能排除肠旋转不良,20% 的肠旋转不良患儿盲肠位置正常,但存在十二指肠空肠祥旋转异常。

正常者和肠旋转不良者盲肠的位置变异较 DJJ 的位置变异大,80% ~ 87% 手术证实的肠旋转不良手术前检查盲肠位置异常,相比较,94% ~ 97% 术前检查 DJJ 位置异常。因而与 UGI 比较钡灌肠的作用是第二位的,对于不确定的病例可以帮助决定盲肠和结肠的位置。

(四)腹部 B 超检查 (US)

检查肠系膜上静脉 (SMV) 和肠系膜上动脉 (SMA) 的位置及其与十二指肠第三部的关系,是无创的诊断肠旋转不良的重要方法。正常情况下 SMV 位于 SMA 的右侧,当 SMV 与 SMA 的关系逆转 (SMV 位于 SMA 的左侧),应怀疑肠旋转不良。B 超检查的主观性较强,与 B 超医师的诊断技术水平和经验密切相关,因而 US 在肠旋转不良诊断中的作用存在争议,Orzech 等 19 比较了超声 SMA/SMV 关系和 UGI 在儿童的准确性,他们报道 US 诊断的假阳性率为 21%(异常的 US,正常的 UGI),假阴性率 2%(正常的 US,异常的 UGI)。手术中发现假阴性病例肠系膜根部并不很窄,因而肠扭转的危险性低。

当有中肠扭转时,US 诊断作用重大。彩色多普勒可探及漩涡征;小肠和其系膜围绕 SMA 顺时针旋转是诊断肠扭转有价值的征象。Shimanuki 等报道其敏感性为 83% ~ 92%,特异性为 100%。首都医科大学附属北京儿童医院报道的 95 例新生儿十二指肠梗阻,腹部 B 超检查十二指肠梗阻诊断率为 98.73%,其中肠旋转不良的诊断率为 95.65%。因而将超声作为新生儿十二指肠梗阻的首选检查,一旦发现肠扭转则急诊手术而无须做上消化道造影检查。

SMA 与 SMA 的位置关系存在正常变异,二者关系正常并不能完全除外肠旋转不良,在非肠旋转不良者中也有 SMV 与 SMA 位置关系逆转者。Yousefzadeh 等根据胚胎学和解剖学原则提出：US 证实十二指肠第三部 (D3) 位于肠系膜上动脉和主动脉间的腹膜后则可以除外肠旋转不良，而肠旋转不良者 D3 总是位于腹腔内。Menten 等提出通过腹部逐渐加压技术证实 D3 位于肠系膜上动脉的后方，主动脉的前方。

（五）CT 检查

可以显示 D3、DDJ 的位置和 SMA 与 SMV 的关系。根据 Taylor 的研究，通过 CT 显示的 D3 异常位置诊断肠旋转不良的敏感性为 97.3%，特异性 99%。由于 SMA 与 SMV 关系存在正常变异，通过 CT 显示 SMA 与 SMV 异常关系而诊断肠旋转不良的准确性为 76.8%。

（六）MRI 检查

与 CT 相似，肠旋转不良的 MRI 影像学改变包括：近端十二指肠扩张，十二指肠的位于非腹膜后的异常位置，肠管位置异常和 SMV 与 SMA 的关系逆转。MRI 检查避免了接受放射线，但是检查过程长要求患儿完全不动，与上述其他检查相比费用最高。

五、治疗

（一）术前处理

肠旋转不良应急诊手术，中肠扭转造成的绞窄性肠梗阻者应尽短时间 (2～3 小时) 术前准备后立即手术。

手术前准备包括静脉补液，严重者输血浆或成分血，给予广谱抗生素，插入胃管减压，吸出聚积的气体和液体，以利于腹腔手术的暴露和操作。

（二）手术方法

肠旋转不良的手术由 William Ladd 在 1930 年最早应用提出，至今仍被普遍采用，并被称为 Ladd's 术式，主要原则一直没有改变，包括当存在肠扭转时，复位扭转的肠管；松解十二指肠周的异常粘连带；将十二指肠和回盲部彻底分离，使肠系膜扩展；将小肠置于右侧腹，结肠置左侧腹；切除阑尾。

手术可采用右上腹横切口，切开腹膜后仔细观察病理情况，大多数新生儿两种以上主要病变同时存在。

1. 肠扭转复位

首先见到的是肠壁色泽发紫和瘪陷无气、细小如鸡肠的小肠团块，横结肠清晰，速将整个小肠取出腹腔外，即可看到肠系膜根部扭转，因为肠扭转多是顺时针方向的，一般扭转 360°，有时扭转 2～3 圈，有时只有小肠扭转，部分病例游离的盲升结肠也扭曲于肠系膜根部，即整个中肠发生了扭转。要循反时针方向整复到肠系膜根部完全展开 (十二指肠和盲肠平行) 为止，此时可见小肠色泽转为红润，肠腔内开始充气。

2. 松解压迫十二指肠的异常粘连带

肠扭转复位后，可见盲、升结肠位于上腹部，并有一层薄膜从盲、升结肠延伸到右后腹壁，跨越于十二指肠第二段之前，这层膜状组织为腹膜带（也称为 Ladd's 带）用电刀切开这条菲薄无血管的腹膜带，将覆盖在十二指肠上的膜状组织尽可能分离，检查十二指肠空肠连接处附近及空肠第一段有无膜状组织缠盖和屈曲，将其完全切开分离，将十二指肠拉直，同时彻底松解屈氏韧带及近端空肠与系膜根部以及肠袢间的异常粘连，使十二指肠与回盲部彻底分离，肠系膜展开。

3. 切除阑尾

由于回盲部解剖位置的变化，术后根据压痛点位置判断确诊阑尾炎时有一定的困难，故术中常规切除阑尾。考虑到新生儿和小婴儿阑尾在腹腔基础免疫中的重要作用，同时随 B 超诊断技术的广泛普及和推广，非典型性及异位阑尾炎的诊断已无困难，故有学者开始尝试术中保留阑尾。

还纳肠管时，将十二指肠和近端空肠置右侧腹，回盲部和升结肠置左上腹。不要试图将盲、升结肠拉倒右侧正常的解剖位置。手术时应注意探查有无并发十二指肠膜式狭窄及环状胰腺，发现后要做相应处理。

4. 坏死肠管的处理

复位后肠管色泽无改变，有肠坏死者，应将完全坏死无生机的肠管切除，正常肠管端端吻合。对肠管是否坏死不能确定时，将生机可疑的肠管放回腹腔，暂行肠外置术，术后积极抢救，改善全身情况，24 ～ 48 小时后可再手术探查，此时，坏死肠管与正常肠管分界清晰，患儿一般情况转好，可将完全坏死的肠管切除，行肠吻合术。

5. 腹腔镜手术

自 1995 年 Van der Zee 等报道应用腹腔镜成功治疗 1 例肠旋转不良伴急性肠扭转的新生儿患儿以后，不断有这方面的报道。腹腔镜手术依然遵循 Ladd's 术原则。虽然腹腔镜可以用于肠旋转不良的治疗，但是对于新生儿及并发肠扭转者是否应用腹腔镜存在争议。Kalfa 等认为腹腔镜治疗肠扭转不良伴有中肠扭转的手术指征为：患儿呕吐胆汁样液，腹部平软，没有血便，血流动力学稳定，没有肠穿孔，B 超检查没有肠管的血运障碍（严重的肠管局部缺血）。由于新生儿腹腔容积小，手术操作较困难，特别是肠管胀气时操作就更困难，当术中肠管胀气时试图将扭转肠管整体复位较困难，一些作者提出对于扭转的肠管先不处理，集中分离十二指肠，然后顺序分离牵拉小肠，这样扭转的肠管将自然复位。但有时只有将扭转肠管复位后才能暴露十二指肠，由于手术操作困难中转开腹手术率较高。

Catania 等对 2000 ～ 2016 年发表的对比腹腔镜手术和常规开腹手术治疗肠旋转不良的文献进行了系统的回顾和荟萃分析，从 309 篇文献中筛选出符合要求的 9 篇，共 1003 例，其中 744 例 (74%) 行开腹手术，259 例 (26%) 腹腔镜手术。结果腹腔镜手术可疑早期恢复正常喂养，住院时间短，术后并发症少，但术后肠扭转再发率高。Ferrem 等 2017 年报道对肠旋转不良并肠扭转的新生儿进行腹腔镜与开腹手术的比较，认为对于新生儿腹腔镜手术是安全的并不增加手术风险。

（三）术后处理

术后予禁食和胃肠减压，输液，应用抗生素，要注意保温，一般 3～4 天可以开始逐渐经口喂养。

（四）术后并发症

1. 短肠综合征

短肠综合征是肠旋转不良合并肠坏死后肠管切除过多所致。相当一部分患儿需要肠道内或肠道外营养支持，费用高、肝肾损害明显、生活质量相对较低。残肠延长术及扩大术均有助于改善生存状态，小肠移植亦可尝试，但目前技术仍未成熟、效果尚不确切。

2. 肠扭转复发

术后由于肠系膜根部相对游离且与后腹膜附着性差、活动度较大，加之术中松解不彻底，系膜展开不完全，有可能术后再次发生肠管扭转。常规开腹术后虽然肠梗阻常见，但肠扭转复发很少，EI-Gohary 等报道其发生率仅为 0.6%。而腹腔镜术后的发生率高。一般认为腹腔镜手术后肠粘连少因而导致肠管扭转复发。

第三章　头颈部疾病

第一节　脑脊膜膨出

脑脊膜膨出是常见先天性神经系统发育畸形,是胚胎时期神经管闭合过程中发育障碍引起的颅裂或脊椎裂,使脑脊膜从裂隙中膨出形成囊性肿物,可致肢体瘫痪,大小便失禁,脑积水,痴呆或合并其他四肢畸形。

一、病因与分类

本病的病因尚不清楚,致病因素可能与 X 射线,化学毒物,激素,缺氧,压迫子宫、ABO 血型不合,遗传等有关。

根据病理将本病分为四型:

1. 隐性颅裂或脊椎裂

主要是颅骨或椎管闭合不全,骨化障碍,骨质缺损,没有脑脊膜或神经组织膨出,缺损部的软组织正常,临床无明显症状,多在颅骨或脊椎 X 光检查时偶然发现。

2. 脑脊膜膨出

神经管闭合完全,脑组织或脊髓位置正常,脊膜从颅裂或脊柱裂处膨出如囊肿,囊内有脑脊液,囊外有正常皮肤覆盖,或表面皮肤变薄,触诊有紧张感,多位于腰骶部正中线。

3. 脑组织或脊髓膨出

神经管已闭合,有椎弓分裂,脊膜及脑脊髓组织或神经根膨出,内有脑脊液。膨出的腔内有脊髓或神经根存在。病儿多有神经功能障碍或横断性截瘫。

4. 脊髓外翻

脊柱和脊髓完全分裂,椎弓,脊膜、皮肤、肌肉等均缺损,脊髓的中央管裂开暴露于皮肤裂隙之外,呈红色片状肉芽面,肉芽面周围有 3 ～ 5cm 宽的膜状组织,为脊膜,经常有脑脊液渗出,同时合并下身麻痹、大小便失禁及脑积水。

二、临床表现

婴儿出生后即发现颅骨中线或背部正中有囊性肿物,偶有偏离中线,最常见部位是腰部或腰骶部,有时合并脂肪瘤或血管瘤。多数脑脊膜膨出向背部隆起,少数向腹侧隆起。囊性肿物大部分有正常皮肤覆盖,中央有薄的膜性组织或肉芽肿,触之肿物有囊性,挤压肿物或患儿哭闹时肿物有冲击感。肿物基底部可触到骨缺损。

颅裂脑膜膨出时,膨出在生后几个月内逐渐长大,面部畸形起来越明显,膨出体积较大者，皮肤常有红肿，并发感染时，引起化脓性脑膜炎而死亡，膨出的脑组织表现萎缩，坏死。脑膜和脑膨出，常合并脑发育不全，脑性瘫痪，脑积水，脊柱裂，腭裂，颅小畸形，耳郭畸形等。

脊髓脊膜膨出常有不同程度的下肢神经症状，如麻痹及大小便失禁，常伴马尾神经症状如肛门松弛，尿潴留，便秘等。两下肢感觉及运动有障碍、发冷、青紫和水肿，容易发生溃疡。有时常有下垂内翻足或高弓足等畸形，颈部高位的脊髓脊膜膨出，出生后不易成活，神经症状很难看到，胸部截瘫可引起髋部的屈曲，外翻和外展。有时呈内收性痉挛。

脊髓外翻为严重的畸形，病儿出生后即见骶部后中线上呈肉芽创面，中央下陷部为裂开的脊髓中央管，脑脊液不断外渗，局部潮湿伴有下肢麻痹，大小便失禁及脑积水，到目前为止，本病尚无治疗方法，绝大部分在生后1周内死亡。

隐性脊柱裂大部分临床上无症状，仅在体格检查中，X线上发现脊椎不融合，少数有下肢麻痹，大小便失禁或随年龄增长而出现的神经症状。

三、辅助检查

1. X线

脊椎正侧位椎板缺如，椎弓根间距增宽，骨质缺损部位与软组织肿物相连接。

2. 磁共振检查

是目前对神经系统最直观的检查，可发现脊髓，脊神经及脊膜的膨出情况。可发现脊神经本身的病变；椎管内是否有肿物以及粘连脊髓低位或终丝粘连等，可见脊膜膨出内有否脊神经，神经纤维等，横断面可明确脊膜膨出的类型，有否合并脊髓栓系。

3. 直肠肛管侧压及膀胱尿道侧压

对判定病儿尿、便失禁的厚度和术后恢复情况提供客观指标。

4. CT扫描

用适宜的骨窗，可确定颅骨或脊椎缺损的部位并可与皮下血肿、脓肿、血管瘤、上皮囊肿、脂肪瘤等鉴别。

四、诊断

脑脊膜膨出的诊断依据，生后即发现颅骨中线或背部正中有一囊性肿物，大部分有正常皮肤覆盖，中央有极薄的膜，渗透性试验阳性。根据典型的临床表现及体征，结合必要的辅助检查，一般诊断并不困难，但应注意病儿是否有其他并发症及神经系统症状，如有下肢主动活动情况及大小便失禁等。

五、治疗

诊断明确后，应及早手术治疗，只要病儿生后无危及生命的严生畸形及儿科病均可在新生儿期手术。若有明显破溃或感染者，应施行急诊手术，对局部有感染者，可应用抗生素控制，待炎症消退后予以手术治疗，对一些有轻度下肢瘫痪、大小便失禁及脑积水者，也应早期脊膜膨出切除修补术，同时行椎管减压，神经松解和终丝切断，以便促进神经功能的恢复。本节主要介绍脊膜膨出的手术方法。

手术方法：俯卧位，采用以囊颈部为中心的梭形切口，尽量保留足够的基底部正常皮肤、紧贴囊肿表面进行分离，达深筋膜及骨缺损边缘边止。选择较薄，靠近正常颈部、无神经纤维与囊壁粘连部切开，粘连的神经纤维谨慎剥离。在松解神经时，严格经蛛网膜表面进行，操作要避免牵拉。解剖囊颈时，应注意保护后根神经，根动脉或血管网，最好在显微镜下操作。松解椎管内的粘连神经，有明显增粗者，直径大小 2～3cm 应予以切断，解除粘连，有利于神经功能的恢复，在神经松解，终丝切断后，清除椎管内多余的脂肪及结缔组织，将神经组织还纳入椎管内，剪去多余的硬脊膜，用可吸收线修补脊膜，对囊颈较小，仅做贯穿结扎或单纯结扎；对囊颈较大者，修剪后连续缝合，确切止血后，做两侧椎旁筋膜瓣膜翻转重叠覆盖在骨缺损处，在缝合皮肤有张力时，游离皮下予以缝合。

术后预防颅内高压，当有颅内压增高的临床表现时应给予 20% 甘露醇 5mL/kg，如不见好转伴抽搐、昏迷时，应在严格无菌消毒下行前囟门侧脑室穿刺。放液减压，必要时置管留置固定，定时开放，观察头围变化。

六、预后

手术效果与病儿年龄和畸形类型关系密切，早期手术有助于神经症状的恢复。单纯脊膜膨出预后良好，而脊髓脊膜膨出，特别是脂肪瘤者，疗效较差，神经症状恢复情况如下 (见表 3-1)。

表 3-1　脊膜膨出术后神经症状恢复情况

神经症状	例数	痊愈	好转	不佳	优良率 (%)
大便失禁	18	13	2	4	28.94
尿失禁	21	11	6	4	80.98
脑积水	10	8	1	1	90.00
下肢瘫痪	16	4	2	10	37.00

第二节　先天性脑积水

先天性脑积水多见于新生儿及 1 岁以内的婴儿，故又称婴儿脑积水。是由各种原因导致脑脊液在脑室系统内过多积聚常伴有脑室系统扩大，头颅增大，颅内压增高等临床表现，据国内统计发病率为 0.5%。

一、病因与分类

先天性脑积水发病原因较多，一般可分为先天性发育畸形及非发育性两大类。

1. 先天性发育畸形

常见中脑导水管狭窄；小脑扁桃体、延髓及第四脑室疝入椎管；或第四脑室出口的先天性闭塞等引起循环受阻脑脊液积聚，导致脑积水。

2. 非发育性病因

最常见于颅内炎症；新生儿缺氧性脑病有颅内出血；脑膜炎继发颅内粘连，颅内肿瘤等引起的脑脊液循环受阻。其次是各种原因引起的脑脊液分泌过多，脑脊液吸收障碍而引发脑积水。

脑积水分类方法较多，我们临床工作中，最常见按脑积水的发生机制分为两类：

1. 梗阻性脑积水

指各种原因引起的脑脊液循环通路阻塞、回流障碍，脑脊液积聚引发的脑积水。

2. 交通性脑积水

指各种原因所致脑脊液分泌过多或脑脊液吸收障碍引起的脑积水，较梗阻性脑积水少见。

其他分类方法有：按颅内压高低分为高压性脑积水和正常压力下脑积水；按脑积水发生速度分为急性和慢性脑积水；按脑积水的部位分为内脑积水和外脑积水。

二、临床表现

1. 梗阻性脑积水

出生时：头颅大小明显大于正常儿，在生后数周或数月开始，呈进行性头围增大，与全身发育不成比例，同时伴有头下垂，前囟门扩大，张力增高，毛发稀少，颅缝裂开，前额突出，眼球下沉至眼睑下方，呈落日现象，头颅叩诊有破壶音，晚期可出现精神不振，易激惹，抽搐，眼颤，共济失调，严重可出现生长停滞，智力下降，痉挛性脑瘫，去脑强直，痴呆等。

婴儿期：头颅增大虽十分明显，但呕吐等颅内增高症状因随颅缝开大而不明显，常有尖声哭叫，吸吮困难。

儿童期：因骨缝已闭，头颅增大不及婴儿期明显，但颅内压增高明显，头痛、恶心、呕吐等。

2. 交通性脑积水

多以智力改变为主，呈进行性加重，最终发展为痴呆，一般把痴呆、运动障碍，尿失禁等称为本病的三联症。

三、辅助检查

1. 头围测量

正常新生儿头围周径为 33～35cm，当头围明显超出其正常范围或头围生长速度过快时，应高度怀疑本病。

2. 头颅平片

可见头颅增大，颅面大小不相称，颅骨变薄，颅缝分离，前囟后囟扩大或延迟闭合等。

3.CT 扫描及 MRICT 扫描

特别是 MRI 检查有助于脑积水的病因诊断；脑室造影或脑池造影 CT，常能明确诊断是否有梗阻性脑积水。

四、诊断与鉴别诊断

根据生后头围增大，呈进行性加重，与全身发育不成比例，同时伴有颅内高压表现，结合 CT 或 MRI 可以明确诊断，早期脑积水头围测量有一定参考意义。

先天性脑积水应与下列疾病相鉴别：

1. 巨脑症

头颅增大，但无脑积水症、无颅内压增高表现，CT 或 MRI 可明确诊断。

2. 婴儿硬膜下血肿

视神经乳头水肿、前囟饱满，有外伤史，伤后逐渐表现为颅内压增高表现，CT 扫描可明确诊断。

五、治疗

先天性脑积水要求早期治疗。

治疗目的：减少脑室异常扩张，降低对大脑皮质压迫，恢复儿童皮质的正常发育，减少智能障碍。当脑积水长期压迫脑皮质严重萎缩时，即使脑积水治愈，但仍残留智能发育障碍。

手术方法目前可分成三类：

1. 病因治疗

解除造成脑积水的病因，如枕大孔先天性畸形作颅后窝及上颈椎椎板切除减压手术，占位病变切除术等。

2. 减少脑脊液形成

侧脑室脉络切除术和电烙术。

3. 分流手术

包括侧脑室小脑延髓分流术，侧脑室胸腔分流术，侧脑室膀胱分流术，脑室心房分流术，脑室矢状窦分流术。

此外还有药物治疗，用于暂时减少脑脊液分泌或增加机体水分排出，但疗效不确定，不宜长期应用。

六、脑积水分流术后并发症

1. 分流管阻塞

造成引流障碍，临床症状再加重。

2.硬膜下血肿积液脑积水

由于迅速引流使硬脑膜与脑表面间静脉断裂，而形成血肿及脑室内脑脊液治引流管周围间隙流到硬膜下腔所致。

3.脑室内缺血

为分流管损伤所致。

4.腔静脉血栓形成

为脑室－心房分流常见而严重的并发症，常引起腔静脉阻碍及肺栓塞而致死亡。

5.感染

为常见的并发症，是术后死亡的常见原因，致病菌以白色葡萄球菌，金黄色葡萄球菌最常见。

七、预后

作者认为脑积水治疗时，皮层的厚度在 2cm 以上，术后智能多可恢复到正常水平，厚度在 0.5cm 以下，术后智能多不能恢复。分流术后五年内维持良好者为 45～70%，而远期效果不理想，而且并发症、并发症较多，因此，先天性脑积水分流效果并不满意。

第三节　颅骨骨折

一、诊断要点

(1) 有头部外伤史或产伤史，询问暴力性质及方式。

(2) 检查头皮软组织有无伤痕、血肿及裂口。幼儿乒乓球骨折有明显凹陷。

(3) 颅底骨折可出现眼眶周围淤斑，耳道、鼻引流出含有脑脊液性液。后颅凹骨折可出现枕部或乳突部淤血斑及小脑症状。

(4) 幼儿骨缝未闭，骨缝间纤维组织可因外伤变形而发生断裂致颅骨分离，又称哆开性骨折，实际并非颅骨骨折，可沿骨缝触到间隙压痛。

(5) X 线检查：能了解骨折类型，证实诊断。但颅底骨折不一定显示出骨折线。

二、治疗

(1) 线形骨折：一般不需特殊处理。幼儿骨缝分离如无错位可按闭合性脑损伤原则治疗，但应注意观察颅内出血或脑损伤症状。

(2) 粉碎骨折：多为较大儿童。大的骨折应予复位，游离小碎骨片应清除。

(3) 颅底骨折：应按开放性骨折治疗，头高位 15℃ 或 30℃，卧床严禁擤鼻或用力咳嗽。有脑脊液漏者，勿堵塞鼻孔或耳道。一般不做腰椎穿刺，必要时应少放脑脊液。使用抗菌素预防感染。如有颅神经损害予以维生素 B_1、穴位等治疗。

(4) 开放骨折：应急救、包扎、控制休克，进行手术治疗，使用抗菌素。

(5) 凹陷骨折：凹陷极浅 (不到 1 厘米)，或患儿一般情况不允许者外，均争取早作复位。因小儿脑发育相对较快，如不复位可造成局部脑组织受压，影响脑发育，并可形成癫痫病变。在凹入边缘钻孔，伸入骨膜起子，撬起复位即可。

第四节　脑损伤

一、诊断要点

1. 脑震荡

伤后出现暂时性意识障碍，轻者仅神志恍惚，重者可意识丧失。小儿常见伤后暂时发昏及喊叫激惹现象，以后渐清醒。此时可出现轻度休克、缓脉、面色苍白，躁动不安或恶心呕吐，然后又嗜睡数小时，或过夜后清醒而无后遗症状。

较大儿童伤后可有短暂的逆行遗忘，头晕、头痛等症状。神经系统检查正常，仅为中枢神经一时性机能障碍，而无器质性损害征象。

2. 脑挫裂伤

有脑器质性损害。挫伤分裂伤仅为病变程度之不同。伤后可出现意识障碍、嗜睡甚至昏迷。若无脑水肿及脑受压，瞳孔及血压无大变化。严重者可出现单瘫、偏瘫、病理反射或呼吸、循环功能紊乱。脑脊液可为血性，有时出现局限性或全身性癫痫发作。腰椎穿刺检查脑脊液压力增高。

3. 脑干损伤

临床系指中脑、脑桥及延脑因外伤所造成的原发性或继发性损害。轻者可有短暂的意识障碍，重者可立即发生昏迷。瞳孔散大或两侧大小不等。损伤在脑干下段者呈急性或亚急性呼吸循环衰竭。去大脑强直是脑干损伤的重要体征之一。

二、治疗

（一）脑震荡

(1) 卧床休息数日。

(2) 伴有休克者，先治疗休克。

(3) 对症治疗：予以镇静剂 (如溴剂、巴比妥类)、穴位等治疗。

（二）脑挫裂伤及脑干损伤

1. 急救

应分秒必争。在尽量短的时间内完成必要的检查，注意有无其他合并损伤，找出危及生命的主要环节进行抢救。

(1) 如有休克，应首先处理。

(2) 保持呼吸道畅通，以免因缺氧加重脑损害。侧卧，或使头转身一侧，以防呕吐物误吸。必要时给予氧气吸入或行气管切开。

(3) 确定有无急症手术的指征。需要时立即做好准备，如剃发、配血等。

(4) 如有头皮裂伤应消毒后无菌包扎。

2. 一般处理

(1) 密切观察病情变化，注意神志、瞳孔变化，肢体活动等，每小时测血压、脉搏、呼吸一次，详细记录。注意有无急性脑受压症状出现。

(2) 收缩压在 80 ～ 100mmHg 者，应取 15°～ 30° 头高卧床，躁动不安者予以镇静剂。勤翻身防止发生褥疮，必要时放置留尿管。

(3) 昏迷者禁食，病情稳定后鼻饲，注意营养及维生素的补充。严格控制输液量，防止脑水肿加重，注意电解质平衡。

(4) 使用抗菌素预防感染，凡属开放损伤均应及早注射破伤风抗菌毒血清 1500 单位。

3. 药物治疗

(1) 镇静剂：禁用吗啡。

(2) 止血药：使用维生素 K，安络血、仙鹤草素等。也可用六氨基己酸 1 ～ 2 克加于 10% 葡萄糖 50 ～ 100mL 内静滴。或对羧基苄胺 0.1 克加于 10% 葡萄糖溶液 50 ～ 100mL 内静滴。

(3) 呼吸循环兴奋剂：苯甲酸钠咖啡因、可拉明、山梗菜碱注射液等。

(4) 升压药：去甲基肾上腺素等。

(5) 激素：可减轻脑水肿。一般用氢化可的松 1 ～ 2mg/kg/ 次，静脉点滴，每日 2 ～ 3 次。

(6) 细胞色素 C：为细胞呼吸激活剂，可促进脑细胞恢复 (用前应先做皮试)。

(7) 脑活素 5mL 静脉点每日 1 次。

4. 冬眠疗法

可降低脑细胞代谢，增加对缺氧的耐力，有颅骨血肿者禁忌。诱导剂量；氯丙嗪、异丙嗪、哌啶各 1 毫克 / 千克，加于 10% 葡萄糖溶液 100mL 内静滴，于半小时至 1 小时内滴完。维持量：24 小时内维持量为各 4mg/kg，缓慢静滴维持。入眠后物理降温至 34 ～ 35℃。

5. 脱水疗法

20% 甘露醇 1 ～ 2g/(kg· 次) 静推，q4h 或 q8h。

6. 腰椎穿刺

有诊断和治疗意义。放出血性脑脊液可减轻头痛，有颅内血肿及颅压增高者禁忌。

第五节 急性扁桃体炎

本病系腭扁桃体的急性非特；异性炎症。亦称咽峡炎，指狭义的咽峡炎。中医称"乳娥"或"喉蛾"。急性扁桃体炎为小儿极常见的疾病，主要致病菌为溶血性链球菌，其他细菌和病毒也可引起。在疲劳、受冷、受湿等时易发。常属急性传染病，如流感、麻疹、猩红热等临床症状的一部分。1岁以下发病甚少。

一、诊断依据

(一)临床表现

(1) 起病较急，恶寒、高热，体温可达 39 ～ 40℃，头痛，食欲不振，疲乏无力，四肢腰背酸痛。幼儿可有昏睡、抽搐或呕吐。

(2) 咽痛明显，吞咽时加重。可反射性耳部疼痛。

(二)体征

(1) 面色潮红，不愿说话或畏做吞咽动作，有口臭。

(2) 咽部急性充血，以扁桃体及腭弓最为明显。

(3) 扁桃体肿大①卡他型：扁桃体肿大及充血均轻，黏膜完整，无明显渗出物；②隐窝型：扁桃体充血明显，不一定肿大，隐窝口有黄白色渗出物，可连成一片，形成假膜，但不超出扁桃体范围，易擦去；③滤泡型：扁桃体重度红肿，黏膜下可见黄白色点状突起，是淋巴滤泡化脓表现，此型常与隐窝型同时发生。

(三)辅助检查

白细胞总数增加，中性白细胞中度增高。

二、治疗指南

1. 全身用药

体温高可口服 APC；如持续高热，可输液，加用氢化可的松或地塞米松。

抗生素应用，多选用青霉素 40 万单位，2 次 / 日，肌肉注射。

2. 局部用药

复方硼砂溶液或 1∶5000 呋喃西林溶液，含漱 3 次 / 日。

3. 手术治疗

如反复发作内科治疗无效，可手术摘除，其指征：①反复发生扁桃体炎，连续 2 ～ 3 年；②曾患扁桃体周围炎；③扁桃体过于肥大，3 岁左右；④扁桃体良、恶性肿瘤；⑤扁桃体炎引起邻近组织疾病；⑥同时患有其他器官全身性器质性病变；⑦不明原因的低热。

4.单方

①牛膝根捣烂服一小杯，不愈再服；②荆芥、薄荷叶、桔梗、山豆根各 6g，煎服；③朴硝 6g、冰片 0.5g，研末吹入喉中。

第六节　慢性扁桃体炎

一、概述

幼儿扁桃体参与机体的免疫功能，反复感染可形成病灶，并发肾炎、风湿热，过敏性紫癜、银屑病等症。目前手术切除仍不失为一种有效的治疗方法，但应严格掌握指征与时机，无特殊情况最低手术年龄定在 4 岁以上。

二、病因

(1) 感染：有病毒，细菌等，以乙型溶血性链球菌多见，其他有甲链、葡萄球菌等。

(2) 急性扁桃体炎治疗不充分造成反复发作。

(3) 机体抵抗力降低，免疫力反应减弱。

(4) 受外界抗原作用和影响生发中心迅速增多即扁桃体增生过度。

三、诊断

详细询问分析病史，临床表现分为三型：

(1) 单纯型：易患上呼吸道感染，病史一年以上，每年急性发作 4 次以上，每次发作有高热、咽疼、腭扁桃体充血或有脓性分泌和附着。体征为前柱充血 (或瘢痕)，隐窝蓄脓栓或瘢痕，颌下淋巴结呈慢性肿大。

(2) 肥大型：自幼或反复扁桃体炎后张口呼吸、夜寝鼾声，辗转反侧及阻塞性呼吸暂停、大汗等。体征为腭扁桃体肥大，两侧腺体相抵并阻塞口咽部，或腺样体可扪及肥大，硬腭高拱，"腺样体"面容。

(3) 病灶型：全身各脏器疾患的发作与恶化与扁桃体炎发作有明显关系者。如肾炎、肾病、风湿热、哮喘、低热、关节痛、小儿先天性心脏病、迁延性败血性心内膜炎、扁桃体脑综合征，或再障、血小板减少性紫癜，过敏性紫癜等。此外还有中耳炎、鼻窦炎、银屑病、扁桃体周围脓肿等。

四、手术适应证及方法

(1) 凡属上述三型 4 岁以上患者均为手术适应证。

(2) 扁桃体、腺样体极肥大者，最小可掌握在 2 岁以上手术。

(3) 学龄前儿童一般采用全麻下刮除腺样体。

(4) 学龄儿童可在表麻＋局麻下施行扁桃体摘除。

(5) 相对手术禁忌证如血液病、中、轻度心脏并发病等，但可在纠正治疗后处于稳定期再行手术。

(6) 术前血常规检查、凝血象、出凝血时间、血小板计数。

第七节　先天性食管闭锁

一、诊断要点

(1) 凡新生儿有阵发性发绀，口咽部不断有分泌物存留或吐泡沫时，应想到本病的可能。

(2) 初次喂奶之后，上述症状加剧，出现严重发绀及呛咳，以致窒息，吸引之后可暂时好转，但不久又恶化。多合并吸入性肺炎或肺不张。

(3) 与气管有交通者，出现不同程度的腹胀；无气管瘘者腹部平坦。

(4) 疑有本病时，由鼻孔或口内插入 8 号导尿管，如进入受阻或折回即可证实有梗阻。

(5) 注意有无合并其他先天畸形、如肛门直肠畸形，先天性心脏病等。

二、辅助诊断

(1) 碘油造影：由导管注入碘油 0.5 ～ 1 毫升，即可显示闭锁平面之高度，并能鉴别先天性食管闭锁或狭窄。观察气管内是否出造影剂，有助于判断畸形类型。造影后应将碘油吸出，不可使用钡剂。

(2) 胸腹平片可了解胃内是否有气，有无肺炎。如肠管内有气体影像，示有气管瘘存在。

三、鉴别诊断

应与先天性心脏病、肺炎、颅内出血等疾患鉴别。

四、治疗

(1) 食管上端盲端在第二胸椎水平以下，估计吻合后张力不大者，一般情况许可时，应急取一期完成气管食管瘘修补及食管吻合术。

(2) 食管上端盲端高于第二胸椎水平，不能完成一期吻合时，应切断并修补气管食管瘘，行上端食管盲端颈部食管造瘘术及胃造瘘术，日后再行食管重建术。

食管吻合及气管食管瘘切断修补术可进胸腔或背部胸膜外入路完成。经胸腔入路暴露良好，失血量少，手术时间短，但一旦发生吻合口瘘对患儿生命威胁很大。经背部胸膜外入路需切除第 2 ～ 5 肋骨、脊椎横突，失血量大，手术时间长，暴露不好，但如发生吻合口瘘后危险较大。以经胸手术较为实用。

如食管吻合较紧，上端食管短，可作浆肌层切开延长。

第四章 胸腹部疾病

第一节 鸡 胸

鸡胸是胸骨向前方凸起的一种畸形。按照胸骨和肋骨解剖关系畸形范围，分为两型：①Ⅰ型凸胸：胸骨两侧肋软骨呈深凹陷状，胸骨整体向前隆起，剑突指向背部，胸骨的纵切面为直线状或弓形，多在剑突附着部凸起最明显，第4～8肋软骨或与其相接的肋骨前端亦向内弯曲。②Ⅱ型凸胸：胸骨柄、胸骨体上部及上部肋软骨向前方突出，自胸骨体中部到下部向后凹陷，又自胸骨体下部连同剑突向前方，胸骨的纵断面大致呈"Z"字形，在胸骨凹陷部的肋软骨亦向内倾斜凹陷，颇似漏斗状，故此型亦称漏斗胸的亚型。

一、发生率

鸡胸的发生率较漏斗胸少，以男孩多见，男：女为3:1。

二、病因

与遗传因素有关，约1/4伴有家族史。先天性肋软骨过度生长，指使胸骨的中央部向前方突起，同时与肋软骨接合部发生弯曲下凹，膈肌各部位发育异常，剑突上的膈肌牵引力以及胸壁的异常肌肉及剑突之间的异常肌束的牵拉等可能是造成胸骨前凸的原因。

三、临床表现

鸡胸多在学龄期之后才注意到，发生心肺受压症状者较少。严重者出现症状。由于胸骨两侧深沟状凹陷，严重影响肺叶扩张，是造成肺内感染和支气管扩张的原因；若胸骨体前凸，两侧肋骨和肋软骨延长内陷，造成胸腔体积缩小，产生心脏或肺压迫症状，严重者有心肺功能不全的临床表现，易出现疲劳，反复上呼吸道感染、支气管喘息症等。另外值得重视的是由于胸壁的异常形态，容易造成儿童心理障碍。

四、诊断

根据其特殊的体征，诊断并不困难。为进一步确诊了解病情，应行心、肺功能检测。X线检查可进一步了解心、肺胸壁之间的关系。症状减轻但病儿心理影响较明显者，应予以充分的评价。

五、治疗

鸡胸患儿多数症状轻微，若对心理无明显影响，常可加强扩胸锻炼，多可好转或自愈。

有症状或美容需要者，多需手术矫治。手术矫正的方法是切开两侧肋软骨膜，切除一段畸形的软骨，重塑胸廓。有学者采用胸骨压迫器治疗鸡胸，该方法是根据胸骨前凸的情况佩带合适的器具，然后调节微调螺旋杆，使胸骨前凸畸形消失，取得一定疗效。

第二节 漏斗胸

漏斗胸又称为胸骨凹陷畸形，是常见的胸骨畸形。1977 年 Ravitch 报告出生活婴的发生率为 1/300 ～ 1/400，男性较女性多见，男女比例为 4:1。其特征是从胸骨柄开始向下向背侧倾斜，胸骨连同肋骨向内向后凹陷，呈舟状或漏斗状，胸骨体剑突交界处凹陷最深，有时两侧不对称，胸骨向右旋转。

一、病因

漏斗胸的病因学研究目前仍没有定论。漏斗胸可作为某些综合征的一部分，如 Marfan's 综合征，Prune-belly 综合征，Pierre-Robin 综合征等。漏斗胸可单独存在，此类型多见。其病因有如下几种学说：

1. 膈肌中心腱缩短

虽然该学说能直观地解释漏斗胸的形成，但手术中并未发现缩短的中心腱，影像学结果也不支持，与临床表现也不符合，所以该学说的支持者很快减少。

2. 呼吸道梗阻

如果呼吸道存在梗阻，因吸气性呼吸困难而用力吸气，长时间会形成漏斗胸。但多数呼吸道梗阻患儿并没有发生漏斗胸，漏斗胸的患儿也不一定存在呼吸道梗阻，这说明呼吸道梗阻只是形成漏斗胸的一个诱因。

3. 部分前方膈肌肌肉纤维化

Brodkin 于 1953 年提出，但不能解释一些临床表现，只是形成漏斗胸的部分原因。

4. 骨及肋软骨发育障碍

目前虽然未获得漏斗胸患儿肋软骨和胸骨发育不良的直接证据，但也发现肋软骨的生化检测异常，光镜下观察有异常，软骨胶原蛋白氨基酸序列发生了突变。

5. 结缔组织异常

因漏斗胸常合并骨骼肌肉系统的疾病，特别是近来发现漏斗胸患儿皮肤纤维母细胞胶原合成异常，提示漏斗胸患儿存在全身结缔组织疾病的可能。

6. 漏斗胸

有一定的遗传因素 11 ～ 37% 的患儿有家族史。漏斗胸与免疫功能下降有关。漏斗胸是由佝偻病引起的说法不成立。

二、临床表现

由于漏斗胸畸形自出生后逐渐加重，所以在婴儿期可不甚明显。幼小儿自觉症状少，稍大儿童才可能出现呼吸和循环系统的障碍，但畸形较轻者，可无明显症状。多数婴幼儿漏斗胸是无症状的。

呼吸系统的影响是肺活量的减少、残气量增多，反复出现呼吸道感染的症状，尤其是活动时气喘。循环系统的障碍是呼吸困难、脉频、心悸等症状。体征是胸廓畸形，伴有颈前屈，轻度驼背，腹部突出。

特别值得重视的是年长儿由于胸廓畸形而产生的心理障碍，变得性格内向，严重者病儿精神忧郁而导致精神失常。

三、诊断

本症通过外观检查即可诊断。即胸骨肋骨凹陷、腹部前凸、颈肩前倾、驼背、年长儿可有脊柱侧弯。但需对漏斗胸的程度、心肺功能和患儿心理精神状态作出全面评价。

1. 漏斗胸的程度

(1) 漏斗胸的容积 病儿仰卧位，用注入漏斗部位的水量来表示。

(2) 漏斗胸指数 FI=(abc/A.B.C)a：凹陷的纵径；b：凹陷的横径；c：凹陷的深度。A：胸骨的长度；B：胸廓的横径；C：胸骨角至椎体的最短距离。FI $>$ 0.3 为重度；FI $<$ 0.2 为轻度；FI：0.2 $\sim$ 0.3 为中度。

(3) 胸脊间隙胸骨与脊柱的距离 L。L $>$ 7cm 为轻度，L=5 $\sim$ 7cm 为中度，L $<$ 5cm 为重度。

2. 胸部摄片

正位片示肋骨平直，前肋向前下方急剧倾斜下降；侧位片显示胸骨下端明显向后凹陷；脊柱有侧弯，心影向左移位，膈肌位置正常。

3. 肺功能

用力呼气量和最大通气量明显减少。但是小儿不能很好地配合此项检查。

4. EKG

提示心脏移位。

5. CT

更准确地了解畸形的程度。对术前及术后畸形改善情况能清晰显示，并可判断手术效果。

四、治疗

(一) 手术适应证

(1)美容及心理需要胸部外形不正常，患儿有消极自卑心理，一般应在学龄前予以纠正。

(2) 有呼吸功能不全、活动受限和反复呼吸道感染者。

(3) 漏斗胸合并其他心脏畸形，可同时矫正。

(4) 手术时间 1～2 岁有明显畸形者，即可手术矫正。最佳手术年龄为 2～5 岁，此时畸形局限在肋软骨，肋骨受累较小，且尚未形成继发性脊柱侧弯。

(5) 手术治疗的指征一般为：FI＞0.25；漏斗胸凹陷深度＞2cm；或置水容量 20mL 以上。

（二）手术治疗的目的

(1) 矫正畸形，预防畸形所致的心理障碍。

(2) 矫正畸形纠正已有的症状或预防症状的发展。

（三）治疗方法

漏斗胸的治疗方法较多，过去使用的胸骨翻转法因损伤过大已不被大多数儿外科医师所采用。目前国际上被多数学者采用的是 Ravitch 手术，近年来随着技术设备的不断改进，漏斗胸的手术治疗更趋向于微创手术，其中典型的代表是 Nuss 手术。

1. Ravitch 手术

1949 年由 Ravitch 报告，取前胸纵形切口（男）或横形切口（女），切开皮肤和皮下后，胸骨前中线切开深达骨膜，两侧胸大肌向外侧翻转，以暴露全部肋骨，腹直肌及肋弓处腹肌切断并转移，术后再修复原形；行肋软骨切除，保留骨膜，完整修复缝合骨膜；胸骨后钝性推开两侧壁层胸膜，第二、三肋软骨无畸形时予以斜行切开；胸骨截骨，修剪胸骨，年长儿或 Marfan 氏综合征者，常须在胸骨下置 Kirschner 针；纵隔胸骨后置引流管。这样使胸骨及前胸壁上举抬高纠正畸形。该手术的优点是：效果可靠，一般矫形效果满意。缺点是：手术创伤较大，皮肤切口较长；手术后有气胸、血胸、感染、支架断针、术后前胸不平整，复发等并发症。

2. Nuss 手术

Nuss 手术是微创治疗漏斗胸的方法之一。1998 年由 DonaldNuss 首先报告。是不切除也不切断肋软骨，通过植入强力金属棒来支撑凹陷的胸壁达到矫形的目的。该手术要点是：术前根据患儿胸廓选择恰当弧度的金属棒，术前两天应用抗生素，全麻肌松下手术。两侧胸壁切口，选择好肋间隙，进入 30cm 长的 Kelly 弯钳，通过胸骨后至对侧，并适当扩大隧道，经导引带导入 1.5cm 宽 2cm 厚的金属棒，此时金属棒的弧度凹面向前，待调整好位置，注意考虑到胸骨的压力，适当再调整金属棒于矫枉过正位。应用持握器将金属棒翻转 180 度，使其凸面向前，从而将凹陷的胸骨支撑到达前胸满意的位置。必要时用同样的方法放置第二金属棒。牢固固定金属棒的两端，如果不稳定，可增加 2～4cm 的横行棒连接固定两根金属棒。手术后终末正压通气，消除气胸，逐层缝合切口，术后确定无气胸，手术后应用镇静剂以防脱棒。逐渐活动，两年后全麻下取出金属棒。Nuss 手术报告以来，有许多作者报告了应用该手术治疗漏斗胸的经验，其适应证和禁忌证尚需进一步探讨，据报告对称性或合并扁平胸的漏斗胸应用 Nuss 手术效果较好。手术后脱棒、复发、气胸、并发症均有报告。与传统 Ravitch 手术效果的比较，尚需更多的临床验证。

第三节　食管裂孔疝

食管裂孔疝是一种先天性发育异常。主要病理为膈食管裂孔扩大，环绕食管之膈肌脚薄弱，致使腹段食管、贲门和胃底随腹内压增高经宽大的裂孔而进入纵隔，从而导致不同的临床症状。

一、病因与病理

本病并不少见，随检测技术的提高，使本病的确诊率逐年上升。由于先天遗传和环境因素，使食管周围韧带、组织结构的弹性减退，左右膈肌角肌纤维发育障碍，失去正常的钳夹作用。膈肌裂孔开大，特别是膈食管韧带与食管周围失去紧密接触的关系，而变为松弛，腹腔食管失去控制变成无稳定性。当膈肌运动时，腹腔食管由于活动性强，可向上突入胸腔形成疝。食管和胃小弯的纵轴所成的夹角称之 His 角，正常呈 30 ~ 50° 锐角。此角的形成是由于胃肌层表面有一层强壮的悬带，又称胃悬带，它从胃小弯远端沿胃小弯上升到贲门，在贲门前分裂包绕贲门的前后面，在胃底和贲门间的贲门切迹处会合。

临床上根据食管裂孔开大的不同程度及食管胃疝入胸腔的多少，分为滑动性疝，食管旁疝和混合性疝。

滑动性食管裂孔疝是指膈食管韧带、膈肌角、胃悬带发育不良变得松弛，食管裂孔开大，腹腔食管、贲门和胃底当卧位时或腹内压增加时，依次疝入膈上。当腹内压减低或胃空虚直立时，食管贲门位置正常。His 角变钝，腹腔内食管变短，食管下端括约肌失去括约功能等原因，多伴有胃食管返流 (GER)。食管黏膜受胃酸刺激，可产生食管黏膜的充血炎症反应，甚至发生溃疡出血；严重者形成食管炎及周围炎，最终使食管纤维化，导致疤痕性狭窄。有时返流物进入气管造成误吸，反复出现呼吸道感染，新生儿甚至造成窒息死亡。

食管旁疝是指胃大弯与部分胃体沿贲门及幽门长轴方向突向食管后方，以达膈上，形成胃经食管裂孔的疝。因贲门位于膈下，His 角不变，腹腔段食管保持一定的长度，因此没有胃食管返流现象。

食管裂孔明显开大，贲门、胃底可以在食管裂孔上下滑动，同时胃底疝入胸腔，并可发生胃扭转达胸腔，临床上称之为巨大疝。

二、临床表现

部分小型的滑动性疝可无临床症状。但因多发生在婴幼儿，临床表现多样化，儿科医生应重视本症。

1. 呕吐

呕吐是最常见的症状，约占 80～90% 以上，可发生在生后一周。常以平卧和夜间为重，有时轻微呈现溢奶状，严重者呈喷射状，可为胃内容物，可伴有胆汁，甚至出现呕血。

2. 呕血、便血

呕吐严重者除呕吐咖啡样物外还出现呕血，便柏油样和黑便。可导致贫血、生长发育受影响。

3. 咳嗽、气喘等呼吸道感染症状

由于 GER 往往造成误吸，结果反复出现上呼吸道感染症状。可反复发作不能治愈。

4. 吞咽困难、滑动性疝食管炎

逐渐加重，炎症已侵及肌层，使食管下端纤维化，结果造成短食管，贲门胃底疝入胸腔，且出现食管狭窄。早期抗炎治疗可好转，晚期不能进食，呕吐白色黏液，为食管重度狭窄表现。

5. 食管旁疝

由于胃排空不良造成潴留性胃炎、溃疡、出血。胃扭转过久发生嵌顿，出现梗阻症状，胸骨后疼痛、胸闷、呼吸急促以至严重胃坏死的症状。

6. 食管裂孔疝

反复有症状者多表现为营养状况差，贫血貌、甚至上腹部腹膜炎表现。

三、诊断

在了解食管裂孔疝的病因病理及临床表现后，凡有频繁呕吐并影响生长发育的病儿都应想到本症。进一步确定诊断需做以上辅助检查。

1. X 线检查

X 线检查是主要的手段。可全面了解食管和胃的形状、位置，食管裂孔大小、胃蠕动改变等。

2. 胃镜

对其食管和胃的病理改变及轻重有重要意义。可直接观察食管黏膜的外观、充血、水肿、糜烂、出血、狭窄等。还能观察贲门胃的情况。

3. ^{99}m-Tc 核素扫描

可确定食管裂孔疝的类型，还可以准确地 GER 的程度。

4. 24 小时 pH 值动态监测

对判定 GER 及是否有碱性返流，对术式的选择及预后判断有十分重要意义。

5. 食管测压

食管测压是诊断食管裂孔疝合并 GER 的一个客观指标。

四、治疗

婴幼儿滑动性食管裂孔疝可随患儿的生长发育好转，故可采用保守治疗：应保持立位、稠厚饮食。

对非手术治疗无效的滑动性疝或其他类型的应采用手术治疗。

对术前经检测无 GER 者可单纯行裂孔修补术。对存在 GER 者应同时行抗返流手术。常用的手术术式有 Nissen、Belsey、Hills。应用腹腔镜手术治疗食管裂孔疝伴有或不伴有 GER 已有了成熟经验，已取得满意的效果。胸腹裂孔疝又称为先天性后外侧膈疝 (CDH)。由于疝孔相当于胚胎期的 Boch-dalek 孔，故也称 Boch-dalek 疝。

(一) 病因及病理

胸腹裂孔疝是在膈肌形成过程中后外侧胸腹膜未能愈合，形成缺陷。一般认为是遗传因素和环境因素的相互作用的结果。

膈肌缺陷的裂口大小不一，形状近似三角形。三角形的尖端指膈中央，三角形底在胸侧壁肋缘处。小者仅有 1 厘米，大者可占整个半侧膈肌缺损。缺损的膈肌一般都有光滑的边缘，而且边缘增厚，用手触摸有光滑的棱状感，但有时由于膈肌缺损过大，后缘很狭小或完全缺失，这就给膈肌修补带来困难，术后容易复发。

左侧胸腹裂孔疝多见，占 90%。男女比例为 2:3。其中 25% 合并其他先天性异常，如先天性心脏病，肠旋转不良。右侧者被肝脏填充。多数胸腹裂孔疝没有疝囊，占 85～90%。有疝囊者对肺发育异常影响小，症状发生晚，预后好。左侧的胸腹裂孔疝进入胸腔的内容物主要是小肠，其次是胃、结肠和脾脏。

肺发育不良是胸腹裂孔疝的主要病理改变。由于腹腔内容物进入胸腔，使患侧肺在胚胎 10 周时就受压，导致患侧肺发育成熟障碍，并可波及对侧肺发育障碍。发育障碍的肺外观呈萎缩状，体积小，重量轻，肺动脉也发育异常，与术后肺动脉高压、呼吸困难、严重的呼吸窘迫有关。

(二) 临床表现

先天性胸腹裂孔疝的临床表现有呼吸道和消化道症状，但临床表现主要是呼吸道症状。出生后的血液氧合，气体交换完全依靠患儿自己的肺脏，由于腹腔脏器的压迫，肺萎缩并发育不良，同时纵隔向健侧移位，也压迫了健侧肺脏，就可以产生明显的换气不足。表现为生后青紫，呼吸困难，二氧化碳分压 ($PaCO_2$) 升高，动脉氧分压 (PaO_2) 明显降低。缺氧和二氧化碳在体内滞留的结果，反射性的增加呼吸频率，开始发生呼吸性酸中毒，以后出现代谢性或混合型酸中毒。新生儿期病情进展迅速，危险性大，死亡率高。

1. 新生儿期

①呼吸系统症状：严重者出生数小时内即出现呼吸急促，并有明显的青紫，发作往

往是阵发性，即在哭闹、吸奶和变动体位时加重。哭闹时呼吸更为用力，患侧胸腔产生更大负压，将使更多胸腔脏器纳入胸腔，造成呼吸极度困难，吃奶后有更多的液体、气体进入消化道，更加重了呼吸窘迫，不及时和不恰当的处理可发生死亡。生后 48 小时反复发生呼吸危象者，预后更为恶劣。②消化系统症状：呕吐较少见，伴有肠旋转不良或突入胸腔的肠段发生嵌闭时才发生。③体征：患侧胸部呼吸运动减低，心尖搏动移向对侧；胸壁叩诊呈浊音时疝入胸腔内容物为肝、脾或胃肠内液体较多；胸壁叩诊为鼓音，则疝入胸腔内容物为胃肠气体较多。有时胸部闻及肠鸣音。由于较多腹腔脏器疝入胸腔，腹腔几乎空虚，可出现舟状腹。

2. 年长儿和幼儿期

许多病儿新生儿期症状不明显，与膈肌缺较小，腹腔内容物疝入胸腔较少，肺发育尚可有关。多数小儿有反复呼吸道感染史，常有咳嗽、发热、气喘，偶有呼吸困难。另外有些病儿平时没有明显的临床症状，特别是右侧胸腔裂孔疝，肝脏充填缺损的膈肌裂孔，肠管很难疝入胸腔，故无症状。仅在体检或胸部 X 线摄片时偶尔发现。消化系统症状可有呕吐、食欲不振，较大儿童可述模糊的胸痛或腹痛。检查时见患侧胸腔饱满，呼吸运动减弱，心尖搏动移向健侧，肋间隙增大，其胸部变形成桶状。叩诊为浊音或鼓音，听诊患侧肺下野呼吸音减弱，可闻及肠鸣音。

（三）诊断

胸腹裂孔疝由于膈肌缺损的大小不一，临床症状出现之早晚有很大差异。新生儿期，特别是生后 24 小时之内出现急性呼吸窘迫和青紫，喂奶呕吐，呛咳等症状重，病情凶险，变化快，死亡率高。幼儿和儿童临床症状和体征是反复出现咳嗽、气促、随体位变动有呼吸困难。进饮食后呕吐、呛咳、呕血或黑便，营养发育受限均应高度怀疑本病。检查时患儿呼吸急促，有时出现发绀，患侧胸部饱满，肋间增宽，叩之是浊音或鼓音。呼吸音减弱，偶闻及肠鸣音。

X 线摄片具有诊断意义。应包括胸腹部，进行双侧膈肌对比，正常膈肌横形影像变得不清、中断或消失，心脏及纵隔向健侧移位。左侧胸腹裂孔疝时正常胃泡消失，左侧胸腔内有胃泡和透亮的小肠充气的肠曲，呈蜂窝状，与腹部相连。用消化道造影更有助于诊断。新生儿、婴幼儿可用碘油造影。X 线影像特点是：①膈肌横形边界中断、不清或消失；②胸腔内液平面，积气肠管蜂窝状且与腹部相连续；③患侧肺萎缩，纵隔向健侧移位。

B 超、MR 及 CT 均可显示类同 X 线所示的表现，对诊断均有帮助。

（四）治疗

新生儿与婴幼儿、年长儿治疗效果有明显不同。前者治疗困难，死亡率高达 30 ～ 50%，后者治疗比较容易。近年来认为可能与新生儿期胸腹裂孔疝肺发育不全和持续性肺动脉高压有关。

新生儿期胸腹裂孔疝术前准备时间上有分歧，目前有许多作者提出紧急手术并没有提高生存率，观察数小时及充分术前准备甚为重要：①胃减压以减轻胃肠道积气降低胸腔内压力；②吸氧，气管插管辅助呼吸，应用低压高频呼吸器安全有效。③检测血中PaO_2、$PaCO_2$、pH值值。④纠正酸中毒，补充血容量及碱性药物。⑤注意双胸腔情况，及时处理气胸。⑥应用有效抗生素。

经充分术前准备后尽快手术。有经腹和经胸修补术两种手术经路：

1. 经腹手术

适应于新生儿和婴幼儿。对可能存在的肠道畸形如肠旋转不良可以一并解除。用左上腹的旁正中或左肋弓下斜切口，去除胸腔内负压后首先还纳疝内容物。然而修补膈肌缺损，必要时解剖肝脏左侧三角韧带，使左半肝拉向右侧，亦可将肠管暂时保护好置腹腔外均有助于修补膈肌。

2. 经胸修补术

适应于年龄大的小儿。由于肺受压时间长，膈肌疝内容物有粘连，且年长儿经腹修补膈肌较困难。经第七、第八肋间后外侧切口进入胸腔，首先分离粘连，还纳疝内容物，必要时切开疝环至中心腱。

3. 腔镜技术

治疗胸腹裂孔疝有了成功的经验。用胸腔镜或腹腔镜修补膈肌，手术创伤小，美容效果好。

术后处理重点是对肺发育不良的监护。常规应用呼吸机保持呼吸通畅，注意气胸的发生，监测血气指标。使用药物来改善肺动脉高压状态。常用的药物有：①妥拉苏林：是 α- 肾上腺能阻断剂，首次剂量是 $1 \sim 2mg/kg$ 于 10 分钟内由静脉滴入，以后 $1 \sim 2mg/kg$ 小剂量维持。②前列腺素 E1 的血管扩张作用最强。③供氧纠正酸中毒。

先天性胸腹裂孔疝的严重程度取决于肺发育不良的程度和疝入胸腔内容物对呼吸道和消化道的影响大小。由于对肺动脉高压的扩张血管药物的应用，高频呼吸机的应用以及膜式氧合器的应用，该病的生存率明显提高。近年报告对本症及早诊断，用手术期监护及应用先进设备辅助呼吸等正确处理，获得了较满意的治疗效果。

第四节 脐 疝

一、概述

脐部筋膜闭锁不全，内脏由缺损处脱出而形成脐疝。疝囊颈部即为白线的筋膜环所构成，疝囊外被皮肤及腹膜，其间有一层结缔组织。常见于早产儿及脐带脱落过晚之新生儿。女孩多见。

二、诊断要点

(1) 脐部膨出软性肿块，患儿站立，哭闹或腹压增加时肿块增大，平卧或安静后可消失。

(2) 内脏还纳之后可触及脐部缺损并有明显之冲击感。

(3) 查体时应注意有无腹直肌分离现象。

三、治疗

疝内容物多为大网膜或小肠，一般与疝囊无粘连，极易复位，很少发生嵌顿。随着小儿腹肌发育，疝环常能逐渐缩小而闭合，因此大部分小儿即便不予治疗也能在 1～2 年内自行痊愈。胶布粘贴法则可加速脐环的闭合过程。

(1) 胶布粘贴法，以 4 厘米宽之胶布两条，其中之一开有小孔，将另一胶布一端剪窄使能通过小孔，皮肤涂以安息香酊后，将胶布放妥粘牢，然后交叉收紧，使脐部陷下，缺损缘相接触，以利愈合。如无皮肤糜烂，约两周更换一次直至愈合，治疗期间应同时治疗咳嗽，便秘等疾患。

(2) 两岁以上或不足两岁缺损较大者，以及非手术治疗失败者应手术治疗。

四、手术要点

(1) 在疝环部上方或下方作弧形切口 (如有腹直肌分离切口应在上缘) 剥开皮下组织达疝囊颈部。

(2) 切开疝囊，将多余腹膜切除后连续缝合之。

(3) 以粗丝线将两侧筋膜缘间断重叠缝合。

(4) 缝合皮下组织及皮肤。

术毕加压包扎，防止渗液。

第五节　腹股沟斜疝

小儿腹外疝是腹腔内器官或组织通过腹壁或盆壁的薄弱点、缺损或间隙向体表突出，体表可以见到突出的肿块。腹股沟疝是常见的先天性发育异常，可分为腹股沟斜疝和直疝。临床上见到的几乎均为斜疝，直疝极罕见。

一、发病率

小儿腹股沟疝的发生率为 0.8～4.4%，文献中未成熟儿的发病率为 4.8%。性别发生率，男性占大多数，男女比例为 15:1，发病部位以右侧多见占 60%，左侧为 25%，双侧的占

15%，女孩双侧疝较多，占 17.5% ～ 24%，未成熟儿双侧疝发生率占 19% ～ 47.7%。

二、腹股沟管的局部解剖

腹股沟管位于腹前壁的下部，腹股沟韧带内侧半的稍上方，是精索或子宫圆韧带通过腹股沟部的一个斜行肌肉筋膜的裂隙。腹股沟管长轴几乎与腹股沟韧带平行，位于腹股沟韧带上方约一横指处，全长 4 ～ 5m。腹股沟管有四个壁及内、外两口。管的前壁为腹外斜肌腱膜，在外侧 1/3 处有腹内斜肌的起始部。管的后壁大部为腹横筋膜，仅在内侧 1/3 有腹内斜肌与腹横肌共同合成的联合腱。管的上壁为腹内斜肌与腹横肌的弓状下缘。管的下壁为腹股沟韧带，管的内口为内环，是腹横筋膜上一个卵圆形的孔隙。管的外口为外环，又称皮下环，是腹外斜肌腱膜在耻骨结节外上方的一个三角形的缺损。在腹股沟管内有精索或子宫圆韧带、髂腹股沟神经通过。

三、病因

胚胎发育过程中，腹膜在腹股沟内向外有一袋形突出，称为腹膜鞘状突，鞘状突沿睾丸引带下降，睾丸引带是连接位于后腹膜的睾丸与阴囊底部的索带。睾丸随着鞘状突下降而到达阴囊内。正常发育时，在出生前后鞘状突逐渐萎缩闭塞，附着于睾丸上的腹膜鞘状突未闭锁，形成睾丸固有鞘膜腔，与腹膜腔不再相通。如发育异常，腹膜鞘状突未闭锁，仍然保持开放或部分开放，在某种诱因下，腹腔内容物进入其中，即形成了先天性腹股沟斜疝。男孩右侧睾丸下降比左侧慢，右侧鞘状突闭塞时间比左侧晚，因此右侧疝发病率高。

如鞘状突部分未闭或闭锁不全时，使鞘状突呈一狭窄的管腔，由于鞘状突较小，腹腔脏器进不去，但腹腔中的液体可以流入其中，即形成了各种类型的鞘膜积液。发生在女孩的囊肿称 Nück 囊肿或圆韧带囊肿。腹膜鞘状突未闭的小儿生后不一定都形成疝，若同时伴有腹壁肌肉发育薄弱，或经常哭闹、长期咳嗽、便秘及排便困难、腹内肿物、腹水等原因、造成腹内压升高，才促使腹股沟疝的形成。

鞘状突的闭塞过程在生后 6 个月内还可能继续进行，出生后 6 个月内小儿腹股沟疝有自愈的可能，6 个月以后闭塞的机会极少，因此应在出生 6 个月以后行手术治疗。

四、病理

根据小儿腹膜鞘状突闭塞的情况不同以及疝囊与睾丸固有鞘膜腔的关系，可将小儿腹股沟疝分成两种类型。一种是腹膜鞘状突完全未闭，疝囊的主要部分为睾丸固有鞘膜囊和部分精索鞘膜，睾丸在疝囊内，称为睾丸疝。另一种是腹膜鞘突中段部分闭塞而精索部分未闭，疝囊止于精索部与睾丸固有鞘膜腔之间并不相通，在疝内看不到睾丸，称为精索疝。临床上睾丸疝较少见，有人报告约占 5%，精索疝占 95%。

在婴儿疝内容物大部分是小肠，盲肠和阑尾有时也可进入右侧疝囊之中，而较大儿童有时大网膜也可进入疝囊。女性疝囊内可有卵巢、输卵管，有少数病例盲肠（包括阑尾）、膀胱或卵巢构成疝囊壁的一部分，形成滑动疝。脱入疝囊内的脏器组织容易发生嵌顿，但因小儿的腹壁发育较差，疝囊颈部组织薄弱而富有弹性，肠系膜血管弹性较好，腹股沟管较短，因此，嵌顿疝时发生肠坏死者较成人少，多数可通过手法复位而治愈。

五、临床表现

典型症状为腹股沟区可见回纳性肿物，可以在出生的第一次啼哭时出现，也能在生后 2～3 个月或更晚时候出现，大多数在 2 岁以内。当小儿哭闹、站立或用劲时，肿物即出现或增大，小的突起位于外环及阴囊起始部，大的降至阴囊内（女性到大阴唇），肿物质软，有弹性，似有柄蒂连通到腹腔内，边界不清，平卧时肿物逐渐缩小至完全消失。用手指向上轻压肿物，可使肿物还纳入腹腔。肿物还纳过程中有时可听到"咕噜"声。复位后将指端压置于外环、可触及外环口增大、松弛。

有些小儿有腹股沟肿块史，但检查时未见肿块，应仔细检查局部，对比检查两侧腹股沟部，患侧较健侧饱满，患侧阴囊也可能较对侧增大。另外，还应注意是否有对侧斜疝、隐睾、精索鞘膜积液、睾丸精索鞘膜积液等其他疾病同时存在。

六、诊断与鉴别诊断

根据腹股沟部或阴囊部间歇出现能还纳入腹腔的肿物，即可作出腹股沟疝的诊断。应与下列疾病相鉴别：

1. 鞘膜积液

鞘膜积液的肿物位于阴囊内，呈椭圆形或圆柱状、囊性感、边界清楚、透光试验阳性。交通性鞘膜积液经手法挤压后，块物缓慢缩小。个别病例疝与鞘膜积液同时存在，近端为疝囊，远端是睾丸或精索鞘膜积液。疝经手法复位后块物可消失，但鞘膜积液不能消失。

2. 睾丸下降不全

睾丸停留在腹股沟管或阴囊的上部，该处可出现肿块，为实质性、较硬、边界清楚，轻压时会出现下腹部胀痛。一般患侧阴囊发育不良，且触不到睾丸。可同时合并疝。

3. 睾丸肿物

阴囊内肿物与腹股沟疝相似，肿物为实质性、有沉重感、不能还纳入腹腔。

七、治疗

从理论上讲小儿腹股沟疝有自愈的可能，但绝大多数不能自愈。目前认为，手术是治疗腹股沟疝的最好方法。随着小儿年龄的不断增长，疝块逐渐增大，并可发生嵌顿、狭窄，故应早期治疗。术前应先治愈已存在的腹压增高因素，如慢性咳嗽、排尿困难、便秘等。

（一）非手术疗法

1. 疝带疗法

对 6 个月以内的婴儿或有严重疾病不宜手术者，可采用疝带或棉纱束带压迫腹股沟部治疗，有部分病儿可通过此种方法使腹膜鞘突自行闭合而治愈。要正确使用疝带或棉纱束带，否则将不能达到治疗的效果。

2. 注射疗法

药物注射治疗腹股沟斜疝是将疝内容物还纳后，将药物如石碳酸甘油、复方奎宁（粘合剂或硬化剂）等注入疝囊或疝囊颈的周围，造成疝囊或疝囊颈周围组织无菌性炎症，形成粘连而致疝囊闭合。但此种方法不能从根本上牢固地关闭疝囊颈，却可造成睾丸萎缩、医源性隐睾、肠粘连、肠坏死、腹膜炎等严重并发症。故认为不宜采用。

（二）手术治疗

与成人不同，婴幼儿腹股沟疝为先天性疝，是由于先天性腹膜鞘状突未闭所致，一般没有局部肌肉薄弱改变，故通常不需要作修补手术，只行疝囊高位结扎术就可以达到根治的目的。手术指征为：因 6 个月以上的腹股沟疝自愈的机会很少，故应采取手术治疗。

1. 经腹股沟疝囊高位结扎术

病儿取仰卧位，于患侧耻骨上皮肤腹横纹作横切口约 2 ～ 3 厘米。切开皮肤、皮下组织，钝性剥离，使之清晰地显露腹外斜肌腱膜，切开腹外斜肌腱膜进入腹股沟管，显露并分开提睾肌，于精索内前方可找到疝囊，剥离疝囊并向内环分离，使与周围组织完全分离，直到露出腹膜外脂肪，于该处在直视下贯穿缝扎疝囊颈。距结扎线 0.5 厘米处切断疝囊颈部，去除多余的疝囊，然后将精索及睾丸复位，逐层关闭切口。外环口过大者应予紧缩。

女孩的手术与男孩基本相同，因圆韧带与疝囊壁粘连紧密，可与疝囊一起分离至内环处，一并切除。

2. Ferguson 疝修补术

适用于巨大疝伴有腹壁薄弱，采用沿腹股沟管的斜切口，行疝囊高位结扎后，将精索复位，于精索前将联合腱和腹内斜肌下缘缝合于腹股沟韧带上，再缝合腹外斜肌腱膜，重建皮下环，此法重点加强腹股沟管前壁。

3. 滑动疝手术

腹内器官通过腹股沟管内口向下滑动并构成疝囊壁的一部分称为滑动疝。在小儿少见。有盲肠滑动疝和输卵管滑动疝。疝内容物不能完全还纳腹腔。术中应仔细辨认，切勿损伤脏器，在盲肠或输卵管远端两侧剪开疝囊后壁至疝囊颈部，将其下滑的脏器复位，缝合疝囊缺损，再行疝囊颈缝扎。

4. 经腹腔镜疝修补术

腹腔镜是在静脉全麻、人工气腹的条件下，经腹壁腹腔镜疝囊高位结扎术和腹腔镜内环口闭合术。此手术用时 10 ～ 15 分钟，优点是：不会破坏腹股沟管的解剖结构、显示精索输精管清晰、不易损伤、真正做到标准的高位结扎、并可以探查对侧有无隐匿性疝、可同时处理双侧疝及复发疝、患儿疼痛轻且住院时间短。

第六节　先天性肥厚性幽门狭窄

先天性肥厚性幽门狭窄是由于幽门环肌肥厚、增生，使幽门管腔狭窄而引起的幽门机械性梗阻，是新生儿、婴幼儿常见病之一。1887 年 Hirshsprung 首次详细描述了该病的病理改变及临床特征。1889 年 Lobker 首次行胃肠吻合术治疗该病获得成功，但以后该手术的死亡率仍高达 50% 左右。1907 年 Fredet 和 1912 年 Ramstedt 创建幽门环肌切开术治疗该病获得良好疗效，使死亡率明显下降，目前已降至 1% 以下。此手术的建立，成为小儿外科发展史的一个里程碑。

一、发病率

地区和种族不同，其发病率差异很大。该病在欧美发病率很高，有人报道 300 ～ 900 个活婴中有一例。在我国该病的发病率较低，大约在 3000 个新生儿中有 1 例。但仍为新生儿常见的疾病，占消化道畸形的第三位。男性远较女性发病率高，男性占 90% 以上。多为足月产正常婴儿，未成熟儿较少见。

二、病因

关于先天性肥厚性幽门狭窄的病因，至今尚无定论。有人认为长期的幽门痉挛是导致幽门肌层肥厚的病理基础。但目前，多数人认为幽门肥厚是先天性的，在胚胎期第一月末、第二月初，幽门部发育过程中肌肉发育过度，致使幽门肌肥厚而引起梗阻。此种学说的主要根据是在早产死胎或生后不久即死亡的婴儿中，尸检时发现有此病变。

近年来发现该病的幽门肥厚层神经丛和神经节细胞有明显改变。有人认为像先天性巨结肠一样，肌间神经丛发育不全是肥厚性幽门狭窄的基本病因，但先天性巨结肠病变肠段的肌层并不肥厚。相反也有人认为幽门肥厚是原发的，而神经节细胞的改变则是继发的。

本病发病率有季节性，以春秋两季多见，推测可能与病毒感染有关。有研究表明本病可能与巨细胞病毒感染有关。另外，某些药物可致幽门狭窄。有人报道由红霉素引起的婴儿肥厚性幽门狭窄。也有用阿霉素诱发大白鼠产生幽门狭窄的报告。

三、病理

先天性肥厚性幽门狭窄的主要病理改变是幽门壁各层组织均肥厚增大，而以环肌为主。有人观察到，幽门部各层均有增厚，肌层平均增厚 2 倍，黏膜下层 2～3 倍，黏膜层 1.5 倍，而在近幽门窦部和近十二指肠始端除肌层略厚外，其他各层均正常。大体标本可见幽门比正常者明显增大。一般长 2～3.5cm，直径 1～1.5cm，肌层厚 0.4～0.6cm。小儿病史越久，肿块越大。肿块呈橄榄形，表面光滑，色泽粉红，质硬有弹性。有的肿块略有弯曲，色苍白，质坚硬。将幽门做横断面切开后，可见肥厚部分向幽门管腔推进，幽门黏膜有相当深的皱襞，充满狭窄的幽门腔，使其更为狭窄，有的只能通过细探针。肥厚组织的界限在胃端处不甚明显，因其逐渐向正常胃壁消失，在十二指肠端则界线明显，肥厚部突然终止于十二指肠始端，其中央部像子宫颈突入阴道腔内一样突入十二指肠腔内。

除幽门部改变外，晚期病例，胃也有不同程度的扩张和肥厚，梗阻时间越长越明显，有时胃黏膜也有水肿和充血。

四、临床表现

一般先天性肥厚性幽门狭窄病儿出生后多无症状，吸奶及大小便均正常。呕吐是该病早期而主要的症状，多于生后 2～3 周出现，少数病例生后即出现呕吐，也偶有迟至 7～8 周才出现呕吐的病例。这说明在新生儿期幽门狭窄虽已存在，但其梗阻是不完全性的。以后随着婴儿的食量增加，同时幽门出现水肿，并逐渐加重，致使幽门管腔更加狭窄，而出现呕吐。呕吐症状出现的早晚与幽门肌肥厚增生的轻重，幽门管腔的狭窄程度有关。

该病的呕吐是典型的有规律的进行性加重的。一般开始时为食后溢奶，偶有呕吐，几天后呕吐频繁，几乎每次喂奶后当即或数分钟后均吐，并逐渐由一般性呕吐变为喷射性，剧烈时可喷至数尺以外。以后由于胃逐渐扩张和弛缓，奶在胃内潴留时间较长，呕吐次数减少，呕吐量增多。此时吐出物多为奶块，并有酸味。因其梗阻部位在幽门，故呕吐物中除奶和胃液外，无胆汁。少数呕吐严重的病例，由于反流性食管炎或胃黏膜有出血，呕吐物为咖啡色。患儿呕吐后有很强的食欲，如再喂奶，仍能用力吸吮。未成熟儿幽门狭窄时呕吐多不典型，为一般性呕吐，无喷射性。

腹部检查时可见上腹部膨隆，而下腹部则平坦柔软。约 95% 的病儿上腹部可见胃蠕动波，起自左肋下向右上腹移动后消失。胃蠕动波是先天性肥厚性幽门狭窄常见的但不是特有的体征，一般在喂奶时或饱食后易看到。在右上腹部触到橄榄样肿块是幽门狭窄的特有体征，如能触到并结合典型呕吐的病史，就可以确定诊断。但这种肿块并不经常是容易触到的，肿块的检出率与检查者的经验，特别是耐心程度有关。检查最好是在病儿熟睡或在母亲怀抱喂奶时，此时小儿用力吸吮，腹壁松弛，可触到橄榄形质地较坚硬的幽门肿块。

随呕吐加剧，病儿体重初期则不增，以后则迅速下降，如发病 2～3 周而未经治疗的病儿，其体重可较初生体重低 20% 左右。由于营养不良、脱水，病儿明显消瘦，皮肤松弛有皱纹，皮下脂肪减少。发病初期呕吐丧失大量胃酸，可引起碱中毒，呼吸变浅而慢。并可有喉痉挛及手足搐搦等症状。

近年来对肥厚性幽门狭窄所致胃食管反流的研究已引起重视。据文献报道，10% 的胃食管反流伴有幽门狭窄，而 30% 左右的幽门狭窄伴有胃食管反流。

五、诊断

根据典型的呕吐病史，即生后 2～4 周出现呕吐，进行性加重，呈喷射状，吐出物为奶汁和奶块，不含胆汁。体检见到从左到右的胃蠕动波，尤其触橄榄样肿块，诊断即可确定。对未能摸到肿块的病例应做辅助检查。目前 B 超为首选的方法，先给患儿少量糖水，患儿取右侧卧位，横切面上，肥厚肌层为一环形低回声区，被包围的中央黏膜为一小圆形有回声区，可测量肥厚肌层的厚度、幽门的直径和幽门管的长度，幽门肌厚度正常不超过 3mm。X 线钡餐检查，可发现典型的 X 线改变而确诊。病儿服稀钡后，在 X 线透视下可见胃扩张，钡经过由幽门排出时间延长，胃排空时也明显延长。仔细观察，可见幽门管延长，管腔变窄变细如线状，胃窦部幽门前区呈鸟啄状，即可明确诊断。

六、鉴别诊断

因呕吐物中不含胆汁，可除外多数高位不完全性肠梗阻，但应与下列疾病鉴别。

1. 幽门痉挛

多在出生后即出现呕吐，为间歇性，不规则的呕吐；呕吐次数不定，吐出量也较少；呕吐程度较轻，无喷射状呕吐。因此，病儿虽可有轻度消瘦，但无严重脱水和营养不良。少数病儿偶可见胃蠕动波，但扪不到肿块。X 线检查仅有轻度幽门梗阻的改变，无典型幽门狭窄的影像。用镇静剂及阿托品等效果良好，可使症状消失。

2. 幽门前瓣膜

幽门前瓣膜是一种较少见的先天性消化道畸形。在幽门部或窦部有由黏膜和黏膜下组织构成的瓣膜，将胃和十二指肠分隔开。瓣膜有的完全，有的有孔。完全瓣膜于生后即出现完全梗阻症状。有孔瓣膜出现症状的时间不同，一般多在新生儿期发病。其主要症状为呕吐，多发生于喂奶后，常呈喷射性，吐物为奶，无胆汁，并常见胃蠕动波，临床上与幽门狭窄很相似，较难鉴别。但幽门前瓣膜的病儿在右上腹部无肥厚的幽门肿块，另外钡餐 X 线检查除见幽门腔狭窄外，无幽门管延长、弯曲及十二指肠球底压迹等肥厚性幽门狭窄的特有 X 线像。该病用镇静、解痉剂治疗无效，只有手术切开或切除瓣膜行幽门成形术，才能取得良好的效果。对幽门梗阻的病例，在术中如发现幽门部无明显病变，应切开胃壁，探查幽门腔有无瓣膜。

3. 胃扭转

多于出生后有溢奶或呕吐，也可在数周内出现呕吐。呕吐物为奶，不含胆汁，偶呈喷射状，一般在喂奶后，特别是移动病儿时呕吐更明显，腹部无阳性体征。钡餐 X 线检查可以确定诊断。其 X 线特点为：食管黏膜与胃黏膜有交叉现象；胃大弯位于小弯之上；幽门窦的位置高于十二指肠球部；双胃泡，双液平面；食管腹段延长且开口于胃下方等。采用体位喂养法，即喂奶后仍保持原位，半小时或 1 小时后放平，一般 3～4 月后症状自然减轻或消失。

4. 胃食管反流

由于食管下端括约肌发育不良，胃贲门部缺乏肌张力经常处于开放状态。病儿多在生后几天内出现呕吐，特别是喂奶后将病儿放平时发生呕吐，如将病儿竖立即可防止。钡餐 X 线透视见贲门开放，造影剂逆流入食管即可确诊。治疗是用较稠厚的奶汁，喂奶后取竖立位 2～3 小时。待贲门肌张力恢复，则可痊愈。

5. 喂养不当

由于喂奶过多、过急；或人工喂养时由于奶瓶倾斜将瓶内气体吸入胃内；或喂奶后放置不当等，均为新生儿呕吐的常见原因。故对以呕吐为主诉而就诊的新生儿，应仔细问明喂奶情况，分析呕吐与喂奶的关系。如系喂养不当引起的呕吐，应防止喂奶过多过急，食后怀抱小儿，轻拍后背使积存于胃内的气体排出，呕吐即可停止。

七、治疗

诊断明确后应尽早手术治疗。术前准备主要是纠正脱水、电解质紊乱和营养不良，如严重消瘦可用全肠道外营养 1 周左右。

1. 一般手术

一般取右上腹经腹直肌切口，自肋缘下开始长 3～4cm，切口上半部被肝脏遮盖，可减少术后创口裂开；或取右上腹斜切口，自肋缘下 1cm 右腹直肌外缘起，与肋缘平行向外切开长约 3cm，按肌纤维方向分开腹外斜肌、腹内斜肌，切开腹横肌膜和腹膜进入腹腔。将肝脏向上推动，提出胃幽门部于手术野，可见橄榄形肥厚的幽门，表面光滑粉红色，质硬，或苍白色。术者用左手拇指、食指将其固定，略向外翻，于其前上方无血管区沿肥厚的幽门纵轴全长切开浆膜及部分肌层，然后用纹式钳或止血钳，按 45° 斜角插入切口，逐渐分开幽门肌层，至使幽门黏膜向外膨出为止。肌层切口渗血，可用热盐水纱布压迫数分钟，多能止血。如仍有出血，可用细丝线缝合止血。

术中应注意不要切破黏膜，较大的黏膜破裂易于发现，小的黏膜穿孔则易被忽视，可用手轻压胃壁，如有气体或胃液溢出，就可看到，须立即将其缝合，并斜行切开一侧浆肌层与对侧浆肌层间断缝合覆盖穿孔。另外，在分开幽门肌层时，还应注意将全部肌层彻底分开，使黏膜膨出，否则不能缓解梗阻。

2.腹腔镜幽门环肌切开术

1991 年美国学者 Alain 等报告了此手术，目前国内业已开展。本手术的安全性和可靠性高，切口小，并发症少，恢复快，效果较好。方法是在静脉全麻、人工气腹条件下，通过在脐周插入置有光镜的套管，找到肥厚的幽门，于腹部再插入置有抓钳的套管，用抓钳将十二指肠上部固定，于腹部另一点再插入一套管，于幽门前方切开部分肌层后，再换置撑开钳撑开环肌，使黏膜膨出。若有出血可行热盐水纱球压迫止血或电凝止血，如黏膜损伤则需修补。

手术当日仍需补给适当液体，6 小时后经口可进少量糖水，如无呕吐，开始少量多次给奶，48 小时后恢复正常喂养。术中黏膜穿孔的病例，需禁食、补液，放置胃肠减压 48 小时，然后开始喂奶。手术后少数病儿仍有呕吐，多于 1 周内消失。

八、预后

肥厚性幽门狭窄由于早期诊断、早期手术及术前准备和术后护理的改进，手术死亡率在欧美已逐渐降低至 0.4 ～ 0。我国也至 1% 以下。

第七节　十二指肠闭锁与狭窄

先天性十二指肠闭锁和狭窄是胚胎发育过程中十二指肠部发育障碍，引起先天性十二指肠内梗阻。

一、发病率

一般约为 1:10000 ～ 1:40000。本病占十二指肠梗阻中的 0.8 ～ 2.5%，在小肠闭锁中占 37 ～ 49%。女婴略多男婴。发生闭锁与狭窄的比例约为 1:2 或相等。

二、病因

目前病因尚未完全清楚，多数学者认为胚胎发育期肠管腔化过程异常是导致本病发生的主要原因。胚胎第 4 ～ 5 周时，肠管已形成，肠腔内上皮细胞过度增生充满肠腔，称为"充实期"。胚胎第 8 ～ 10 周时，在充实的上皮细胞内出现许多空泡，空泡膨胀，互相融合，按肠管长轴排成链和排，此期为"腔化期"。到胚胎第 12 周时空化过程完成，肠腔再次贯通，形成正常的消化道。如果胚胎肠管的这种演变过程在第 2 ～ 3 个月中发育发生障碍，某段肠管停留在充实期，或空泡未融合，或融合不完全，均能形成闭锁或狭窄。目前较一致的意见是食管上段、十二指肠、空肠上段及结肠闭锁或狭窄，是由于肠管空化不全所致。十二指肠闭锁与狭窄常伴发其他部位畸形，说明十二指肠闭锁与狭窄非单一病因所致，可能与胚胎期全身发育缺陷有关。

三、病理

十二指肠闭锁与狭窄可发生在十二指肠的任何部位，以十二指肠第二段多见，尤以壶腹附近最多见。闭锁与狭窄的比率为3:2或1:1。病理分型尚未统一。

闭锁Ⅰ型：十二指肠隔膜型闭锁，肠管连续性不中断。

闭锁Ⅱ型：十二指肠闭锁两端由纤维索带连接。

闭锁Ⅲ型：十二指肠闭锁两端分离。

闭锁Ⅳ型：隔膜型闭锁，隔膜脱垂到远端肠腔内形成"风袋型"。

狭窄Ⅰ型：十二指肠隔膜型狭窄，中央有开口。

狭窄Ⅱ型：十二指肠风袋型隔膜，中央有极小孔。

狭窄Ⅲ型：十二指肠某段肠管缩窄。

各型十二指肠闭锁为完全性肠梗阻，胃及十二指肠闭锁近端均有明显扩张，肠壁增生肥厚，早期有较强肠蠕动，久之蠕动功能减弱闭锁远端的十二指肠细小萎瘪，肠壁菲薄，肠腔内无气体。十二指肠狭窄为不完全性肠梗阻，肠腔内阻塞较轻，随时间延长，病程发展，近端十二指肠可逐渐扩张形成巨十二指肠。

十二指肠闭锁或狭窄的病例，胆总管或胰管开口的位置不恒定，有的开口于近侧或远侧端；有的为双管道，开口于近远两侧端；有的距盲端较近，有的较远；有的开口于隔膜基底部上或下方；或瘘孔边缘，手术时应特别注意，以免损伤。

根据文献报道，约有30～50%的病例可同时伴发其他畸形。主要有消化道畸形，如肠旋转不良、环状胰腺、多发性肠闭锁、肛门直肠畸形、食管闭锁等。还有21-三体综合征、先天性心脏病及泌尿、生殖系和四肢畸形等。

四、临床表现

十二指肠闭锁及狭窄均属于高位肠梗阻，本病多见于早产儿或低体重儿，母亲病史中约有半数病例有羊水过多史。

十二指肠闭锁病儿，一般在生后1～2天或进奶后即出现呕吐，呈持续性加重，很少呈喷射状。呕吐量比进奶量大，呕吐物大多数呈黄绿色胆汁样物，只有闭锁在壶腹近端者吐物不含胆汁，可含有血丝或咖啡色物。生后一般无正常胎便排出，偶有排出1～2次少量灰绿色米粒样干便或灰白色黏液样物，量少，且排出时间晚。体检有时上腹部饱满，可见胃蠕动波。

呕吐剧烈不进食者无腹胀，腹部瘦小。由于持续性呕吐，出现脱水、电解质紊乱，皮肤干燥、脱屑、有皱褶。营养不良，精神萎靡不振，甚至低体温。

十二指肠狭窄患儿可在新生儿、婴幼儿及儿童期出现症状，症状出现的早晚与隔膜孔型有关。隔膜孔小，呕吐出现的就早。呕吐多为间歇性呕吐，吐物多为胆汁性不消化的食糜，狭窄重者呕吐频繁，进奶及进食不佳，长时期可导致营养不良、消瘦、贫血和生长发育障碍。体检时，上腹部膨胀，可见胃肠型及蠕动波，饱食后可有振水音，下腹部平坦或凹陷。病儿常伴有便秘。

五、诊断

病儿生后不久即出现持续性呕吐，吐黄绿色液体，不排正常胎便，查体仅见上腹部略膨胀者，应考虑有十二指肠梗阻，需进一步行腹部 X 线透视及摄片，在正立位平片上可见到有"双气泡征"，偶尔也可见"单泡征"或"三泡征"。十二指肠闭锁者，腹部其他部位无气体。十二指肠狭窄者在 X 线平片上可见胃泡明显扩大，十二指肠球部胀气或有液平面，腹部其他部位有少量气体，此时应行钡餐胃肠透视检查，可见胃、幽门管及十二指肠近端明显扩张，蠕动可增强，钡剂潴留，通过困难。儿童期十二指肠狭窄者，胃及十二指肠极度扩张，可形成巨十二指肠改变。

产前超声波检查，十二指肠闭锁的胎儿腹腔内显示两个典型的液性区。

六、鉴别诊断

1. 幽门瓣膜闭锁及狭窄

生后即呕吐，吐物不含胆汁，喷射状，腹部立位 X 线平片，可见"单泡征"，钡餐胃肠透视，可见胃幽门部梗阻及狭窄，钡剂潴留，腹部其他部位无气体或很少气体。病儿频吐后可出现低氯、低钾性碱中毒。

2. 先天性肥厚性幽门狭窄

多见足月儿，生后多在 2～3 周内出现进行性喷射性呕吐，吐物不含胆汁，甚者吐咖啡色液体，吐后强烈求食。右上腹腹直肌外缘可触及橄榄样肿块。钡餐胃肠透视可见幽门管细长且弯曲，钡剂排出迟延且潴留在胃内。

3. 环状胰腺

胰腺包绕压迫在十二指肠第二段，造成十二指肠完全或不完全梗阻，引起胆汁性呕吐，排出少量黑色黏稠的胎便，持续时间长，术前不易与十二指肠闭锁及狭窄区别，需经手术证实。

4. 先天性肠旋转不良

由于中肠旋转不全或异位腹膜带压迫十二指肠第二、三段引起不完全性梗阻，除腹部 X 线正立侧卧位平片外，应行钡灌肠检查，可见盲肠位于右上腹或其他部位。

七、治疗

十二指肠闭锁及狭窄，一经确诊应立即手术。手术前应积极治疗并发症、纠正患儿一般情况。

1. 隔膜切除、肠管纵切横缝术

本术式适合于隔膜型及风袋型闭锁及狭窄。暴露出十二指肠梗阻远近端，在十二指肠扩张与狭窄交界处切开，显露瓣膜，仔细观察胰胆管开口与瓣膜的关系，一般轻轻压迫胆总管，有胆汁排出处即为十二指肠乳头，如胰胆管未开口于瓣膜上，用弯剪刀沿瓣膜的边缘环行剪除隔膜，边剪边缝合黏膜，以防出血。在剪除隔膜时不要用力牵拉，以免剪破肠壁，并应注意勿损伤壶腹部的胆总管开口。隔膜切除后，将十二指肠壁切口横行缝合。如胰胆管开口位于瓣膜上，或位于瓣膜基底部，则应保留胰胆管开口部的部分瓣膜，仅做瓣膜大部分切除术。本手术损伤小，不影响肠管血运，成形肠管粗过渡平缓，肠内容物易于通过，有利于肠功能尽早恢复。缺点是当隔膜有明显炎症水肿，隔膜位于壶腹部时，切除隔膜不彻底，以及术中易出血。

2. 十二指肠十二指肠吻合术

本术式适合于十二指肠闭锁或狭窄中远近端较接近的病例。其优点是吻合口的路径短，符合正常生理功能，方法较简便，是较常用的术式。手术方法是在十二指肠外侧切开后腹膜，充分游离十二指肠，可游离到屈氏韧带，使闭锁近端扩张的十二指肠无张力地靠拢远端萎陷的肠管，行端端吻合。对巨十二指肠的病例，由于十二指肠近端盲袋异常扩张和肥厚，失去蠕动和收缩功能，故目前多主张将扩张肥厚的十二指肠近端肠管于其外侧行锥形裁剪后，与闭锁下方的十二指肠行端端吻合术，可提高手术治愈率。

3. 结肠后十二指肠空肠吻合术

此术式是治疗十二指肠闭锁的传统手术，近年来已很少应用，仅适合于闭锁盲端距离较大，不能行十二指肠十二指肠吻合术的病例。一般在结肠后，距离屈氏韧带 10 ～ 15cm 处提起空肠，按顺蠕动方向与扩张的十二指肠行侧侧吻合术。本术式操作简单，但疗效并不很理想，术后可产生"盲襻综合征"。

十二指肠闭锁及狭窄术后处理尤为重要，特别是对早产儿、小样儿、低体重儿更为重要，术后应给予心电监护、保温、吸氧，必要时超声雾化吸入，减少呼吸道及肺部并发症，预防和治疗硬肿症；合理静脉高营养、输血浆、全血及白蛋白；选择合适的抗生素，防止交叉感染。术后注意防止呕吐误吸，保证胃肠减压通畅尤为重要。十二指肠闭锁或合并有巨十二指肠狭窄者，术后胃肠减压放置时间应较长，一直到胃肠减压量逐渐减少，而且颜色由黄绿色逐渐变成白色泡沫状，才能暂时关闭胃肠减压。观察 24 ～ 48 小时，无呕吐时，进少量糖水 1 ～ 2 天，然后进奶，由小量多次喂养开始，未达到全奶量前，应继续静脉营养补液。十二指肠闭锁肠蠕动功能恢复较慢，一般在 12 ～ 14 天左右，因此术后护理极为重要。

八、预后

十二指肠闭锁及狭窄病儿死亡率约为 19.3 ～ 50%。近年来由于新生儿外科的进展，呼吸功能的管理，静脉高营养液的应用，小儿麻醉技术的提高，以及护理质量及技术的提高，近十年来十二指肠闭锁及狭窄的死亡率由 36% 降至 20%。该病术后死亡率与病儿出生体重和有无其他严重畸形及并发症有密切关系。

第八节　先天性胆道闭锁

胆道闭锁并不是一种少见的疾病，其发病率在亚洲地区较高，约 10000 个新生儿中有 1 至 2 例，女婴较男婴发病率为高，女：男为 3:2。是危及病儿生命的严重疾病，50年代前病死率很高。近年来，国内外对本病的病因、病理进行了深入的研究，对过去认为"不能手术型"的病儿开展葛西肝门空肠吻合术以来，疗效明显提高。早期手术病儿日渐增多，是提高疗效的关键之一。目前，对胆道闭锁的治疗首选肝门空肠吻合术。对胆道闭锁的治疗，应强调早期诊断，早期治疗。术后配合中药消炎利胆治疗。

欧美许多学者认为，胆道闭锁是肝脏进行性不可逆性疾病，肝门部肝肠吻合术难以达到治愈，应积极采取肝移植。由于肝移植的手术技术及抗排斥方面的不断改善，胆道闭锁行肝移植的术后成活率不断提高。对于行葛西肝门部肝肠吻合术后胆汁引流不畅，或术后黄疸再发引起进行性肝硬化、保守治疗无效者，可采用肝移植术。

一、病因

病因仍不清楚，有先天性胆道发育不良、病毒感染、胰胆管合流异常、胆汁酸代谢障碍等学说。

1. 先天性发育异常

本病以往多认为是一种先天性胆管发育异常。胆道系统是由前肠发育而来，其发育过程与十二指肠相同，在胚胎早期，肝外胆道已形成，以后由于正常胆管内上皮细胞增生形成实体，继之出现空泡，空泡互相融合使胆道再次形成管腔，如发育异常即可形成胆道闭锁。近年来，经病理及临床研究认为这一学说并非完全可靠，学者们注意到，临床上常见的先天畸形，如肛门闭锁、肠闭锁、食管闭锁等，常伴发其他畸形，而胆道闭锁则少有伴发畸形；在胎儿尸解中，亦从未发现胆道闭锁畸形。本病的临床症状有时在生后数周后才开始出现，或在生理性黄疸消退后再现黄疸。奥平等人在作胆道闭锁手术时，探查肝门部，即使在所谓"不能手术型"中也能见到细小的索条状胆道残迹，组织切片可见胆管内腔、胆管上皮、残存的胆色素及炎性细胞浸润等。进一步说明胆道闭锁并不是一种先天性发育畸形，而是在出生前后出现的一种疾病。

2. 感染因素

有人提出胆道闭锁和新生儿肝炎属同一病变。肝脏及胆道经病毒感染以后，肝脏呈巨细胞性变，胆管上皮损坏，导致宫腔阻塞，形成胆道闭锁。胆管周围纤维性变和进行性胆管闭塞。病原学研究提示胆道闭锁病儿中发现有呼吸道 3 型病毒 (Rec-3)、EB 病毒、巨细胞病毒。因此有人建议将此病称为"婴儿阻塞性胆管病"。

3. 先天性胰管胆管合流异常

胰管胆管合流异常是指在胚胎期胰管和胆管不在十二指肠壁内汇合而在壁外汇合的先天畸形，它不仅是先天性胆总管囊肿、胆管结石、胰腺结石、胰腺炎、胆管癌、胰腺癌的重要病因之一，亦有报告胰管胆管合流异常亦可导致胆道闭锁。

二、病理

1. 病理分型

肝外胆管的形态及闭锁部位各异因而依形态分型较复杂。葛西分类法将胆道闭锁分为三个基本型：Ⅰ型为胆总管闭锁；Ⅱ型为肝管闭锁；Ⅲ型为肝门部肝管闭锁。Ⅰ和Ⅱ型为可能吻合型 (10 ~ 15%)、Ⅲ型为所谓不可能吻合的肝门闭锁型 (85 ~ 90%)。并根据胆总管远端的形态和肝管的形态分为各种亚型，特别对肝门部胆管的形态分为 6 型：①肝管扩张型；②微小胆管型；③肝门部表现为含胆泥沙样的小囊，并与肝内胆管有肉眼可见的连接；④索状肝管型，肝门部肝管为结缔组织所取代；⑤块状结缔组织肝管型，为块状结缔组织与胆总管相连，肝管分支不清楚；⑥肝管缺如型。对胆总管远端的形态分为四亚型：①胆总管开放；②胆总管索状闭锁；③胆总管缺如；④特殊型。

2. 病理组织学改变

在具有内腔的胆总管中，则见不到上述炎症性改变，组织学上结构正常，其内衬圆柱上皮。闭锁的胆管在组织学上符合炎性改变，由少许细胞浸润的结缔组织组成，在含有胆汁样物质的小囊泡壁内覆盖肉芽组织，在肉芽组织可见到很多圆形细胞浸润和吞噬色素的组织细胞。

肝脏病变与病期成正比，晚期病例肝脏外观显著肿大，质地硬韧呈灰暗色，切面为暗绿色，随着月龄的增长，肝脏硬度逐渐增加，肝脏体积增大 1 ~ 2 倍，表面呈结节状，浆膜下小静脉发生网状怒张，在生后 2 ~ 3 个月后多可出现胆汁淤积性肝硬化，生后 5 ~ 6 个月后，多数小叶间胆管破坏消失，新生胆管明显减少，在门脉区几乎见不到胆管。肝脏主要是汇管区面积增大、汇管区内胆管增生和纤维组织严重增生，肝内胆小管增生，管内多见血栓，肝细胞及毛细胆管内瘀胆。

病理组织学上发现，肝细胞线粒体的琥珀脱氢酶 (SDH) 及三磷酸腺苷酶与胆道闭锁肝脏及胆管系统的组织变化有关，胆道闭锁根治术时，肝脏胆汁淤积，SDH 活性明显降低，肝肠吻合术后，胆汁排出良好时，SDH 活性趋于正常。在肝小叶边缘的纤维上皮及肝细胞内均能见到 ATPase。这些变化较临床检测 GOT、GPT 及血清胆红素含量，更有力地反映了肝细胞破坏及其恢复重建的程度。胆道闭锁肝脏病理改变的特点是小叶间胆管增生，且肝内增殖胆管的细胞膜及细胞质亦均有改变。胆道闭锁电子显微镜的观察研究指出，由于电镜与光镜所观察的视野不同，对超微结构的了解能解释光镜所不能解释的现象。如在电镜中所观察到的高密度物质 EDM，可以明确胆汁淤积疾病时，肝细胞内

EDM 增高，与新生儿肝炎比较有显著性差异，而当行肝门部肝肠吻合术后胆汁引流良好时，肝细胞内即未发现 EDM 物质，因此如在术前行肝穿活检及术后关闭造瘘时再次行肝脏活检，同时行光镜和电镜的对比观察，对诊断、术式选择及愈后评定有重要的实用价值。

三、临床表现

大多数患儿出生后数日无异常表现，粪便色泽正常。一般在生后一、二周开始逐渐出现黄疸为主要症状。少数病例要到三或四周后才开始，但亦有在第一周内出现黄疸的病例。粪便在黄疸出现的同时变成淡黄色或灰色，逐渐更趋黄白色，或成陶土样灰白色，但是在病程进行中，有时又可转变为黄白色，有报告胆道闭锁病儿有 15% 在生后一个月才排白色便。到晚期，由于胆色素在血液和其他器官内浓度增高，少量胆色素能经过肠腺而排入肠腔，使部分大便呈淡黄色。相反，尿的颜色随着黄疸的加重而变深，有如红茶色，将尿布染色成黄色。黄疸出现后，通常即不消退，且日益加深，皮肤变成金黄色甚至褐色，黏膜、巩膜亦显著发黄，至晚期甚至泪液及唾液也呈黄色。皮肤可因搔痒而有抓痕。腹部异常膨隆，肝脏肿大显著，可比正常大 1～2 倍，尤其肝右叶，其下缘可超过脐平线达右髂窝，病程越长 (4～5 个月或更长者) 肝脏亦越大，边缘非常清晰，扣诊时肝质地坚硬。几乎所有病例脾脏均有肿大，边缘在肋缘水平或以下数厘米。腹壁静脉均显露。极晚期病例，腹腔内可有一定量的腹水，以致叩诊有移动性浊音。说明胆汁性肝硬化已很严重。

全身情况：病儿的营养发育一般在 3、4 个月内尚无多大变化，进奶好，无恶心、呕吐等消化道症状。身高、体重与正常婴儿无甚差别，偶尔小儿精神倦怠，动作及反应较健康婴儿稍为迟钝；病程到 5～6 个月者，外表虽可能尚好，但体格发育已开始变慢，精神萎靡。由于血清中凝血酶原减少的结果，有些病例表现有出血倾向、皮肤淤斑、鼻衄等。各种脂溶性维生素缺乏的现象均可表现出来；维生素 A 缺乏时，出现干眼病和身体其他部分的上皮角质变化；维生素 D 缺乏可伴发佝偻病或其他后遗症。胆道闭锁病儿大多数在 1 岁左右，因肝硬化、门脉高压、肝昏迷而死亡。

四、实验室检查

1. 血常规

胆道闭锁病儿血常规检查一般无明显变化，有时有轻度贫血。

2. 血清胆红素测定

血清胆红素升高，特别是直接胆红素显著升高。血清胆红素达 85～340umol/L(5～20mg/dl)，动态观察可持续升高。

3. 肝功能测定

生后 3 个月作硫酸锌浊度试验 (ZnTT) 和麝香草酚浊度试验 (TTT)，多数呈阳性。脑磷脂絮状试验比 ZnTT、TTT 较晚呈阳性。谷丙转氨酶及谷草转氨酶多数显示轻度或中等度升高，很少超过 500U。乳酸脱氢酶及亮氨酸氨基酞酶多为正常或轻度升高。碱性磷酸酶在出生 3 个月后，全部病例均升高，一般在 20U(金氏) 以上，超过 40U(金氏) 即有诊断意义，并随着月龄的增加而增高。

4. 尿胆素、尿胆原测定

粪便尿胆素及粪胆素反应阴性，尿中亦不含尿胆红素及粪胆素。后期部分血清胆红素可通过肠壁渗入肠腔内，并生成少量尿胆原及粪胆原，氧化后变为尿胆素及粪胆素。

5. 血清 5- 核苷酸酶测定

此酶浓度与胆管增生有关，肝外胆管阻塞时 5- 核苷酸酶浓度增高，在胆道闭锁解除后浓度降低。新生儿肝炎缺乏胆管增生的病理改变，此酶值较低。5- 核苷酸酶是一种碱性单磷酸酯酶，能专一水解核苷酸。它仅能作用于 5- 核磷酸腺苷，生成腺苷和无机磷。用测定无机磷的方法使其显色，判定 5- 核苷酸酶的活性。5- 核苷酸酶存在于肝脏及其他组织中，血中活性增高主要见于肝脏疾病与骨病无关，多数人认为 5- 核苷酸酶增高是胆道梗阻的特征性改变。测定 5- 核苷酸酶，有助于胆道闭锁的早期诊断。

6. 血清胆酸测定

胆道闭锁病儿血清中胆酸明显增高，动态观察有助于与新生儿肝炎的鉴别诊断。

7. 血清甲胎蛋白 (a-FP) 测定

a-FP 为正常胎儿肝脏所制造，出生 1 个月后自然消退。胆道闭锁主要为胆管上皮增生，无肝细胞增生，不能合成 a-FP，定性试验为阴性，偶为阳性，其平均值很低，新生儿肝炎时肝细胞增生，a-FP 的合成增加，血中 a-FP 增高。用放射免疫扩散法，连续定量测定，高峰大于 4mg/dl 可诊断为新生儿肝炎。

8. 血浆低密度脂蛋白 (LP-X) 试验

LP-X 是阻塞性黄疸病人血清中的一种正常的低比重脂蛋白，在胆道闭锁时胆汁在肝内淤滞，血清中 LP-X 明显增高。

9. 红细胞过氧化氢溶血酶试验

在胆道梗阻时脂溶性维生素 E 缺乏，红细胞膜缺乏维生素 E 时，失去维生素 E 的氧化作用，不能防止 H_2O_2 所诱发的溶血。如果溶血率增高，间接证明维生素 E 缺乏，说明梗阻的程度。正常婴儿溶血 < 20%，若溶血在 80% 以上者则为阳性。

五、辅助检查

1. B 型超声检查

多不能探查到肝外胆道，胆囊多不显像或显著瘦小，动态观察胆囊进食前后的变化，更有助于诊断。进食前、后胆囊大小变化，有人认为胆囊收缩率达 50% 以上者，可排除胆道闭锁。

2. 十二指肠引流液中胆红素测定

本方法是利用胆道闭锁病儿胆汁不能进入消化道，十二指肠液中不含胆色素这一原理来进行检查。采用带金属头的新生儿十二指肠引流管，经鼻腔(或口腔)插入胃内，抽尽胃液，置病儿于右侧卧位，髋部略垫高，注入清水 20mL 以刺激胃蠕动。在 X 线荧光屏下继续插管，使金属头进入十二指肠第二段。抽取十二指肠液，在抽完第一管后(胆汁装入试管)，从引流管注入 33% 硫酸镁 2～5mL/kg，随后每隔 15 分钟抽取十二指肠液，分别装入"甲""乙""丙"管，检查 pH 值值、白细胞和胆红素。此法可获 90% 确诊率。有助于胆道闭锁的早期诊断。

3. 肝胆核素动态检查

① I^{131} 标记玫瑰红 (I^{131}-RB) 排泄试验：正常 I^{131} 静脉注射后为肝脏多角细胞摄取，并通过胆汁排泄到肠腔，不被肠道再吸收。胆道闭锁病儿的玫瑰红不能进入肠道而滞留在肝内。因此测定粪便中 I^{131} 的含量可了解胆道阻塞的情况。一般按 2ug/kg 作静脉注射，72 小时后测定粪便中的含量。90% 以上的胆道闭锁 I^{131} 随粪便的排泄量在 5% 以下，新生儿肝炎几乎全部都在 10% 以上。此项检查需历数日，且女孩常被尿液污染。因此，可根据 I^{131}-RB 玫瑰红的肝摄取率的衰减曲线来鉴别。② ^{99}m-Tc 肝胆显像：现认为 ^{99}m-Tc 标记各种亚氨基乙酸衍生物肝胆显像是鉴别胆道闭锁和肝炎较可靠方法，比 I^{131}-RB 排泄试验敏感，^{99}m-Tc-IDA 显像剂具有迅速通过肝脏、胆汁中浓度高、血高胆红素水平时，胆道系统仍可显像等优点，此检查方法的诊断根据是胆道闭锁因胆道完全阻塞，肝外胆道和肠道内始终无放射性 Tc 出现，但由于 IDA 显像剂与胆红素一样，均经阴离子转输机制进入肝细胞，因此血清胆红素对 IDA 被肝细胞摄取有竞争抑制作用，使肝炎病儿肝外胆道和肠道也无放射性 Tc 出现，苯巴比妥可加强胆红素及 ^{99}m-Tc-IDh 经胆汁排出，故应在检查前 5 天，口服苯巴比妥 5mg/(ks·d)。有报告在 26 例胆道闭锁病儿中 24 例行肝胆核素检查，全部肝外胆道和肠道均无放射性 Tc 出现，诊断为胆道闭锁，无 1 例漏诊。

4. 肝脏穿刺检查

经皮肝穿活检由于穿刺针及操作技术的改进，少有出血及胆汁漏等并发症，可有效的诊断本病，诊断率达 60%～92%。但由于胆道闭锁肝脏病理组织学的诊断标准尚不统一，多数学者较为一致的意见是：胆道闭锁汇管区面积增大，汇管区内胆管增生明显，应作为与新生儿肝炎相鉴别的主要依据。而肝细胞变性、坏死和炎性细胞浸润较肝炎轻，可作为参考指标。是一种较为简便、安全、实用的方法，有临床应用价值。

5. 经皮肝穿胆管造影 (PTC)

病儿在全麻下平卧，插入十二指肠管作为标记，用长 10cm、外径 22cm、针尖斜面 30° 的可屈套管针，从腋后线第 8 肋间对准第 10 胸椎下缘斜向刺入，方向与十二指肠管标记间距为 2.5～3.5cm。用 60%～76% 泛影葡胺一边缓缓注入，一边缓慢向外退针，直到胆管显影。应严格掌握指征，本检查有一定的创伤性，且可并发胆汁漏性腹膜炎、腹腔内出血、高热及气胸。

6. 腹腔镜检查

在麻醉下做人工气腹后，经腹壁小切口插入腹腔镜，观察腹腔器官及组织，在检查上腹部时，应安置胃管吸空胃内容。腹腔镜对鉴别新生儿肝炎与胆道闭锁有一定意义。可观察肝脏的颜色、大小及形态结构。找不到胆囊或胆囊苍白瘪小时，多可确诊为胆道闭锁。若尚未见到胆囊，可用一细针穿刺行胆管造影术，亦可用细针或细塑料管经过腹壁肝脏及胆囊床插入胆囊腔内行造影，从而获悉胆道情况。若造影显示肝外胆管开放，并有造影剂流注十二指肠者，可排除肝外胆道闭锁，亦可在腹腔镜下取肝组织活检。

7. 经纤维内镜逆行性胰管、胆管造影检查 (ERCP)

该项检查不仅能对胆道闭锁、胆道发育不良及新生儿肝炎做出诊断 (即胆道未显影者应考虑胆道闭锁)，并可显示胰管的形态及走行，为有无胰管、胆管合流异常提供影像特征。

六、诊断

早期诊断的重要依据：①新生儿于生后持续黄疸，进行性加重，白便，尿色深黄，肝、脾肿大，即应想到本病。黄疸可表现为出生时生理性黄疸消退后，于生后 20 日左右又复出现，也可表现为生理性黄疸持续加重。随着病程的进展，胆色素在体液、组织液中浓度增高，巩膜及周身皮肤深黄，眼泪及唾液亦呈黄色，尿深黄而染尿布，粪色为陶土样。②应及时动态检测肝功能和血中胆红素含量，肝功能轻度或中度增高，而胆红素含量则明显增高，直接胆红素增高为主。③酶学检查中，5- 核苷酸酶明显增高，超过 50IU 以上有重要的诊断价值。④ B 超检查显示胆囊及肝外胆道发育不良或缺如。以上检查多为必须检查的项目，如已确诊即可手术治疗，如很难排除肝炎可按具体条件，选用以下各项：①十二指肠液中无胆红素。②核素检查，胆道及肠道内未见放射性 ^{99}m-Tc。③经皮肝穿胆道造影 (PTC)、逆行性胰管、胆管造影 (ERCP)、腹腔镜检查均可提供诊断的客观指标。

七、鉴别诊断

本病应与新生儿、小婴儿黄疸性疾病鉴别。如败血症、半乳糖血症、溶血性贫血、中毒性肝炎及巨细胞包涵体病等疾病相鉴别：

(一) 新生儿肝炎

本病与新生儿肝炎的鉴别最困难。约 20% 的新生儿肝炎在疾病发展过程中，胆道有完全性阻塞阶段，有阻塞性黄疸的表现。除黄疸不退外，也可有尿色加深，灰白色粪便，极似胆道闭锁。多数新生儿肝炎经 4～5 个月后，由于胆汁疏通排泄，黄疸逐渐减退，所以通过长时间的临床观察，可做出鉴别诊断。但是胆道闭锁于生后 2 个月内，若能接受胆道重建手术治疗，一般可以获得良好的胆汁引流效果。而超过 2 个月行手术时，胆汁性肝硬化常造成不可逆的肝脏损害，尽管可以重建胆道，但预后不佳。

胆道闭锁与新生儿肝炎临床鉴别的要点：①性别：肝炎男婴比女婴多，而胆道闭锁女婴较男婴多。②黄疸：肝炎一般较轻，黄疸有波动性改变，胆道闭锁的黄疸为持续性加重，无间歇期。③粪便：肝炎多为黄色大便，胆道闭锁较早出现白陶土色便且持续时间较久。④体征：肝炎者肝大不及胆道闭锁，胆道闭锁者肝常在肋下 4cm 以上，质坚韧，边缘钝，常伴脾肿大。⑤病程：新生儿肝炎于生后半年，多能逐渐好转、痊愈，而胆道闭锁少有超过一年存活。

目前，部分酶学检查及较复杂的辅助检查尚未普遍开展，而单纯根据临床表现及一般化验室检查结果不易区别该两种疾病。日本千叶等报告，用计分法进行判断，全部新生儿肝炎计分结果皆为负值，全部胆道闭锁病例皆为正值。将这种计分法用于生后 10 周以内病儿同样有效。需时短，亦不延误胆道闭锁的手术时机。在手术治疗上有参考意义，Kasai 及北京儿童医院亦制订两种疾病鉴别的计分法，临床上也很有帮助。Kasai 评分法列于下（见表 4-1）。

表 4-1　胆道闭锁及新生儿肝炎鉴别评分表（Kasai）

检查	数值	评分	检查	数值	评分
A- 球蛋白 (%)	< 10	-3	直接胆红素 (mg/100mL)	< 5	-2
	10 ～ 19	1		5 ～ 8	0
	> 19	3		> 8	2
Y- 球蛋白 (%)	> 18	-2	碱性磷酸酶（金氏单位）	< 10	-2
	10 ～ 18	1		10 ～ 30	0
	5 ～ 10	2		30 ～ 80	1
	< 5	3		> 80	2
TTT(单位)	5 ～ 10U	1	ZnTT(单位)	8 ～ 12U	2
	> 10U	3		> 12U	3
GPT(单位)	> 400U	-2	GOT(单位)	> 400U	-2
总胆红素 (mg/100mL)	< 5	-3	磷脂质 (mg/dl)	300 ～ 350	1
	5 ～ 8	-2		> 350	2
Schmidt 反应（便）	(-) 或 (±)	1	新生儿粪便颜色	灰白色	2
	(+)	-1		淡黄色	1
黄疸发生时间	4 周以上	-3		褐色	-1

（二）新生儿溶血症

在我国主要病因是 ABO 血型不合，而 Rh 血型不合者少见。上海国际妇婴保健院统计，近 10 年内血胆红素值 ≥ 204mmol/L(12mg%) 的新生儿共 272 例，其中 39.6% 属于 ABO 血型不合，而 Rh 血型不合者仅占 2.2%。在 ABO 血型不合中，多为抗 A 型，即母亲 O 型，新生儿 A 型，胎儿的 A 型红细胞进入母体，母亲产生免疫性抗 A 抗体，再经胎盘进入胎儿体内发生溶血。母亲也因预防注射等因素在孕前体内已存在抗 A 抗体，抗体进入胎儿体内，发生溶血。此症早期表现与胆道闭锁相似，有黄疸、肝脾肿大等，但其特点是在出生时，婴儿皮肤呈金黄色，有显著贫血表现，肌张力松弛及神经系统症状，产生核黄疸可危及生命。末梢血象检查有大量有核红细胞，随着病儿长大，血象多自行或在输血后恢复正常，黄疸逐渐减轻，粪便色泽正常。本病在我国少见，当血清胆红素浓度过高时，胆道可能产生胆色素沉积，即形成所谓"浓缩胆栓综合征"，而致胆道阻塞，严重时需行手术冲洗，疏通胆道。

（三）哺乳性黄疸

约 200 个母乳喂养的新生儿中发生 1 例。病因是葡萄糖醛酸基转移酶的活力受到母乳中某物质的抑制。一般在生后 4～7 天黄疸明显加重，2～3 周黄疸逐渐减轻，维持低水平 3～12 周，停止哺乳 2～4 日后，高胆红素血症迅速消退，哺乳停止后 6～9 天黄疸消失，本病临床上无肝脾肿大及灰白色粪便。

（四）先天性胆总管扩张症

本病亦可在新生儿时期出现黄疸，多为囊肿型，常以腹胀或上腹部包块而就诊，B 型超声可见胆总管囊性扩张。当囊肿较小而不易扪及时，临床上有误诊为胆道闭锁者。

（五）其他阻塞性黄疸

肝外胆管附近的肿物或胆总管下端旁淋巴结肿大，可以压迫胆道而发生阻塞性黄疸。先天性十二指肠闭锁，环状胰腺及先天性肥厚性幽门狭窄等可以并发黄疸。

除上述黄疸病儿外，亦应与感染性黄疸及酶代谢异常所引起的黄疸进行鉴别。

八、治疗

胆道闭锁胆道重建是唯一的治疗方法，凡确定诊断或未能排除本病均应及早行手术治疗。有报告在生后 60 天以内手术者其黄疸消退率在 90% 以上，而在生后 90～120 天以上手术者，黄疸消退率在 30% 以下，即使手术做到良好的胆汁引流，也难免术后死于肝功衰竭，故胆道闭锁手术的时间，最好在生后 6～10 周，不宜超过生后 90 天。

手术前准备非常必要，但准备时间不宜过长，一般应在 3～5 天内完成。为预防术后逆行性胆管炎，术前 3 天口服或经静脉滴入广谱抗生素。胆道闭锁病儿，肝、肾功能均有不同程度受损，维生素代谢障碍、凝血机制异常等，应补给葡萄糖、维生素 B、C、K，术前如有贫血，低蛋白血症时，及时输全血、血浆或白蛋白，争取血红蛋白在 10g/L 及血浆白蛋白 3.0g/L 以上时手术为宜。

术式选择及手术步骤：在气管插管麻醉下进行，采取右上腹横切口，开腹后首先探查肝脏、脾脏的大小及其硬度、探查胆道、肝十二指肠韧带及肝门部。如术中发现肝外胆道无异常，说明黄疸为胆汁黏稠，阻塞胆管引起，应行胆道冲洗，如发现胆道梗阻系因肿物或肿大的淋巴结压迫所致，可将肿大的淋巴结摘除。如发现为胆道闭锁，可按病理分型选择术式。①胆总管或肝管闭锁的 KasaiI 型和 II 型者，行胆总管（肝管）十二指肠吻合术或胆总管（肝管）空肠 RouX-Y 吻合术。②胆总管闭锁、胆囊管、胆囊及肝总管发育正常时，应行胆囊十二指肠吻合术。③肝门部肝管闭锁的 Kasai III 型，应采用肝门空肠 RouX-Y 吻合术，肝门部微细胆管最大直径在 200um 以上者，术后胆汁排出率较高，而直径在 200um 以下者，胆汁排出率则低。④胆道闭锁 Kasai III 型的a 型，即胆囊管、胆总管相通，只肝门部胆管闭锁时，应采用肝门部肝胆囊吻合术，亦可行肝内胆管、空肠吻合术。⑤晚期病例以及肝内胆管闭锁者，应行肝移植或部分肝移植手术。

肝门部空肠吻合：多数采用肝门空肠 RouX-Y 吻合术，将空肠距 Trize 韧带 15 ～ 20cm 处切断，远端关闭，远端空肠端经横结肠系膜提至肝门部，将肠管切开后与肝门部结缔组织块的切缘用可吸收的 3 ～ 4 个 0 的缝合线行结节缝合或连续缝合。并将空肠与空肠作端侧吻合，空肠胆支一般为 35 ～ 40cm 左右，亦可加用防返流瓣，完成肝门空肠 RouX-Y 吻合术。

肝门部肝肠吻合术，并非是黏膜对黏膜的缝合，肝门部胆管极其细微，为了术后及时观察有无胆汁排出，以及预防逆行性胆管炎，人们对 Kasai 的原始手术方法做了不少的改进，加用各种肠造瘘术，使术后胆汁引流到体外，以便观察胆汁排出的情况。常用的有以下几种造瘘术：肝门部肝空肠双 RouX-Y 吻合造瘘术 (Kasai 法)，肝门部肝空肠 RouX-Y 吻合、空肠胆支造瘘术 (骏河 II 法) 及肝门部肝空肠吻合、空肠胆支造瘘术等。

目前较多采用的是肝门部肝肠 RouX-Y 吻合空肠胆支造瘘术 (骏河 II 法)。其优点：①能防止肠内容物反流到肝门，防止逆行性胆管炎；②能观察术后胆汁引流情况；③对胆汁排出障碍的病儿，可经造瘘口置入内窥镜检查，清洗或钳夹肝门部的脓苔和疤痕组织；④当患儿肝门部肝管梗阻而需要再次手术时，常因粘连造成手术困难，可通过近端瘘口置入导尿管，指引手术进路，直接进入肝门吻合口处，进行肝门疤痕切除和肝门肝肠再吻合术，缩短手术时间，减少创伤；⑤能通过近端造瘘口向局部注入抗生素，预防和治疗胆管炎。该术式的缺点有二：①可致大量胆汁丢失，使病儿出现水、电解质紊乱，应及时将胆汁注入远端瘘口或消毒后口服；②造瘘后可形成较严重的肠粘连，增加日后肝移植的难度，因此对于是否在肝门部肝空肠 RouX-Y 吻合术后再加肠造瘘术尚有争议。

术后处理及术后并发症的防治是手术成功的关键。胆道闭锁手术的效果取决于手术年龄、病理类型、术式选择、术中正确的剥离肝门部及严格的术后管理，特别是术后合理使用抗生素及利胆剂。故术后应常规应用广谱抗生素，并应根据胆汁细菌培养结果选用有效的抗生素，持续 2～4 周，以后改为口服抗生素。对于利胆剂的应用于术后即应开始，静脉给以脱氧胆酸 (CDCA)、肾上腺皮质激素或前列腺素制剂 (PGE2)，可同时并用中药。

对于行肝门部肝空肠 RouX-Y 吻合，空肠胆支造瘘术的闭瘘应分期进行，术后 3 个月黄疸消退，无逆行性胆管炎即可将肝门部皮肤外瘘闭合，使胆汁不再引流于体外。

再手术：如术后 10～14 天，黄疸仍不见消退、高热、空肠胆支造瘘口无胆汁排出，应考虑再次手术或创造条件准备肝移植术。

九、术后并发症

可分为近期并发症及远期并发症，近期并发症主要有：

1. 急性肝功能衰竭胆道闭锁

病儿，尤其生后 3 个月以上手术的晚期病儿，术后常因肝功能损害严重，可出现肝昏迷、腹水、消化道出血。防治的措施是严格掌握手术适应证，细致地解剖肝门部减少术中出血，术后注意保肝治疗及预防感染。

2. 切口裂开

多发生在术后 5～7 日内，由于腹胀、哭闹不安、病儿营养状态不佳及切口感染所致，应及时缝合。

3. 逆行性胆管炎

是术后常见的并发症，也是造成手术失败的重要原因之一。多数术后胆汁引流不畅的病例容易发生逆行性胆管炎，由于胆汁瘘细微，当发生胆管炎时，管壁因炎性肿胀，使胆汁引流阻塞。本病术后约 40～60% 并发胆管炎，术后一过性良好的胆汁引流，最后又失败的病例，约 80% 以上是逆行性胆管炎所致，逆行性胆管炎的致病菌多为需氧菌和厌氧菌混合感染，亦有报道真菌感染也是致病菌之一。国内采用中药有明显的消炎利胆作用。

晚期并发症主要是门静脉高压和肝硬化。报告门静脉高压症的发生率约为 40～60%，合并黄疸不退和逆行性胆管炎者其发生率更高。约 70% 左右在术后 5 年内发生，因此术后 2～3 年内建立长期观察的制度十分重要。

胆道闭锁术后门脉高压症的治疗，随着胆道闭锁术后长期存活病例的增加，自 70 年代以来对门脉高压症的治疗主要以简便、安全、疗效佳的内窥镜下硬化疗法 (EIS) 及内窥镜下食管静脉结扎术 (EVL) 为主，而采用脾切除加分流术或脾切除加断流术者日渐减少。即使门脉高压伴脾功亢进时，也以考虑脾部分栓塞 (PSE) 为宜，如 PSE 后再次出血者，可考虑 EIS 并用。有报告术后反复出现胆管炎的晚期并发症除门静脉高压症、脾功亢进及肝硬化以外还有部分病儿出现肝内胆管扩张症，根据肝内胆管扩张的类型，采用肝门部再吻合或肝移植术。

胆道闭锁术后长期存活的病儿，营养维持亦不可忽视，易引起脂肪、脂溶性维生素缺乏，应定期检查适当补给。

肝移植治疗胆道闭锁：1963 年 3 月 1 日世界肝脏移植的先驱者和奠基人 Starzl 在美国丹佛市首先为一胆道闭锁的三岁患儿实施了原位肝移植，同年，他又做了四例同样手术，虽然术后短期内患儿死亡，但初步开启了人类肝移植的历史。在国外经历了 60 年代的试用阶段和应用阶段后，进入 80 年代后，由于新一代的免疫移植剂的相继问世，以及各项技术的提高，肝移植以前所未有的速度发展，并取得了鼓舞人心的成就。目前即有人认为胆道闭锁行肝移植术是唯一的治疗方法。近年来，随着肝移植新术式的应用，抗排斥药物的不断更新，儿童肝移植一年存活率达到 85 ～ 90%。日本自 1989 年为胆道闭锁行肝移植成功以后，开辟了肝移植治疗胆道闭锁的新时代，日本京都大学免疫移植中心对 197 例胆道闭锁行肝移植，其中一次 Kasai 肝门部肝空肠吻合术后失败行肝移植的生存率为 91.8%，二次 Kasai 手术后行肝移植的生存率为 73.1%。近来一次 Kasai 手术失败再次手术的病例日益减少，胆道闭锁行肝移植的手术适应证为晚期病例及肝门部肝肠吻合术，术后失败的病例。大约 1/3 的胆道闭锁 Kasai 手术患儿可以长期存活，其余2/3 仍需肝移植。活体肝移植自 1989 年 7 月澳大利亚医师成功开展以来，世界各地开展此手术总例数已逾千例，供肝由病儿的双亲提供，术后应用免疫抑制剂，很少出现抗排斥反应。

目前对胆道闭锁的治疗方法，尽管有肝门肝肠吻合术和肝移植两种方法，肝移植有长足的进展，无论在我国还是在国外，仍是一种复杂、昂贵和死亡率较高的治疗手段，应强调早期诊断早期行 Kasai 手术，当 Kasai 手术失败或就诊较晚的病例考虑肝移植，这样将会使胆道闭锁的疗效有更大的提高。

十、预后

对胆道闭锁行 Kasai 肝门肝肠吻合术以来，目前亚洲各地已广泛开展此手术，如在生后 60 天以内手术，胆汁排出率可达 90% 以上，黄疸消退后的生存率达 50%。有报告对肝门肝肠吻合术后 20 年以上存活病例进行随访观察，在获随访的 30 例中 22 例 (73%)优良，日常生活正常，6 例有各种并发症，2 例较差。其中 4 例已婚女性，有 2 例各生 1名婴儿。

第九节　先天性巨结肠

一、诊断要点

(1) 突出症状是腹胀、便秘、呕吐。绝大多数在生后 2 日出现。生后 1～2 天后尚无胎便排出，或每日排出少量胎便，拖延 1 周之久始转为黄色粪便。腹胀严重者可吐胆汁样或粪便样物。腹部皮肤紧张而发亮。上述症状可自行缓解，过一段时间后又反复发作。

(2) 肛门指诊轻缓进入时，常可感觉病变段肠管呈痉挛性狭窄，手指拔出时胎粪或气体随之而出。

(3) 易并发细菌性或病毒肠炎、表现为发烧、腹泻、脱水、一般情况迅速恶化。

二、辅助检查

1. X 线检查

(1) 直立前后位平片：低位肠梗阻征象，典型者可见扩张的降结肠，直肠内充气，表现为盆腔空白。

(2) 钡剂灌肠 X 线：可见结肠、直肠扩张和痉挛交界处直径明显差别，部分新生儿病例，结肠代偿性扩张尚未形成，直径差异不显著，可 24 小时后复查钡剂滞留情况，以助诊断。

2. 活体检查

对于腹胀明显，经盐水洗肠后仍不能缓解，须急症探查，行肠造瘘同时取直肠壁浆肌层活检。

3. 直肠黏膜组织化学测定法

吸吮或摘取直肠黏膜作组织化学测定，乙酰胆碱酯酶 (AchE) 组织化学主要表现为固有层以上出现深褐色增生的胆碱能神经纤维，酶活性增强，又称"阳性神经"，黏膜下层中见到粗大神经干，本法对新生儿巨结肠诊断正常率非常高。

三、鉴别诊断

(1) 新生儿肠闭锁：生后无正常胎粪排出，盐水洗肠粪便量极少或仅为白色黏液样物。腹片可见闭锁之上多个大液平面。下腹空白充气。钡剂肠显示结肠细小 (胎小型结肠)。

(2) 新生儿腹膜炎：腹胀、呕吐、便少、发烧等症状，常能找到原发病因，如肺炎、脐炎、败血症，无胎便延迟史。

(3) 新生儿坏死性小肠结肠炎；与先天性巨结肠伴发小肠结肠炎难鉴别。本症多为早产儿，生后有窒息、缺氧、休克的病史，且有便血，X 线平片肠壁有气囊肿。

(4) 特发性巨结肠：新生儿婴儿期排便完全正常，童年期才出现症状，间歇性便秘，X 线检查见痉挛狭窄段，自肛门以上全部结肠均扩大。

(5) 器质性巨结肠：直肠内外肿块、炎性狭窄等。

(6) 其他原因：

①呆小症患儿新生儿期可有便秘、腹胀。

②大脑发育不良，大脑萎缩、小头畸形。

③维生素 B_1 缺乏可损坏肠壁神经节细胞，导致获得性巨结肠。

④继发性巨结肠、肛门闭锁、狭窄、术后排便不畅，大便长期滞留而引起。

四、治疗

1. 非手术治疗

(1) 加强营养和护理。

(2) 使用泻剂、开塞露、盐水灌肠等措施维持排便。

2. 肠造瘘术

(1) 非手术治疗无效者。

(2) 用于全身情况差，不能接受根治术者。

瘘口应作在痉挛段近端，肠壁神经组织正常部位，一般乙状结肠道瘘即可解决问题，又不影响根治术，造瘘同时切除肠壁组织做病理检查。

3. 巨结肠根据治术

一般情况好，于生后 1 月即可行根治术。

优点：年龄愈小，病变愈局限，根治效果愈好。可免除日后发生巨结肠危象等严重并发症。

(1) 术前准备：

①清洁肠道：盐水洗肠，每日 1 次，共 1 周。

②术前 5 天予口抗生素及术前 2 天给维生素 K。

③予高蛋白、高维生素、少渣饮食，输血及血浆，白蛋白等。

④术前查生化常规、纠正电解质紊乱。

⑤配血备用。

(2) 手术要点：

①放置导尿管。

②左下腹旁正中切口，上至脐水平，下达耻骨上。

③切开膀胱腹膜反折，显露并保护输尿管。

④根据病变情况及血管分布，判断切除范围。一般切除之近端在结肠形态外观正常的部位即可，至少距痉挛段 16 ～ 20 厘米 (新生儿可适当减少)。必要时应游离脾曲，原

则是要有足够的切除，以免复发。

⑤在直肠进入小骨盆以上约2厘米处，相当于耻骨水平，横断直肠，内翻缝合封闭。

⑥处理直肠上、乙状结肠动脉。必要时处理左结肠动、静脉，沿直肠后骶前间隙游离直达肛门。

⑦术者转至会阴部，先行扩肛，在齿状线处切开肛门后半环，将肛管与括约肌分开，伸入直肠间隙。

⑧将结肠近端由此拖出，注意应无张力，肠管不要扭转，系膜血管不要紧张或受压。

⑨腹部手术组利用直肠残端缝线与拖出之结肠前壁固定5～6外，并修补盆底腹膜。

⑩会阴部手术组将拖出之扩张段结肠切除，注意系膜缘应妥善止血。将结肠断端后半环以铬制肠线与齿状线部肛管后壁缝合固定。在腹部手术组的配合下将直肠残端自肛门翻出套入环钳之上叶中，下叶插入拖出之结肠，对合钳夹固定。

(3) 术后处理：

①胃肠减压直至恢复肠蠕动。

②臀部抬高位，勿使环钳受压。手术第三日后应每日扣紧环钳，使钳夹物于术后第5～7日坏死脱落。

③保持会阴部清洁，定时及大便后冲洗。

(4) 术后并发症

①术后感染：可发生腹部切口感染、腹膜炎、盆内感染，严重者可发展为败血症。应重视术前肠道准备，术中注意无菌操作，必要时可放置骶部盆腔引流。

②闸门症候群：闸门症候群是Duhamel手术后，结肠、直肠间隔因吻合口挛缩狭窄延伸的矩形瓣呈闸门样改变而出现便秘、腹胀、腹部粪块、大便频繁或失禁等一系列症状。预防措施是应正常掌握钳夹器放置的深度，一般为5cm左右，保留4～9cm直肠前壁，以利排便反射。

③大便失禁：是因直肠后结肠拖出术损伤盆腔神经丛和部分肛门内括约肌所致，严重者可发生黏膜外翻。可在一定时间内观察，等待排便反射的建立。如黏膜外翻过后可加以修整。

④吻合口破裂：为一严重并发症，可造成腹腔及盆腔内严重感染。手术中应保证肠管无张力，并将前壁固定于直肠残端上，环钳不应过早脱落。一旦发生吻合破裂，患儿情况危重，应先作结肠造瘘术，待情况好转后，再行彻底治疗。

第十节　小儿肠梗阻

一、概述

肠道内容物不能顺利地在肠腔内通过时，称为肠梗阻。新生儿多由先天畸形引起；儿童多因肠粘连及蛔虫所致。

二、诊断要点

(1) 阵发性腹痛或哭闹。呕吐，吐出胃、肠内容物。腹胀、便秘。新生儿肠梗阻以呕吐为主。常无正常胎便排出。

(2) 急性病容，有脱水征，重者可休克。

(3) 腹部体征：多有腹胀。有时可见肠型及蠕动波。如有血运障碍可出现腹膜刺激症状。听诊时可闻及高调或气过水声。麻痹性梗阻，肠鸣音消失。指肛检查常无粪便排出，有时可触及肿物，有直肠狭窄或上肠空虚感。

三、辅助诊断

1. 化验室检查

应测血常规、尿常规、尿酮体等。必要时包括 CO_2 结合力、氯、钾、钠、非蛋白氮等，以了解脱水及电解质紊乱程度，并便于纠正。

2. X 线检查

(1) 腹部立位平片，可见多数液平面。

(2) 钡餐灌肠：肠回转不全，见回盲部位置异常；小肠闭锁，显示胎儿型结肠；巨结肠，可见结肠扩张及痉挛段等。

3. 钡餐上消化道检查

经以上方法仍不能确诊者作此项检查。婴儿可用胃管注入稀薄钡剂，检查完毕后立即抽出胃内残留之钡剂。

四、分类

1. 机械性肠梗阻

(1) 先天肠闭锁、肠狭窄。

(2) 先天性肠回转不全。

(3) 环状胰腺。

(4) 肠重复畸形。

(5) 先天性肛门闭锁。

(6) 嵌顿疝 (腹股沟斜疝、膈疝、内疝等)。

(7) 美克耳氏憩室导致肠套叠、肠扭转粘连性梗阻。

(8) 胎便性腹膜炎所致粘连性梗阻。

(9) 胎便性肠梗阻。

2. 后天性肠梗阻

(1) 肠套迭。

(2) 蛔虫性肠梗阻。

(3) 粘连性肠梗阻 (手术后、腹腔结核、腹膜炎等所致)。

(4) 胃肠道肿瘤或胃肠道外肿瘤压迫所致。

(5) 肠扭转。

(6) 粪石、异物等。

3. 动力性肠梗阻

(1) 先天性：先天性巨结肠。

(2) 后天性：

①麻痹性肠梗阻：腹膜炎、严重感染、中毒缺钾等。

②痉挛性肠梗阻：蛔虫、毒素等引起。

五、鉴别诊断

肠梗阻之诊断确立后，尚需确定梗阻部位、性质、原因等。

(1) 机械性与动力性肠梗阻的鉴别 (表 4-2)。

完全性或部分性梗阻的鉴别：完全性梗阻，无排便的排气；仅少数在梗阻早期，可将梗阻部位以上积存少量粪全排出。部分性梗阻可仍有排气排便。

(2) 单纯性或绞窄性梗阻的鉴别：机械性梗阻仅有肠腔不通而无血运障碍，单纯性肠梗阻；若伴有血动障碍，为绞窄性肠梗阻 (表 4-3)。

六、治疗

(一) 一般治疗

(1) 禁食及有效的胃肠减压。

(2) 输液纠正脱水及电解质紊乱。

(3) 酌情使用抗菌素。

(二) 非手术治疗

中药、穴位治疗适用于早期单纯性机械性肠梗阻及动力性肠梗阻。

(1) 植物油 (豆油、花生油、芝麻油、棉籽油等) 疗法：经彻底胃肠减压后，胃管注入 40 ～ 60 毫升植物油，夹管 4 ～ 6 小时。

表 4-2　　机械性与动力性肠梗阻鉴别

	机械性	动力性
病因	肠道或肠外组织有器质性的病变，引起肠内容物不能通过	某些中毒、神经疾患、炎症等因素，使肠管肌肉痉挛或麻痹而失去蠕动能力
腹痛	阵发性绞痛	钝痛或腹胀痛
呕吐及腹胀	高位梗阻呕吐出现早，腹胀轻；低位梗阻呕吐出现晚，腹胀重	肠胃道胀满所致之溢出性呕吐，腹胀明显
体征	腹部有时可见	腹胀呈均匀性，无蠕动性，肠鸣音消失
X 线立位腹平片	小肠扩张充气有液平面	小肠结肠均扩张有充气及液平面

表 4-3　　单纯性与绞窄性肠梗阻鉴别

	单纯性	绞窄性
腹痛	阵发性绞痛，有间歇性	早期为阵发性，晚期为持续性
体温	正常	升高
血便	无	部分病人可排出血便或血水样便
休克	无	可早期出现休克
体征	腹部压痛不明显，无腹膜刺激症状，无移动性浊音	腹部可扪及痛性肿块，后期出现肌紧张、压痛、反跳痛，并有移动性浊音
腹腔穿刺	阴性	有血性液抽出
白细胞	血容量充足时不高	升高
X 线检查	肠管充气有液平面，空肠黏膜皱襞显著	显示有孤立的充气肠袢，呈圆形，或假性肿瘤阴影；空肠皱襞可消失

(2) 中药：先做有效彻底的胃肠减压，然后注入药液。大承气汤：大黄三钱 (后下) 芒硝六钱，厚朴五钱，枳实二钱 (6 岁量)，水煎后由胃管注入，如呕吐剧烈可分次注入，夹管 4 ～ 6 小时。观察 6 小时若无效，病情许可时，可重复使用。

(3) 穴位治疗：取穴足三里，内庭、天枢、合谷、中脘等穴。呕吐加内关。

(4) 新斯的明 0.1 毫克 / 岁 / 次，皮下注射。

(5) 其他：如用空气灌肠复位治疗肠套叠；手法回纳法治疗嵌顿疝等。

（三）手术治疗

1. 手术指征

(1) 绞窄性肠梗阻。

(2) 先天性畸形及肿瘤所致之肠梗阻。

(3) 经非手术疗法来缓解，病情加重或伴有腹膜炎者。

2. 术前准备

(1) 输液或输血，纠正电解质紊乱及脱水。如有休克、应使血压回升且稳定在 10.75kPa(80mmHg) 以上，再进行手术。

(2) 如有高烧，应予降温。

(3) 应完成有效，彻底的胃肠减压，防止麻醉后呕吐误吸。

3. 手术原则

(1) 手术应简单，迅速，以恢复肠管通畅为主。

(2) 探查肠管时，应自一端开始，避免重复和不必要的操作，不要有遗漏。

(3) 操作要轻柔，以免加重肠管损伤，并应注意无菌操作。

(4) 根据术中所见，可选用以上方法：①粘连带切除术或粘连松解术。②肠切除吻合术。③肠吻合术 (捷径吻合)。④结肠造瘘术 (小肠造瘘术已很少采用)。

4. 术后处理

(1) 继续胃肠减压致排气排便。

(2) 使用抗菌素。

(3) 促进肠蠕动恢复：穴位治疗；服用理气中药；新斯的明皮下注射，药量同前。

第十一节　小儿阑尾炎

一、急性阑尾炎

急性阑尾炎为小儿腹部外科学最常见的疾病。发病年龄以 6 ～ 12 岁多见，占 90%；3 岁以下少见，新生儿罕见。男孩发病略多于女孩。近年来由于医学技术进步，小儿急性阑尾炎的死亡率明显下降，国内外死亡率大都下降至 0.1% 以下。但婴幼儿诊断困难，穿孔率高，术后并发症多，国内文献报道死亡率约为 2% 左右。

(一) 小儿阑尾炎发病特点

1. 发病率低

小儿阑尾炎发病率较成人低，婴幼儿发病率更低。因婴幼儿阑尾开口大，呈漏斗状，阑尾腔不宜梗阻；加之婴儿吃奶，食物残渣少等。

2. 易穿孔

小儿全身防御功能差，抵抗力低。阑尾管壁较薄，如有炎症易穿孔。

3. 易并发腹膜炎

小儿大网膜发育不全，较短薄，穿孔后炎症不宜局限，常致弥漫性腹膜炎。

4. 全身症状重

婴幼儿发病后全身中毒症状重。穿孔率高，术后并发症多。

5. 压痛部位变异

大小儿盲肠位置较高，相对游离，活动度大，而阑尾系膜又相对较长，因而压痛部位不一定均在麦氏点。

6. 误诊率高

小儿年龄越小，病史越不确切，症状亦不典型，检查又不合作，易误诊。

7. 特殊类型多

小儿异位阑尾炎发病率高，寄生虫性阑尾炎亦较成人多见。

（二）病因

阑尾炎的病因是多方面的。主要为阑尾腔梗阻、细菌感染和神经反射等因素相互作用、相互影响。

1. 阑尾腔梗阻

造成阑尾腔梗阻的原因有：①粪石、异物、寄生虫等。②阑尾壁淋巴滤泡增生，纤维结缔组织增厚或管腔疤痕狭窄等。③阑尾位置异常造成曲折、扭转。以上因素使阑尾腔发生不全或完全梗阻，阑尾腔内压力增高，阑尾壁血运障碍，致继发细菌感染。

2. 细菌感染

阑尾腔内黏膜损害，可使肠道细菌侵入。细菌亦可通过血运及淋巴进入阑尾。急性阑尾炎的致病菌 60% 以上为需氧菌和厌氧菌的混合感染。需氧菌以大肠杆菌、链球菌、绿脓杆菌等多见；厌氧菌以类杆菌为主，其中以脆弱类杆菌多见。

3. 神经反射作用

胃肠道机能紊乱，神经调节功能失调，使阑尾壁肌肉和血管发生反射性痉挛，造成阑尾腔梗阻和血供障碍，使阑尾黏膜受损，引起感染。

（三）病理

1. 单纯性阑尾炎

阑尾外观轻度肿胀，浆膜面充血，腔内可见黏膜充血水肿，重者可有浅表溃疡。镜检黏膜下层有多形核细胞浸润，炎症逐渐向肌层和浆膜层扩展。

2. 化脓性阑尾炎

阑尾明显肿胀，浆膜面高度充血，有脓性渗出物附着。镜检各层组织均有炎性细胞浸润，并可见壁间小脓肿，黏膜面有溃疡和坏死，阑尾腔内常有积脓。病情发展可发生穿孔。

3. 坏疽性阑尾炎

外观阑尾壁因坏死呈暗紫色，变粗，壁薄，失去光泽和弹性。腔内有暗红色脓液。

镜检阑尾壁全层坏死，有大量炎性细胞浸润，极易穿孔。三种病理类型为阑尾炎进展的不同阶段，可有不同转化。单纯性阑尾炎如炎症消退可痊愈并遗留疤痕，是阑尾炎复发的基础。化脓和坏疽性阑尾炎穿孔后可致弥漫性腹膜炎或阑尾周围脓肿，亦可在穿孔前阑尾即被大网膜或周围肠管粘连形成炎性包块。

（四）临床表现

急性阑尾炎的主要症状与成人类似，但由于小儿年龄和临床各型阑尾炎病理表现不同，其症状、体征及体检方法等均存在差异。

1. 儿童阑尾炎

(1) 症状

①腹痛典型腹痛为脐周或上腹痛，数小时后转移至右下腹痛，即为转移性腹痛。腹痛性质多为持续性钝痛，可伴阵发性加剧。阑尾腔梗阻的病儿可有剧烈的阵发性绞痛。少数小儿腹痛一开始即位于右下腹。穿孔后形成弥漫性腹膜炎可致全腹痛。

②胃肠道症状腹痛发生后几小时内既有呕吐，一般次数不多，呕吐为胃内容物，晚期呕吐多见于阑尾穿孔腹膜炎或肠梗阻所致。部分病儿可有便秘，少数有腹泻。

③发热一般初为低烧，不超过38℃。大多为先腹痛后发热。如阑尾穿孔、腹膜炎或阑尾脓肿形成则可有高热。此外小儿还可有精神不振、嗜睡或厌食等症状。

(2) 体征

①全身情况早期可有低热。晚期阑尾穿孔可出现中毒症状，如高热，脉搏增快且弱等。如呕吐频繁可有脱水和酸中毒。

②检查方法检查腹部前要耐心接近病儿，取得信任与合作。疑为阑尾炎，应先检查左下腹，其次左上腹、右上腹，最后检查右下腹。检查时应先浅扪腹部，了解大概情况后再行深部扣诊，然后再行两侧腹肌比较，有无肌紧张及反跳痛等。并须多次重复检查，以明确部位。

③腹部体征早期表现为右下腹固定压痛，腹肌不紧张或轻度紧张，压痛点不一定均位于麦氏点，常随阑尾位置变异而改变。腹肌紧张程度也与炎症严重程度相平衡。如腹腔内炎性渗出多，则压痛范围响应扩大。如发展成弥漫性腹膜炎，可出现全腹压痛及肌紧张，但仍以右下腹压痛最明显，并可伴腹胀。叩诊可有移动性浊音。肠鸣音减弱或消失。如已形成阑尾脓肿，右下腹可扣及压痛性包块，不活动，早期边缘不清，晚期边界清楚。

④其他体征反跳痛(Blumberg征)阳性，说明有腹膜炎存在；结肠充气实验阳性则支持阑尾炎诊断；腰大肌试验阳性示阑尾可能为后位；闭孔肌试验阳性示阑尾位置低(盆位)。

2. 婴幼儿阑尾炎

婴幼儿阑尾炎一般指3岁或5岁以内小儿，约占10%左右，其症状不典型，检查不合作，病情发展快，易误诊。穿孔率高。

(1) 症状

①腹痛往往表现为哭闹不安，但不能指出腹痛的确切部位，在轻拍或颠簸腹部时，哭闹加剧，出现拒振、拒拍等现象。

②胃肠道症状发病早期出现呕吐，部分婴幼儿呕吐可出现于腹痛之前，初为反射性呕吐，后土胆汁样物。穿孔后弥漫性腹膜炎时呕吐可频繁，并伴腹胀。婴幼儿出现腹泻较多见，可由于盆位阑尾或盆腔内渗液刺激直肠所致。

③发热发病早期即可有发热，有的为高热。50% 体温在 38.5℃ 以上，此外还有烦躁、倦怠、嗜睡、拒食等症状。

(2) 体征

①全身情况高热并伴中毒症状，精神不振、拒食、脉搏明显增快，部分病儿有脱水及酸中毒表现。

②腹部检查方法及体征婴幼儿腹壁肌肉薄弱，肌紧张不明显。扪诊应遵循"先不痛（区）后痛（区），先轻压后重压，两侧比较，反复多次"的原则。如检查仍有困难，可采用等待患儿入睡或加用镇静剂后再检查。如阑尾已穿孔，腹胀如球形，有压痛及肌紧张，还可有移动性浊音、肠鸣音减弱等弥漫性腹膜炎体征。少数病儿可局限形成阑尾周围脓肿，右下腹扪及压痛性包块。直肠指诊对婴幼儿阑尾炎的诊断价值较大，同时可作双合诊检查，表现为直肠内右上触痛及触及炎性包块。有腹膜炎的病儿行右下腹部腹腔穿刺，如抽出脓性渗出液，经图片镜检可确诊。

3. 新生儿阑尾炎

本型罕见，国内仅有个案报道。由于诊断困难，穿孔率及死亡率均高。临床表现以哭闹、拒奶、发热、呕吐为主。腹部体征有腹胀，全腹压痛。腹肌紧张较难体会。但新生儿腹膜炎可表现腹壁红肿，甚至水肿，叩诊鼓音，有移动性浊音，肠鸣音消失。腹腔穿刺可抽出炎性渗出液。部分病儿腹部平片膈下可见游离气体。有报道先天性巨结肠症可并发新生儿阑尾穿孔。亦有人认为新生儿阑尾炎乃坏死性小肠结肠炎在阑尾的一种表现。新生儿阑尾炎术前不宜确诊，往往以腹膜炎剖腹探查于术中证实。

（五）辅助检查

1. 化验

白细胞计数增高，中性 85% 以上。尿粪常规一般正常。如阑尾邻近输尿管或膀胱，尿内可能有少量红、白细胞。有报道测定血清 C 反应蛋白明显增高，血浆纤维结合蛋白值降低。此两项测定可作为术前判断阑尾炎症程度的辅助指标。

2. 腹部平片

对诊断帮助不大，缺乏特异性。约 10% 左右病例可见到阑尾粪石影。新生儿阑尾炎部分病例可见膈下游离气体。腹部平片阴性，不能排除阑尾炎。

3. 钡灌肠检查

急性期作此检查有一定危险，可导致穿孔。目前急性期已不作此项检查，仅用于慢性阑尾炎或慢性腹痛患者。

4. B超检查

近年来通过高频加压超声显像诊断阑尾炎。此方法确诊率可达90%以上。B超下正常阑尾不显像。B超诊断急性阑尾炎可出现假阴性。另外B超如发现肠系膜淋巴结肿大、输尿管结石或局限性肠炎等，而阑尾不显示，则可排除急性阑尾炎。B超为无损伤性检查，确诊率高。

5. CT诊断

早期阑尾炎帮助不大，CT结果正常并不能排除阑尾炎。CT可协助诊断阑尾周围脓肿，对疑难病例方可应用。

（六）诊断

根据典型病史，右下腹痛或有哭闹、发热、呕吐等症状，右下腹有固定压痛和肌紧张，白细胞增高等，可诊断为急性阑尾炎。婴幼儿病史不典型，检查不合作，部分病例诊断有困难时应留院严密观察，抗炎输液治疗。一般经数小时观察即可明确诊断。

（七）鉴别诊断

1. 急性肠系膜淋巴结炎

临床上常与急性阑尾炎相混淆。肠系膜淋巴结炎多有上呼吸道感染史，发热可发生于腹痛前，有时可高热；腹痛呈不规则间歇性疼痛，多不剧烈，无转移性腹痛；很少呕吐；咽部检查有充血或扁桃体肿大；右下腹压痛范围广，位置偏高，并近中线，压痛可不固定，无腹肌紧张；少数可扪及肿大淋巴结。B超可协助诊断，经抗炎及数小时观察，病情可明显好转。如经观察治疗腹痛不见好转，又不能排除阑尾炎时，应手术探查。

2. 急性肠胃炎

有不洁饮食史，先发热，后腹痛，以呕吐、腹泻为主，腹痛时有排便感，排便后腹痛可暂缓解；检查腹部柔软，全腹无固定压痛，无肌紧张，肠鸣可亢进。大便化验有脓细胞。

3. 肺炎或胸膜炎

可有反射性右下腹痛，患儿有高热，鼻翼扇动，呼吸增快；肺部可听到湿性啰音或摩擦音，呼吸音减低，X线胸片可确诊。

4. 肠痉挛

由蛔虫或其他原因引起肠痉挛，可表现为阵发性脐周痛，腹痛部位不固定，全腹无压痛及肌紧张，不发热，白细胞不增高，腹痛短时间内可消失。

5. 过敏性紫癜

剧烈阵发性腹痛，可有呕血或便血，还有关节疼痛，肢体有出血性皮疹。腹部压痛不固定，无肌紧张。

6. 急性坏死性肠炎

发病急，高热，腹痛，呕吐及有中毒症状，还有腹泻和血便；腹部检查全腹胀，压痛不固定；如有肠坏死，腹腔穿刺可抽出血性液。

7. 美克尔憩室炎

症状及体征与急性阑尾炎难以鉴别。如以往有便血史应考虑本病。术中如发现阑尾正常，应探查距回盲部100cm以内的回肠，以明确诊断。

8. 卵巢囊肿蒂扭转

女孩突发腹痛，呈阵发性，并伴呕吐，右下腹有压痛，行腹部直肠双合诊可触到球形囊性包块，腹穿腹水为血性，B超可确诊。

9. 原发性腹膜炎

发病急，高热伴腹痛、呕吐等，有全身中毒症状，全腹压痛及肌紧张；白细胞明显增高，与早期阑尾炎病史不符；腹腔穿刺可抽出渗出液，涂片发现革兰氏阳性球菌。

（八）治疗

1. 一般手术

(1) 手术适应证①急性单纯性阑尾炎、化脓性阑尾炎及坏疽性阑尾炎；②阑尾穿孔并发局限或弥漫性腹膜炎；③复发性阑尾炎；④慢性阑尾炎急性发作；⑤寄生虫引起的急性阑尾炎。

(2) 术前准备禁食、输液，纠正脱水和电解质紊乱。如有腹膜炎应行胃肠减压。高热应降温至38.5℃以下。术前选用有效抗生素。目前已知阑尾炎60%以上为需氧菌与厌氧菌混合感染，因此首选药物以氨苄青霉素、庆大霉素及甲硝唑三者联合应用，亦可先锋霉素及甲硝唑合用。

(3) 手术处理原则

①切口选择常用右下腹斜切口，亦可作麦氏点处横切口。如为弥漫性腹膜炎或诊断可疑者行右腹直肌切口。

②寻找阑尾一般将回肠推向内上方，找到盲肠，沿结肠带追踪可找到阑尾。亦可沿回肠末端向回盲部寻找，如仍未找到，则可切开侧腹膜，将盲肠向内侧翻转寻找。

③切除阑尾顺行法阑尾切除术，为先分离结扎阑尾系膜，后行阑尾根部结扎，切除阑尾，残端行荷包缝合埋入盲肠内。如盲肠炎症水肿，则不作荷包，残端以阑尾系膜覆盖。如顺行法切除困难，可行逆行法。即先处理阑尾根部，结扎切断阑尾，后处理阑尾系膜，切除阑尾。如粘连严重，无法暴露阑尾，可行黏膜下阑尾切除术。即处理阑尾根部后，将阑尾黏膜完整剥除，仅留下阑尾浆肌层不予处理。

④腹腔探查术中如发现阑尾外观正常或与临床诊断不符时，应切除阑尾后行腹腔全面探查。注意有无美克尔憩室炎、肠系膜淋巴结炎或女孩盆腔附件疾患。

⑤冲洗及引流如腹腔有渗液,应常规送培养。阑尾已穿孔病儿应探查腹腔内有无粪石、异物或蛔虫等遗留。如为局限性腹膜炎,吸尽局部脓液不行腹腔冲洗。弥漫性腹膜炎应用大量生理盐水或抗生素溶液冲洗腹腔。冲洗后原则上不需放置腹腔引流。如阑尾残端处理不满意,有可能发生肠瘘者;腹腔内渗血不排除再出血者;或阑尾周围脓肿形成者,则可放置腹腔引流管。

(4) 术后处理

术后输液、抗炎,肠蠕动恢复后可进食。阑尾穿孔腹膜炎者术后取半坐位。如腹胀应行胃肠减压。有高热应降温。严密观察并发症,并给予及时处理。

2. 腹腔镜阑尾切除术

应用腹腔镜在小儿行阑尾切除术在国内早已展开,此术有优点也有缺点。

(1) 优点通过腹腔镜可减少阑尾误切率,全面探查腹腔方便。术后伤口疤痕小,减轻术后疼痛,缩短住院时间,还可避免开腹手术可能引起的并发症。

(2) 缺点对操作不熟练者,腹腔镜手术时间长。术中可发生误伤大血管或内脏等严重并发症,须立即开腹处理。对阑尾穿孔合并腹膜炎且粘连严重者,行腹腔镜切除阑尾有一定困难。

3. 非手术疗法

(1) 适应证①急性单纯性阑尾炎,炎症较轻,而病人又有某些原因不同意行手术者;②阑尾周围脓肿已局限者。

(2) 治疗宜暂禁食,抗炎输液治疗。严密观察病情,如加重应及时手术。对阑尾周围脓肿病儿除用西药外,可加用中药阑尾解毒合剂。治疗中要观察包块变化,如包块增大,脓肿形成,可作 B 超或 CT 检查,根据脓肿部位,行定点穿刺置管引流或手术引流。阑尾炎保守治愈后复发率在 20% 左右,大多于 1 年内复发。故可待再次发病时立即手术,不一定行择期阑尾切除术。

(九) 术后并发症

1. 术后出血

(1) 腹壁切口出血或血肿原因为术中暴露不清,止血不彻底,分离腹壁肌肉撕裂血管后未结扎止血,或电灼止血不完善等。

(2) 腹腔内出血大多为阑尾系膜血管处理不当,如结扎线脱落出血,或术中系膜血管滑脱后盲目钳夹,未能彻底止血等。

(3) 肠道出血阑尾系膜处理不完善,内翻入盲肠的阑尾残端未结扎,或结扎线松脱,致阑尾残端出血,流入肠腔内。

术后腹壁伤口出血或腹腔内出血应再次手术止血。肠道出血一般经非手术治疗均可停止。防治措施为术中止血要彻底,结扎血管要牢靠,不能过松或过紧,有时须贯穿缝合结扎止血。

2. 切口感染

穿孔性阑尾炎切口感染率高。常见原因为：手术时不注意保护切口，被脓液污染；手术操作粗暴；切口止血不彻底，血肿感染；腹腔引流不当等。临床表现为术后 3～5 天发热，切口疼痛，局部红肿压痛，穿刺有脓。处理为拆除部分皮肤缝线，清除伤口内异物及缝线，充分引流。预防方法为注意无菌操作，术中防止切口污染，术后清洗切口，止血应彻底。此外近 10 年来北京儿童医院对右下腹斜切口（麦氏切口）采用不缝合腹膜，腹壁切口抽线缝合法，使切口感染率下降至 0.5%，亦消灭了腹壁切口慢性窦道。

3. 腹腔残余感染或脓肿

可分为肠间隙脓肿、膈下脓肿及盆腔脓肿等。临床表现为术后 5～7 天体温升高，伴腹痛和腹胀。肠间隙脓肿于腹部可扪及局限性包块及压痛。盆腔脓肿主要表现为排便次数增多，伴里急后重，直肠指诊可触及直肠前壁炎性包块，可有张力感。膈下脓肿表现为右季肋部压痛。治疗采用中西医结合治疗，行有效的抗炎及支持疗法。如已形成脓肿，范围超过 3cm 以上，可在 B 超引导下置管引流或手术引流。预防措施为弥漫性腹膜炎患儿术中冲洗腹腔应彻底；如放置引流管应放在合理部位，使引流通畅；术后应用有效抗生素，并采用支持疗法。

4. 术后粘连性肠梗阻

因炎症造成肠管及肠系膜粘连，手术损伤肠壁浆膜，引流管放置不当或留置时间过长，术后腹部严重胀气等所致。早期发生于术后 2 周内，大多可用非手术疗法治愈。采用禁食，胃肠减压，输液抗炎等。还可于胃管内注入中药治疗，常用大承气汤加减。如以上处理无效则应手术治疗。预防方法为术中操作要细致，避免损伤肠壁，减少不必要的腹腔引流；术后腹胀者应行胃肠减压；还可用中药促进肠蠕动恢复，并鼓励术后早期下床活动。

5. 术后粪瘘

原因为盲肠炎症水肿，勉强行荷包缝合；阑尾根部结扎过紧或过松使愈合不良；荷包缝合较大，形成脓肿向肠腔及腹腔穿破；术中肠管损伤未注意；盲肠本身病变未发现或术后早期大量液体高压灌肠，致残端穿破等。临床表现为术后 1 周内伤口有粪汁流出。治疗措施为使伤口引流通畅，保护周围皮肤，抗炎及全身支持治疗。一般均能自愈。如经 3～6 个月不愈，则须手术。预防措施为合理处理残端，盲肠水肿明显时不作荷包缝合；勿误伤肠管；注意盲肠、升结肠有无其他病变及术后两周内忌高压灌肠等。

二、慢性阑尾炎

慢性阑尾炎指阑尾患急性炎症，经非手术疗法治愈后，仍遗留阑尾慢性炎症病变。慢性阑尾炎在小儿少见，仅占阑尾炎病例的 1.28%。其原因为小儿防御机能差，多表现为急性炎症。因此慢性阑尾炎多发生于年长儿童，婴幼儿极少见。

（一）病因

阑尾急性炎症后阑尾壁纤维结缔组织增生，形成疤痕，使阑尾腔狭窄或闭塞；阑尾周围粘连使阑尾扭曲，造成部分梗阻；或阑尾腔内粪石、异物、寄生虫卵堵塞等。以上诸多因素使阑尾腔排空受阻，导致阑尾慢性炎症，反复发作。

（二）病理

阑尾壁有纤维化改变，管腔部分或完全梗阻，黏膜可见陈旧性溃疡及疤痕，并有慢性炎性细胞浸润。

（三）临床症状及体征

多见于 7～12 岁儿童，以往可有急性阑尾炎发作史或阑尾脓肿病史。

1. 右下腹痛

不规则间歇性右下腹疼痛或持续性隐痛，疼痛可轻重不一，一般多为轻度腹痛。发作时间不长，呈慢性反复性发作，一般不影响患儿营养和生活。

2. 胃肠道症状

部分患儿发作时可引起食欲不振、恶心、偶有呕吐，可有轻度腹胀或便秘、腹泻症状。

3. 体征

体温可正常，少数轻度升高。右下腹局限性固定轻压痛，无肌紧张及反跳痛。

（四）辅助检查

1. 化验

白细胞正常或略高，尿及大便检查阴性。

2. X 线检查

部分患儿腹平片可见右下腹粪石影。钡餐或钡灌肠检查可表现阑尾不充盈或部分充盈，阑尾扭曲或排空迟缓。显示的阑尾有明显压痛；如阑尾不显示，则可根据盲肠显示来判断阑尾位置，一般在盲肠内侧有局限性压痛，压痛部位随阑尾或回盲部移动而变化。

3. B 超

B 超诊断慢性阑尾炎帮助不大，但如果 B 超显示右下腹其他疾病时，如囊性或实质性包块、输尿管结石影等，则可排除慢性阑尾炎。

4. 腹腔镜检查

对诊断有一定帮助。

（五）诊断和鉴别诊断

以往有急性阑尾炎病史，右下腹反复发作腹痛，右下腹固定轻压痛，X 线检查阳性，则可诊断为慢性阑尾炎。但由于慢性阑尾炎临床症状常较模糊，确诊不易，必须与一些其他疾病鉴别，如肠痉挛、肠蛔虫症、肠粘连、腹型癫痫、习惯性便秘、肠结核、肠系膜淋巴结核、慢性结肠炎等。临床上必须详细全面检查，完全排除其他可引起右下腹痛的疾患，不能轻易下结论。

（六）治疗

慢性阑尾炎一旦确诊，应行阑尾切除术。因慢性阑尾炎随时可转为急性发作，急性发作时短时间内极易穿孔。在决定手术治疗前应有足够的诊断依据。术中必须检查阑尾有无明显病理性变化。如发现阑尾外观正常，则须进一步全面探查腹腔内脏器有无其他疾患，以免漏诊。一般慢性阑尾炎经手术切除后临床症状即消失。

第五章　肝胆疾病

第一节　小儿外科性黄疸

黄疸，即高胆红素血症，是指肝脏胆红素代谢障碍，血清胆红素浓度升高，临床上出现黄疸。按病因可分为溶血性、肝细胞性、代谢性和阻塞性；按发病机制可分为胆红素产生过多性、滞留性和反流性；按病变发生的部位可分为肝前性、肝性和肝后性。（现在认为比较合理的分类方法是按血中升高的胆红素类型，将胆红素血症分为高结合胆红素血症、高未结合胆红素血症和混合性胆红素血症）。需要外科治疗的黄疸称为外科性黄疸，主要指阻塞性黄疸（表 5-1）。

表 5-1　小儿时期可以引起肝内外胆道梗阻及胆汁淤滞的疾病

分类	疾病
1. 感染性疾病	
(1) 败血症。	各型细菌性败血症
(2) 病毒性肝炎。	甲型肝炎、乙型肝炎、丙型肝炎、丁型肝炎、戊型肝炎、巨细胞病毒、风疹病毒、单纯疱疹病毒、带状疱疹病毒、人疱疹病毒 6 型 (HHV6)、柯萨基病毒、埃可病毒、微小病毒 B19、HIV、水痘、呼肠病毒
(3) 其他。	弓形虫、梅毒、结核
2. 遗传代谢异常	
(1) 氨基酸代谢异常。	遗传性高酪氨酸血症、维生素 P 缺乏导致的肝内胆汁淤积
(2) 脂质代谢异常。	Wolnian 病、Niemann-Pick 病、Gaucher 病
(3) 糖代谢异常。	果糖不耐受症、半乳糖血症、肝糖原病Ⅳ型
(4) 胆汁酸代谢异常。	3-oxo-△4-steroid 5β-reductase 缺乏
	3β-hydroxy-△5-C27-steroid dehydrogenase/isomerase 缺乏
(5) 其他代谢异常	α1 抗胰蛋白酶缺乏症、胰囊泡性纤维症、垂体功能低下、甲状腺功能低下、Zellweger 综合征、新生儿血红蛋白沉着症、乳儿期铜摄取过剩、家族性噬红细胞性淋巴组织增生症、精氨酸酶缺乏症、线粒体肝病、18 三体综合征、Down 综合征、Donahue 综合征
3. 原因不明	新生儿肝炎（特发性）、Alagille 综合征
4. 非症状性肝内胆管减少症	进行性家族性肝内胆汁淤积症 (Byler 综合征)

一、阻塞性黄疸发生机制

阻塞性黄疸是由各种原因引起胆道梗阻所致。当肝外胆管阻塞时，梗阻近端的胆管腔内压力增高，胆管扩张，可使肝内小胆管破裂，含结合胆红素的胆汁直接或由淋巴管反流入血液循环，而引起黄疸。当肝内胆管阻塞，小胆管及毛细胆管受到损伤，使其通透性改变，胆汁的水分外溢，胆汁浓缩黏稠，容易形成胆管内胆栓，加上胆汁外溢，引起胆小管和胆小管周围的炎症，胆流受阻，反流而形成黄疸。此外，肝细胞索肿胀、肝细胞坏死及再生结节等，也是胆管阻塞的原因。

随着病变的进展，患者的黄疸常不是单一的原因所致。如肝外梗阻性黄疸，梗阻时间较长或并发胆管系统感染时，则黄疸发生的机制除梗阻因素外，还有肝细胞损害的因素。严重感染还可直接破坏红细胞而发生溶血，使黄疸的产生原因更加复杂。在溶血性黄疸时，长期贫血、缺氧，红细胞破坏的产物及溶血因素的毒性作用，可引起继发性肝细胞损害。长期反复溶血，胆汁中胆红素、脂类等含量增加，易发生结石，如结石阻塞胆管，可引起梗阻性黄疸。新生儿溶血时由于血流缓慢及胆汁浓缩黏稠，又可继发阻塞性黄疸。

小儿外科性黄疸并非少见，多数为先天性胆道系统发育异常所致的梗阻性黄疸，梗阻时间越长，肝脏功能受损越严重，晚期可导致不可逆性胆汁淤积性肝硬化。因此，要早期鉴别小儿内、外科性黄疸，以免延误手术治疗的时机。

二、常见的小儿外科性黄疸疾病

先天性胆道闭锁在新生儿或婴儿期表现为完全性阻塞性黄疸，黄疸深、重，病变进展快。胆道发育不全及胆总管囊肿引起的胆道不全梗阻或感染(如自发性胆总管穿孔、急性胆囊炎、急性梗阻性毛细胆管炎、肝脓肿)所致的黄疸可见于婴幼儿或较大儿童，黄疸表现为渐进性，部分病例可呈波动性。胆道系统结石、胆道寄生虫及胆管肿瘤多见于学龄期儿童。遗传性球形红细胞增多症，是由于红细胞形态异常使得红细胞在脾脏内破坏过多而出现高未结合胆红素血症，可以通过手术切除脾脏而得到有效治疗。

三、诊断及鉴别诊断

阻塞性黄疸除原发病外，主要临床表现还有以下几方面。

(一)黄疸

与胆道阻塞的程度及持续时间有关。色泽由浅到深，呈淡黄色、金黄色至黄绿色。胆道闭锁所致黄疸在生后1～2周出现，多被认为是生理性黄疸，持续性加重。胆道发育不全病儿的黄疸呈慢性持续性，较为恒定。约半数胆总管囊肿病儿有黄疸史，黄疸呈间歇性，程度较轻。婴幼儿或儿童黄疸伴有高热及右上腹肌紧张及压痛，应考虑到急性胆道系统感染。黄疸婴儿突然发生急性腹膜炎，应考虑到胆总管自发性穿孔的可能。先天性胆总管囊肿病儿同时出现黄疸、腹痛和右上腹肿块者，约占50%，腹部可触及包块者占80%～90%，包块位于右上腹，呈囊性，非感染期无明显压痛，边界清楚。胆总管远端梗阻时，如炎性狭窄、结石、肿瘤等，除近端胆总管扩张外，多伴有胆囊肿大。急性胆囊炎、胆囊积脓时胆囊肿大并有压痛。后天性阻塞性黄疸常同时有肿大的胆囊及增大的肝脏。

（二）粪便的颜色

因为胆道梗阻，胆汁不能排入肠腔或量减少，粪中无胆红素和尿胆原，粪便色淡或呈白陶土色，尿中出现胆红素，将尿布染成黄色。但是重度梗阻性黄疸的病儿的粪便呈黄色，这是血液中胆红素浓度过高，胆红素通过肠壁毛细血管渗入肠腔所致，病儿的泪水、组织液均呈黄色。胆总管囊肿病儿在出现黄疸时，粪便可呈灰白色，炎症及寄生虫所致的梗阻性黄疸，黄疸一般较轻，粪便多无色泽的改变。当有严重梗阻性胆管炎或有寄生虫所致胆道完全性梗阻，粪便始变淡呈陶土色。

（三）皮肤瘙痒

为胆盐在血液中潴留，刺激皮肤神经末梢所致。

（四）肝、脾大

胆道闭锁病儿随日龄增长，肝脏渐增大质硬、边缘钝，病变晚期可以触及肿大的脾脏，是肝硬化后门静脉高压所致充血性脾肿大并可出现凝血机制障碍及腹水。如病变的早期（3周以内）可以触及肿大的脾脏，可能是肝内原因。由于胆汁排出不畅可继发性胆汁淤滞性肝硬化改变；部分胆总管囊肿病儿的肝脏可轻度增大，少数可并发门静脉高压。

（五）脂肪泻及脂溶性维生素（维生素 A、维生素 D、维生素 E、维生素 K）缺乏

肠道内缺乏胆盐，影响脂肪的消化及脂溶性维生素的吸收，表现为出血倾向、骨质疏松等。

四、小儿外科性黄疸的诊断

（一）明确黄疸的类型

依据病史、黄疸的症状及伴随的临床表现、实验室检查及其他辅助检查鉴别小儿内、外科性黄疸。小儿内科性黄疸多为非结合性胆红素血症，除先天性胆红素代谢缺陷外，溶血性疾病、败血症、严重缺氧状态、低血糖症、半乳糖血症、重度脱水、α-抗胰蛋白酶缺乏、药物等因素均可引起。小儿外科性黄疸多为结合性胆红素血症，统称为阻塞性黄疸，可分为肝内淤滞性黄疸和肝外梗阻性黄疸。肝内淤滞性黄疸的病变位于肝内胆小管以上，在小儿可见于病毒性肝炎、肝内毛细胆管炎及肝硬化等。肝外阻塞性黄疸是 1～2 级胆管以下的机械性梗阻，可见于先天性胆道系统发育异常及肝外胆管后天性梗阻。

皮肤脂瘤性纤维瘤：不常见，是胆道阻塞后胆固醇等脂质长期在血液中潴留所致。

（二）实验室检查

新生儿时期黄疸较其他任何年龄常见，病因复杂，主要是先天性胆道闭锁与新生儿肝炎综合征的鉴别，因为两者临床表现相似，但治疗方法不同，胆道闭锁需尽早手术治疗，手术时间在日龄 60 天以内，术后胆汁排出率可达 82%～90%，黄疸消退率为 55%～66%，手术时间延迟，手术效果越差。随病儿日龄增加，肝内病变继续进展，肝细胞变性及肝内胆管系统的损害，可以从组织学上观察到日龄在 60～100 天的病儿肝脏小叶间胆管数显著减少，黄疸消退不显著。因此对每个黄疸病儿应尽快明确病因，选择适当的治疗手段，给予及时治疗。常用的实验室检查方法有以下几种。

1. 胆红素的动态观察

每周测定血清胆红素，如胆红素量随病程趋向下降，则可能是新生儿肝炎。若持续上升则提示为胆道闭锁，但重症肝炎伴有肝外胆道闭锁时，也可能表现为持续上升，鉴别困难。

2. 血清胆汁酸分析

胆道闭锁的总胆酸显著升高，血清内鹅脱氧胆汁酸 (CDC) 占优势，且与胆酸 (C) 的比值 (C/CDC) 小于 1。而新生儿肝炎病儿血清内胆酸占优势，C/CDC 大于 1。应用干燥血液滤纸作血清总胆酸定量法，正常新生儿血清总胆汁酸浓度为 $70.9\pm6.04\mu mol/L$。与传统的肝功指标如血清胆红素、酶学指标相比，作为肝功指标，血清总胆酸更敏感，可以作为判断肝功损害程度的指标。

3. 脂蛋白 -X(LP-X) 定量测定

脂蛋白 -X 是一种低密度脂蛋白，在胆道梗阻时升高。据研究，所有胆道闭锁病儿 LP-X 均升高，且在日龄很小时已呈阳性。新生儿肝炎病儿早期虽为阴性，但随日龄增加也可能转为阳性。若出生已超过 4 周而 LP-X 阴性，可除外胆道闭锁。如 LP-X ≥ 500mg% 则胆道闭锁的可能性大。可以服用胆酪胺（降胆敏）4g/d，共 2～3 周，比较用药前后的指标，如 LP-X 含量下降，则支持新生儿肝炎综合征的诊断；若 LP-X 继续上升，则支持胆道闭锁的诊断。

4. 十二指肠液检查

应用十二指肠引流管收集十二指肠液进行胆红素分析和胆汁酸分析。根据十二指肠引流管无胆汁流出和十二指肠液中胆汁酸缺如可诊断胆道闭锁。国内报告十二指肠液诊断标准，胆红素定量 ≥ $20.52\mu mol/L$，胆汁酸定性阳性为胆汁阳性，胆红素 < $6.84\mu mol/L$，胆汁酸阴性为胆汁阴性。介于两者之间为可疑。确诊率可达 90%。但是可以发生假阴性和假阳性，必要时应作复查。

六、辅助检查

（一）超声检查

为常用的无创检查。可以确定胆囊的有无及大小，若有正常胆囊且收缩功能良好则支持新生儿肝炎。若未见胆囊或见有小胆囊 (1.5cm 以下) 则提示胆道闭锁。肝内胆管梗阻不引起胆囊扩张，胆总管下端梗阻可有胆囊扩张。并可观察胆总管的口径，有无扩张及程度。结石多呈强回声光团，有时胆总管结石与胆管壁之间呈一圈液性暗区。

(二) 穿刺病理组织学检查

一般主张经皮肝穿刺活检或经皮肝穿刺造影及活检。文献报道肝穿刺没有严重的并发症。新生儿肝炎的特点是小叶结构排列不整齐，肝细胞坏死，巨细胞性变和门脉炎症。胆道闭锁主要表现为胆小管明显增生和胆汁栓塞，门脉周围纤维化，但有的标本亦可以见到多核巨细胞。因此，肝活检有时会发生诊断困难，甚至错误，有 10% ～ 15% 病例不能凭此作出诊断。

(三) 肝胆动态核素显像

应用新的显像剂，如氮亚胺醋酸 (IDA) 及其同类物 ^{99m}Tc-DIDA、^{99m}Tc-PIPIDA 等，有较高的肝细胞提取率，用于诊断由于结构异常所致的胆道不全性梗阻，如胆总管囊肿或肝外胆管狭窄。当完全梗阻时，则扫描时肠道未见显影，可作为重症肝内胆汁淤积的鉴别。在胆道闭锁早期，肝细胞功能良好，注射后连续追踪扫描，5 分钟显现肝影，但以后未见胆道显影，甚至 24 小时后亦未见胆道显影。当新生儿肝炎时，虽然肝细胞功能较差，但肝外胆道通畅，因而肠道显影。诊断胆道闭锁的敏感性 97%，特异性 82%，准确性 91%。近年，随着影像学的进展，可以应用 ^{99m}Tc-PHytate 肝扫描，计算肝 / 脾比率以估计肝硬化的严重程度。^{99m}Tc-PTM 肝胆扫描，计算胆流值，判断胆汁流出状况。

(四) 逆行性胰管胆管造影 (ERCP)

在十二指肠镜下进行逆行性胰管胆管造影，能够正确诊断胆道闭锁。高度怀疑胆管扩张，且原因不明者，ERCP 为有价值的检查方法。但检查是侵袭性的，必须在麻醉下进行，有一定的技术难度，且具有危险性。

(五) 磁共振胰胆管造影 (MRCP)

有助于了解胆管、胰管的关系、是否有畸形、扩张程度等，属无创检查，但检查时间长、噪声大，有时需要用镇静剂。

(六) 强化 CT、三维重建

可以更加清晰地了解肝脏、肝门部结构及相互关系，对于诊断及手术有指导意义。

(七) 纤维腹腔镜检查

在镜下观察肝脏形态、大小及表面情况，了解胆道走向，管径及有无畸形。当腹腔镜查见无胆囊或有体积小而发育不良的胆囊时，可高度怀疑胆道闭锁。在直视下穿刺胆囊或胆囊床下的肝实质，注入造影剂，在透视下观察有无正常肝内胆管及造影剂能否进入胆囊或十二指肠，可为诊断提供可靠依据。

七、小儿外科性黄疸的外科治疗

(一) 外科治疗的目的

进一步明确胆道梗阻的原因，消除胆道梗阻的病因，重建、疏通或恢复胆道，改善肝脏淤胆状态。对于新生儿期梗阻性黄疸，通过临床及以上辅助检查方法仍难以作出诊断及鉴别诊断的，宜尽早手术探查，以免影响治疗效果。

(二) 外科手术治疗的原则

(1) 消除胆道梗阻的病因，如先天性胆道畸形、结石、肿瘤及压迫胆道的因素。

(2) 胆道重建的原则：疏通胆汁向肠道排泄，尽量符合生理要求。

(3) 通过抗反流手术措施，尽可能防止消化道内容物的反流，避免上行性胆道感染。

(三) 手术治疗方法的选择

1. 根治性手术

彻底切除病灶或矫正先天性畸形，建立通畅的胆路，如先天性胆道闭锁时需行肝门空肠吻合术，胆总管囊肿切除、肝总管空肠吻合术等。

2. 胆道引流术

用于梗阻性黄疸病儿，以暂时性减轻黄疸，有助于肝脏功能的恢复及全身情况的改善，为根治性手术作准备或作为姑息性治疗。

3. 肝脏移植

随着小儿肝移植的进展，活体肝移植以胆道闭锁为受体者在半数以上，据报道术后第一年生存率 70% ～ 90%。移植后病儿生活质量提高，因此肝移植治疗胆道闭锁的价值已经明确，但对其最佳移植时期的选择仍有待商讨。目前认为 Kasai 手术与肝移植术两者是相辅相成的关系，肝门空肠吻合术用于胆道初期的处理，如果手术效果差、预后不良，则宜选择肝移植。术前血清透明质酸＞ 200μg/L 患儿，多在 5 岁前死亡或需要接受肝脏移植，此项预测的阳性率为 88%；而术后 HA 的纵向变化可以反映每个患儿的临床状况。这对于制订 EHBA 的治疗计划是无价的，能使预后不良的患儿及其家人有充足的时间为肝脏移植做准备，并且能选择最佳时机进行肝脏移植。

八、小儿腹腔镜应用于婴幼儿阻塞性黄疸的手术配合

(一) 术前准备

1. 术前评估

术前应对患儿一般健康状况、年龄、营养状况、水、电解质和酸碱平衡状况详细掌握。有呼吸道感染、发热者给予抗感染治疗纠正脱水及酸碱、电解质紊乱后再行手术。对有严重呼吸道感染、先天性心脏病、心功能不全和心律失常的患儿，禁忌做腹腔镜手术。

2. 患儿准备

术前 1 天，作好患儿家属心理护理，检查患儿皮肤准备情况，特别要注意患儿脐部

皮肤是否清洁。交代家属术前禁食禁饮时间和重要性。

3. 仪器、器械准备

准备 5mm 镜头、5mm 的 Trocar 3 个、圆头钳 2 个、分离钳 2 个、剪刀 1 把、钛夹钳 1 把、钛夹若干个、电凝线及电凝钩。耐高温的器械采用高压蒸气灭菌，镜头用低温等离子灭菌。腹腔镜设备 1 套，90℃的蒸馏水。

4. 手术间准备

术前 30min 调节室温 24 ～ 26℃，床上加铺恒温毯并预热，注意保暖，防止术中婴儿低体温。

(二) 术中配合

1. 巡回护士配合

巡回护士与麻醉医生及手术医生共同核对患儿的个人信息、手术和用药信息后建立静脉通道，尽量选择上肢较粗大的直静脉。协助麻醉医生行全麻气管插管。将负极板粘贴于患儿背部或臀部并与皮肤完全接触。妥善固定好患儿并采取仰卧位，连接好摄像系统及光源线并调节黑白平衡，打开 CO_2 气腹机，将气腹压调至 8 ～ 10mmHg(1mmHg=0.133kPa)。如需中转开腹，应与洗手护士认真清点台上物品，并记录，做好开腹手术配合。术中需行胆道造影以便了解肝内外胆管、共同管及胰管的形态特征，巡回护士须将垫于患儿背部的体位垫撤掉，再与术者调整摆放位置以便胆道造影完全清晰。

2. 洗手护士配合

提前 20min 刷手，整理器械台，协助医生消毒铺巾，与巡回护士认真清点台上物品。传递 Trocar 前要安装好封闭帽、严防漏气。使用腹腔镜前应用热蒸馏水泡镜，以防画面不清晰。及时清除操作器械上的血迹、焦痂等。术中传递器械快、准、稳，应尽量缩短手术时间。若术中用到钛夹，应注意防止其脱落，并注意清点钛夹数量。

(三) 术后处理

手术完成后立即放平患儿并协助麻醉医生拔管，擦干患儿身上的血液，按摩受压侧，同时应注意保暖。腔镜手术器械须拆开零件，置多酶液中浸泡 5 ～ 10min 后清洗干净。电刀线、摄像头、导光束等用清水抹洗干净，避免过度弯曲、受压或扭拧。

第二节　小儿肝脓肿

肝脏受到感染后，因未及时正确处理而形成肝脓肿。常见有细菌性和阿米巴性两种，儿童期多发于 5 岁以下，临床表现有发热、肝区疼痛和肝脏大。近年来因有各类新型有效抗生素的应用，细菌性肝脓肿发生率明显降低。

一、病因

从肝脓肿处发现的微生物差异较大，但是基本上反映胆道和肠道的菌群。在最近的研究中，多数患者的细菌培养阳性，且半数以上寄生着一种以上的微生物。在多数病例中，最常见的需氧微生物包括大肠埃希菌、金黄色葡萄球菌、克雷伯菌和肠球菌。最常见的厌氧菌是类杆菌、厌氧链球菌和梭形杆菌属。肝脏血运丰富，血液在血窦内流动，窦内的库普弗细胞有吞噬作用，一般在肝脏不易发生脓肿。但当小儿抵抗力下降，肝脏受损害、细菌毒力过强时及其他因素如恶性肿瘤、微血栓、灌注不良，或先天性、后天性胆道或血管梗阻等因素的影响，便可继发细菌增殖、组织侵袭和脓肿形成。

细菌侵入肝脏的途径有以下几种。

(1) 经门静脉系统：这是细菌侵入的主要途径。门静脉的血液进入肝脏有固定的流向，肠系膜上静脉的血液主要进入肝右叶，脾静脉和肠系膜下静脉的血液主要进入肝左叶。因而，消化道某些部位的化脓性病变可引起肝脏相应部位的脓肿，如化脓性阑尾炎、梅克尔憩室炎、菌痢等。新生儿脐炎也可通过脐静脉 – 门静脉途径引起肝脓肿。

(2) 经肝动脉系统：全身各部的化脓性病灶，如疖肿、骨髓炎、败血症均可经血液循环导致肝脓肿。

(3) 经胆道系统：小儿可因胆总管囊肿、胆道蛔虫，胆总管结石、恶性胆总管梗阻等而继发胆道感染、化脓性胆管炎，如感染不能控制，细菌可逆行播散，形成肝脓肿。

(4) 由肝下或膈下感染直接扩散：如膈下脓肿、肾周围脓肿、右侧脓胸等。

(5) 其他。

肝脏外伤、肝脏肿瘤继发感染或腹腔手术后感染腹膜炎等也可出现肝脓肿。

细菌性肝脓肿的部位主要在肝脏右叶，约占总病例的80%。约12%患儿发生于肝左叶。左右叶同时发生者少见。多发脓肿较单发脓肿多见，大脓肿往往是由许多多发性小脓肿破溃融合而成。

二、病理

与正常相比，肝脓肿大体观呈黄色，被褐色的肝实质包围。肝脏通常肿大，在腔内充满脓液的部位，触之有波动。受累的肝包膜有炎症反应，肝脏经常与邻近的脏器或膈肌粘连。但小的深藏肝实质的脓肿少有这种表现。

三、临床表现

1. 寒战、高热

体温常可高达 39 ～ 40℃，多表现为弛张热，伴有大量出汗、恶心、呕吐、食欲缺乏和周身乏力。

2. 持续性肝区疼痛和肝大

肝区钝痛或胀痛，有的可伴右肩牵涉痛，右下胸及肝区叩击痛，肿大的肝有压痛。

3. 其他

严重者出现黄疸或腹水，低蛋白血症、营养不良等周身中毒症状。

四、诊断与鉴别诊断

细菌性肝脓肿常常因其临床症状无特异性而不易在早期做出诊断，应根据临床表现及辅助检查全面考虑。

(1) 病史、体检同临床表现。

(2) 实验室检查。白细胞计数及中性粒细胞均明显增高，可见中毒颗粒和核左移现象。红细胞及血红蛋白可下降。肝功能可呈现不同程度的异常，血清转氨酶、碱性磷酸酶可轻度升高。

(3) 影像学检查。

① B 超检查：依脓肿形成的不同阶段有不同表现。早期肝脓肿：肝内局部出现低回声区，其内回声不均匀，或呈等回声光团，边界欠清晰。液化不全脓肿：脓肿呈无回声区，或称液性暗区，边缘不光滑。无回声区内见较多粗回声光点，分布不均匀，伴有后方回声增强。典型肝脓肿：脓肿无回声区边缘清晰，切面常呈圆形或类圆形，伴后方回声增强效应，内有细小光点回声。小儿细菌性肝脓肿行 B 型超声或彩超检查，阳性率达100%。B 超可以测定脓肿部位、大小及距体表深度，为确定脓肿穿刺点或手术引流进路提供了方便，可作为首选的检查方法。B 超定位细菌性肝脓肿穿刺时，穿刺脓液除做细菌涂片检查和培养外，应做抗生素敏感试验，以便选择有效抗菌药物。

② X 线检查：肝阴影增大，右膈肌抬高、局限性隆起和活动受限，或伴有右下肺肺段不张、胸膜反应或胸腔积液甚至脓胸等。

③ CT 检查。

A. 大多数脓肿显示为低密度病灶，CT 值介于单纯性囊肿和实质性肿瘤之间，然而少数脓肿近乎水样密度。

B. 大约 20% 的患者在低密度病灶内见到气体，有助于本病的诊断。

C. 边缘征增强后扫描，脓腔边缘组织密度高于正常肝脏，但是脓腔中央并不增强，见于 5% ～ 40% 病例。但此征并非特异性，它也可见于肿瘤坏死、血管瘤和感染性囊肿。

D. 双靶征由中央部分低密度区，周围高密度区，再周围低密度环组成，据报道在动态增强 CT 扫描时见于 1/3 患者。此征较边缘征有特异性。

五、鉴别诊断

1. 阿米巴肝脓肿

有阿米巴痢疾史，起病较缓慢，脓肿较大，多为单发，位于肝右叶，脓液呈巧克力色，无臭味，脓腔壁内可找到阿米巴滋养体，若无混合感染，脓液细菌培养阴性。粪便检查部分患者可找到阿米巴滋养体或包囊以抗阿米巴药物诊断性治疗后症状好转。

2. 膈下脓肿

两者可同时存在，但膈下脓肿大多数发生在手术后或消化道穿孔之后，如十二指肠溃疡穿孔、胆管化脓性疾病、阑尾炎穿孔，脓液常发生于右膈下；胃穿孔、脾切除术后感染，脓肿常发生在左膈下。膈下脓肿一旦形成，可表现明显的全身症状，而局部症状隐匿为其特点。全身症状表现高热，乏力、厌食、消瘦等。局部症状以右季肋部疼痛为明显，向右肩部放射。X 线透视可见患侧膈肌升高，随呼吸活动度受限或消失，肋膈脚模糊，积液。X 线片可显示胸膜反应、胸腔积液、肺下叶部分不张等。B 超或 CT 检查对膈下脓肿的诊断及鉴别诊断有重要意义。特别是在 B 超引导下行诊断性穿刺，不仅可帮助定性诊断，而且，对于小的脓肿可在穿刺抽脓后注入抗生素治疗。

3. 肝棘球蚴病

肝棘球蚴病又称肝包虫病，是犬绦虫 (棘球绦虫) 的囊状幼虫寄生在肝脏所致的一种寄生虫病。诊断主要根据棘球蚴病的流行病区，有无密切接触史，病程缓慢，肝区呈囊性肿大，血中嗜酸性多核粒细胞增高。包虫囊液皮内试验 (casoni 试验) 阳性率可达90% ~ 93%，补体结合试验阳性。

六、治疗

1. 非手术疗法

对急性期肝局限性炎症，脓肿尚未形成或多发性小脓肿，应非手术治疗。在治疗原发病灶的同时，使用大剂量的有效抗生素和全身支持治疗，以控制炎症，促使脓肿吸收自愈。由于肝脓肿病原菌以大肠埃希菌和金黄色葡萄球菌、厌氧性细菌多见，在未确定致病菌之前，可先用广谱抗生素，待细菌培养及抗生素敏感试验结果，再决定是否调整抗菌药物。另一方面，细菌性肝脓肿患儿中毒症状严重，全身状况较差，故在应用大剂量抗生素的同时，应积极补液，纠正水与电解质紊乱，给予维生素 B、维生素 C、维生素 K，必要时可反复多次输入小剂量新鲜血液、血浆和白蛋白，以纠正低蛋白血症；或采用静脉高营养，改善肝功能和增强机体抵抗力，提高疗效。

经抗生素及支持治疗，多数患儿可望治愈。多数小脓肿全身抗生素治疗不能控制者，可经肝动脉或门静脉内置导管应用抗生素。单个较大的化脓性肝脓肿可在 B 超引导下穿刺吸脓，尽可能吸尽脓液后注入抗生素至脓腔内，如果患者全身反应好转，超声检查显示脓腔缩小，也可数日后重复穿刺吸脓。

近年来，B 超引导下经皮穿刺置管引流也广泛采用。本法治疗急性细菌性肝脓肿具有操作简单、安全性高、疗效确切、对患儿损伤小等优点。经皮穿刺肝脓肿置管引流可适用于直径 > 5cm 的单发性脓肿，如为多发性脓肿，可将较大的脓肿引流。适宜于 B 超显示液性暗区明显，穿刺脓液稀薄患者。如患儿病情危重不能耐受手术或拒绝手术治疗也可行穿刺置管。一般在 B 超引导下，取距脓肿最近的路径进针，多采用套管针，在穿刺证实进入脓腔后，抽吸脓液，采取脓液行细菌培养及药敏检查，之后，尽量抽尽脓液，注入抗生素溶液。放置引流管,并与皮肤缝合固定。经皮穿刺脓肿置管引流应注意。

(1) 对婴幼儿在穿刺前应给予镇静剂,以防止术中病儿躁动,导致肝脏损伤、其他器官损伤、出血等并发症。

(2) 穿刺置管时应注意定位要准确,选择脓肿最表浅部位,可避免损伤大血管和胆管。

(3) 引流管内径应在 2.5 ~ 3.5cm,不宜太细,太细则引流不畅,易阻塞;太粗对肝脏损伤过大,容易造成出血、胆瘘等并发症;并定时用抗生素溶液冲洗引流管,保持其通畅。

(4) 引流管应固定确切,最好与皮肤缝合,防止脱出。

(5) 拔管时间不宜过早,一般在无脓液引流后 3 天或 B 超显示脓肿直径< 1cm 时才能拔除。

2. 手术治疗

(1) 脓肿切开引流术:对于较大的脓肿,估计有穿破可能或已穿破并引起腹膜炎、脓胸,以及胆源性肝脓肿或慢性肝脓肿者,在应用抗生素治疗的同时,应积极进行脓肿切开引流术。中毒症状重,脓肿直径,脓液黏稠,脓腔呈蜂窝状,经置管引流失败的患儿也应及时行脓肿切开引流。近年来,由于广泛应用 B 超引导下穿刺吸脓或置管引流治疗肝脓肿,经前侧或后侧腹膜外脓肿切开引流术已很少采用,现在多采用经腹腔切开引流术。手术方法:取右肋缘下斜切口 (右肝脓肿) 或作经腹直肌切口 (左肝脓肿),入腹后,探查肝,确定脓肿部位,用湿盐水纱布垫保护手术野四周,以免脓液扩散污染腹腔。经穿刺证实脓肿,沿针头方向用直血管钳插入脓腔,排出脓液,再用手指伸入脓腔,分离腔内间隔,用生理盐水冲洗脓腔,吸尽脓液后,脓腔内放置橡皮管引流。对于较大的多发性脓肿,术中应根据 B 超定位,对肝脏表浅而大的脓肿切开引流,深部的较大脓肿可试行穿刺抽脓。经腹腔切开引流术可做到充分而有效的引流,不仅可确定肝脓肿的诊断,同时还可以探查腹腔,对伴发的疾病予以及时处理,如对伴有急性化脓性胆管炎患者,可同时进行胆总管切开引流术。

(2) 肝切除术:对于慢性厚壁肝脓肿和脓肿切开引流后脓肿壁不塌陷,留有死腔或窦道长期流脓不愈,以及肝叶多发性脓肿且该肝叶已严重破坏,失去正常功能者,可行肝叶切除术。急诊肝叶切除术,因有使炎症扩散的危险,一般不宜施行。

(五) 术后并发症及预防

细菌性肝脓肿如得不到及时、有效的治疗,脓肿可向邻近器官或组织结构穿破,引起严重的并发症,如右肝脓肿向膈下间隙穿破可形成膈下脓肿;也可再穿破膈肌而形成脓胸,穿破肺组织至气管,形成支气管胸膜瘘;如同时穿破胆道,则形成支气管胆瘘。左肝脓肿可穿破至心包,发生心包积脓。脓肿可破溃入腹腔引起腹膜炎。预防措施包括以下几方面。

(1) 早期诊断细菌性肝脓肿,及时采取有效措施。

(2) 合理应用抗生素,根据细菌培养结果选用有效抗生素。

(3) 密切观察病情，及时穿刺抽脓、置管引流或转开腹手术。

(4) 加强支持治疗，应积极补液，纠正水电解质紊乱，必要时多次给予小剂量新鲜血液和血浆。

(5) 早期发现并发症，及时处理。

七、护理

(一)严密观察病情

(1) 小儿细菌性肝脓肿病程较长，全身中毒症状重，表现为持续高热。因此，要严密观察体温，每 4h 测 1 次体温，高热时应随时测体温，要积极控制体温，防止惊厥发生。首选物理降温，必要时药物降温，汗湿衣服要随时更换，以免受凉。鼓励患儿多饮水，做好皮肤和口腔护理。

(2) 对病情重、全身中毒症状重及术后的患儿给予床边心电监护，观察心率、呼吸、血压、血氧饱和度的变化，直至病情稳定。监测血压时，要定时松开血压计袖带片刻或更换另一侧肢体，以减少持续充气测压影响肢体血液循环，避免持续测压对患儿带来的不适。

(二)饮食护理

由于肝脏受损、发热等患儿食欲差，营养失调，我们给患儿制定饮食计划，在发热期给予清淡易消化的流质和半流质，恢复期给予高蛋白、高维生素、高热量、易消化饮食。鼓励家属给患儿提供喜爱的食物，注意食物色、香、味及适宜的温度。若进食量太少，术后可静脉补充所需营养物质(白蛋白、血浆、氨基酸等)。

(三)引流管的护理

经皮穿刺置管和经腹腔行脓肿切开引流术引流管的管理是手术成功的关键，是护理工作的重点。要向家属介绍留置引流管对疾病恢复的意义，取得家属的配合，妥善固定引流管，保持各引流管通畅，防止扭曲、阻塞、受压、脱出，每日更换引流袋，脓多时可随时更换，定时用抗生素溶液冲洗引流管，防止引流管因脓液太稠或脓栓将引流管堵塞。观察引流物的量、颜色、性状，准确记录 24h 出入量，以便给医师提供可靠的治疗依据，维持水、电解质平衡。术后给予半卧位，有利于引流物流出，对胸腔闭式引流的患儿应密切观察引流瓶中水柱波动情况，定时挤压引流管，如水柱无波动，嘱患儿咳嗽或深呼吸；如水柱仍无波动，提示引流管可能阻塞，应及时检查原因，采取措施，使引流通畅。胸腔引流管拔管后 24h 内观察有无呼吸困难，局部伤口有无漏气、渗液渗血，皮下有无气肿，一旦发现上述情况，应及时与医师联系并及时处理。

(四)健康宣教

脓胸患儿拔出胸腔引流管后应每日训练患儿作深呼吸 1～2 次，每次 15min 左右，同时教会患儿练习吹气、吹口哨等来帮助肺扩张，防止发生肺不张。对患儿和家属进行与该病有关的卫生宣教，搞好个人卫生，防止疾病复发。

第三节 肝母细胞瘤

肝母细胞瘤是小儿最常见的肝脏原发性恶性肿瘤，在肝脏原发性恶性肿瘤中占50%～60%，占所有的肝脏肿瘤病变的25%～45%。东南亚地区的发病率高于欧洲及北美地区。多见于婴幼儿，尤以生后1～2年发病最多见，3岁以下者占85%～90%。男女之比为3:2～2:1，男性明显多于女性。国内学者曾报道4例先天性肝母细胞瘤，1例为8个月早产患儿因难产出生后即死亡，因肝大行剖检及病理检查证实为肝母细胞瘤，1例生后2天因腹胀、呼吸衰竭死亡，剖检证实。另外2例均因生后发现肝大、腹胀，于生后1个月手术诊断。一组研究提示发病年龄平均1.6岁，1岁以下者占54%，3岁以下者占88%。近10年来国内报道的成人发病病例已经超过10例。

一、病因机制

尽管肝母细胞瘤的详细发病机制尚未完全明了，但一般认为这是一种胚胎性肿瘤。可能是在胚胎发育时期肝脏细胞的增生与分化发生异常，至胎儿期或出生后肝脏内仍存在未成熟的肝脏的胚胎性组织，而这些组织异常的持续增生，形成发育幼稚的组织块而可能转化为恶性的母细胞瘤。这种恶性肿瘤形成的病理过程可能发生于胎儿晚期，也有可能至成人期后才发病，临床上最多见仍为发生于婴幼儿期。

近年来诸多学者进行了不同角度的病因和发病机制的研究，认为其可能与如下的因素有关。

(一)染色体异常

在许多小儿的恶性肿瘤中都会见到染色体异常。肝母细胞瘤在11号染色体常有11p11.5的杂合子的丢失。11p位点是纯合性突变型等位基因所在，被称为WAGR位点，即与肾母细胞瘤、无虹膜、生殖系统畸形、智力发育迟缓有关，在此位点的异常易发生先天性发育畸形和胚胎性肿瘤。因此临床上常发现合并存在肾母细胞瘤的病例。一组18例肝母细胞瘤的小儿病例，6例显示11p11.5位点的杂合子的丢失。所有的6例等位基因的缺失均是源于母系的染色体部分，而父系的染色体的相关基因表达正常。也有报道染色体的异常发生在2号和20号染色体的三体型(trisomy2，trisomy20)，有趣的是，这与胚胎型横纹肌肉瘤有类似的染色体异常的表现。

(二)遗传因素的影响

大多数病例都是散发的，但也有家族性发病的报道。有学者报告4个家庭中有同胞的兄弟或姐妹发生肝母细胞瘤，其中1对同胞兄弟合并伴有中枢神经系统的异常，1对同时伴有肝糖原累积症 1B，而另一对有多发性家族性腺瘤性息肉病的家族史。

（三）与低出生体重有关

近年来随着新生儿医疗技术水平的提高，极低出生体重儿的生存率明显提高。但随之发现这些病例发生肝母细胞瘤的比例增加。日本学者提出出生体重低于 1000g 时，发生本病的危险性大增。日本小儿恶性肿瘤登记中心的资料表明，50% 的肝母细胞瘤病例出生体重低于 1000go 大阪医学中心母子保健研究所的一组报告共 5 例发生肝母细胞瘤，占所有极低出生体重儿的 0.5%。5 例的出生体重为 554 ～ 750g，平均 654g，为妊娠 23 ～ 29 周的早产。

（四）与妊娠期的各种外界不良因素有关

近年有报道发病与母亲的口服避孕药及应用促性腺激素有关。另有研究证实与母亲孕期大量饮酒，导致的胎儿酒精综合征有关。

（五）肝母细胞瘤发生的可能病程

随着对肝母细胞瘤认识的深入，对其肿瘤发生的可能病程也有了新的认识。尽管有在胎儿期发病的报道，但大部分的发病在婴幼儿时期，甚至有成人发病者。提示胚胎性的幼稚细胞的癌基因是在出生以后由于某些因素的刺激而突变转为初始癌细胞，其发生、发展是一个较长的过程。一般认为其发病过程可以分为四个阶段。

(1) 原位肿瘤期：从初始癌细胞至临床诊断前期。此时病理可见胚胎性肝细胞、未分化细胞等。AFP 等各项临床检查均正常，诊断极为困难。

(2) 亚临床期，即典型的临床表现出现以前。此时虽无症状，但 AFP、肝脏 CT 扫描、DSA 血管造影检查、MRI、B 超检查等均能提示肝脏肿瘤的存在。

(3) 临床期，已有症状，肿瘤明显增生，临床分期常在 II 期以上。

(4) 晚期，临床分期常在 III 期以上，常有黄疸、腹水甚至远处转移或表现为巨大的肝脏肿瘤瘤体。

从以上的病程来看，其发生、发展都需要一定的时间，了解可能的发病因素，针对高危病例积极进行监测，争取在亚临床期获得早期诊断，对提高治愈率和长期存活率具有重要的意义。

二、病理和病理分型

肝母细胞瘤可发生于肝左叶或右叶，以右叶为多。甚至有发生于肝外的迷走肝组织的肝母细胞瘤，近年有腹膜后或腹腔内其他位置的肝脏外肝母细胞瘤的个案报道。肝母细胞瘤大多表现为肝内单个球形或分叶状融合的实性肿块，常使肝叶变形或移位。肿瘤多呈圆形，半数有包膜，但其包膜多非真性的纤维性组织，而是被肿瘤挤压变扁的一层肝组织。肿瘤表面多有粗大的屈曲、显露的血管。早期为单一的瘤体，后逐渐向周围肝组织浸润、扩张，使肝脏呈结节性增大甚至呈巨大的肿块。笔者进行过多例巨大的肝母细胞瘤手术，瘤体的重量占到体重的 1/8，甚至达到体重的 1/5，此为一例 6 个月患儿，切除瘤肝 1550g，而手术前患儿带瘤时体重则为 7800g。

肿瘤切面颜色多样，依胆汁和脂肪的含量而定，分化较好的肿瘤呈淡黄绿色，质地均匀，而低分化的肿瘤瘤体呈白色甚至鱼肉状，常有瘤体内的出血及坏死区域。与成人肝癌有明显差异的一个特点是小儿病例极少合并肝硬化。小儿肝脏左叶比右叶大，肝脏再生能力远比成人旺盛。这一特点尤以新生儿为甚。小儿在肝脏广泛切除手术后，反应较轻。笔者曾有 1 例 45 天日龄 4000g 体重的肝脏肿瘤患儿经验，手术切除 450g 的右三叶瘤肝，约占整个肝脏体积的 80% 左右。手术后出现黄疸，但两周自然消退，一个月后发现残肝明显增生。

肝母细胞瘤根据其所含组织成分可分为上皮型和混合型。上皮型瘤细胞分化程度从高至低分别是胎儿型、胚胎型和间变型。混合型是在以上皮为主的结构中出现部分间叶成分，常见的是成熟的骨、软骨及骨样组织，偶可见类似纤维肉瘤或肌源性肉瘤的梭形细胞。上皮型较混合型多见。一组 24 例病例统计中，上皮型 22 例，其中胎儿型 12 例，胚胎型 7 例和间变型 3 例，3 型之间成分有移行现象。2 例混合型为大量以胚胎型上皮为主的上皮成分中出现小灶性成熟的软骨和骨样组织。

但对临床病例的大量病理组织学研究发现，并非所有的肝母细胞瘤的组织细胞都似胎儿或胚胎期的肝脏组织细胞形态，以上的分类并不能完全包容所有的病理发现。日本病理学会小儿肿瘤组织分类委员会按照肿瘤组织的分化程度提出高分化型 well differentiated type，低分化型 poorly differentiated type 和未分化型 immature type 三类。

（一）高分化型肝母细胞瘤

细胞呈立方形或多角形，细胞质丰富，多为嗜酸性。可见细胞有糖原和胆汁的产生。细胞核呈圆形，核仁量中等，核分裂象较少。细胞形成肝小叶，细胞间时常可见髓外造血或血管湖。该型相当于胎儿型。

（二）低分化型肝母细胞瘤

细胞呈立方形或梭形，与高分化型相比，细胞质较少，几乎看不到有产生糖原和胆汁的细胞。核仁量较高分化型明显增多，常见核分裂象。细胞不形成肝小叶，肿瘤细胞间结合脆弱。髓外造血少见，但可见到血管湖。该型相当于胚胎型。

（三）未分化型肝母细胞瘤

细胞呈圆形或梭状型，有时除了显示上皮性的细胞的排列以外，就细胞形态来讲难以与小细胞的肉瘤相鉴别。细胞质缺乏，完全没有产生糖原和胆汁的细胞。细胞核仁丰富，核分裂象较少。该型相当于间变型。

三、生物学特性与预后的关系

肝母细胞瘤的预后与组织类型有关，根据组织类型可估计预后，胎儿型最好，其次为胚胎型，间变型最差，混合型则视上皮和间叶成分的分化程度而异。国外报道胎儿型的 6 年生存率可达 71% ～ 100%，而胚胎型则仅为 20% ～ 31%。Schmidt 等对 29 例肝母细胞瘤作 DNA 分析发现，胎儿型常为二倍体，胚胎型和间变型以非整倍体多见，且二倍体预后较非整倍体好。但也有一些学者认为组织类型和染色体倍体都与预后无明显关系。

有学者对 24 例小儿肝细胞瘤进行临床病理分析和组织学分型，其中 18 例做 7 种标记的免疫组织化学研究，对手术病例进行随访观察。结果：上皮型肝母细胞瘤 22 例，其中胎儿型 13 例，胚胎型 7 例和间变型 3 例；上皮间叶混合型 2 例。细胞角蛋白、甲胎蛋白、S-100 蛋白和波型蛋白在肿瘤细胞质的表达分别为 14、10、9 例和 4 例，癌胚抗原、P53 和 p16 蛋白在肿瘤细胞核的表达分别为 11 例、9 例和 7 例。手术完整切除肿瘤 12 例中存活 10 例，8 例生存期超过 5 年。所有存活病例均为胎儿型。认为肝母细胞瘤可分为若干组织类型，不同组织类型的免疫表达各异，组织类型和预后有关。对胎儿型肝母细胞瘤，只要早期诊断和完整切除，是可能完全治愈的。2000 年至 2010 年，日本儿童肝脏肿瘤研究协会 (JPLT) 报道，在 212 例 HB 患儿中发现，107 例存在 CTNNB1 基因突变，56 例存在 CTNNB1 基因外显子 3 的变异；总共约有 80% 的基因存在突变，其中包括 APC 基因和 Axin 蛋白基因。免疫组织化学显示，β- 连环蛋白积聚在 Wnt 信号畸变的肿瘤细胞中，大多数 Wnt 的信号靶基因，如细胞周期蛋白 D1 细胞凋亡抑制蛋白 (Survivin) 和原癌基因 (Myc 基因) 都存在高表达现象。

近年来国外学者对肝母细胞瘤的系列免疫组织化学研究发现，该肿瘤对 CK、AFP、CEA、波形蛋白、S-100 蛋白等均出现不同的阳性率研究发现，肝母细胞瘤上皮成分对上皮标记物阳性表达以 CK 最高，其次是 CEA 和 AFP，此外尚有 S-100 蛋白和波形蛋白的表达。AFP 在胎儿型的阳性表达高于其他类型，且大多同时伴有血清 AFP 升高，提示 AFP 的表达与肿瘤细胞分化呈正相关。相反，S-100 蛋白和波形蛋白在胚胎型和间变型阳性表达较高，提示其与肿瘤细胞分化呈负相关，这种分化差的细胞具有多方向分化迹象。有研究报告肝母细胞瘤 P53 蛋白阳性表达率为 66%；且以间变型最高，骨和软骨成分也有表达。这一组 18 例中 9 例上皮成分细胞核 P53 阳性，其中胎儿型 3 例，间变型 2 例和 1 例混合型的胚胎型上皮。有关 P16 蛋白在该肿瘤细胞的免疫表达尚未见报道。本组 18 例中，细胞核和细胞质阳性 7 例，细胞质阳性 10 例，包括各种组织类型。

四、临床表现

发病初期多不典型，相当一部分是在家长为患儿更衣或洗澡时偶然发现右上腹部的肿块，后期会出现上腹部或全腹膨隆、恶心呕吐、食欲缺乏、体重减轻、腹泻、腹壁静脉曲张、发热、黄疸等表现。因肿瘤迅速增大使包膜张力加大而出现腹部胀痛。部分患儿肿瘤向胸腔方向生长，以致腹部肿块不甚明显，而因肿瘤抬高膈肌，主要表现为呼吸困难。

体检时可触及肝脏，呈弥漫性或结节性肿大，瘤块高低不等，质硬。有时伴有脾脏肿大，腹壁静脉显露或曲张，作者曾遇到两例因肿瘤破裂腹痛、腹肌紧张、腹腔穿刺有较多不凝血液而急诊行剖腹探查。晚期病情进展迅速，不久即出现恶病质，另外一个临床特点为常伴有发热，体温可达 39～40℃。另有作者报道极为罕见的病例，因肝母细胞瘤的瘤体内含有产生性激素的组织成分，大约 3% 病例表现为性器官发育异常及耻毛出现。典型的肉眼黄疸不常见，但胆红素增高的患儿不少。

另一少见的表现形式是因肿瘤而产生明显的骨质疏松，其机制可能是形成骨基质的蛋白质合成障碍或胆固醇过多，直接影响骨骼的结构所致，以致在较轻微的外力下即可能发生病理性骨折。极个别病例伴有杵状指或半身肥大。

五、诊断

根据病史、临床表现及实验室检查来诊断中晚期病例并不困难，但较难发现早期病例。

（一）实验室检查

90%～100% 的患儿血清甲胎蛋白 (AFP) 明显增高，对于本病的诊断有特异性的价值，并与肿瘤的增长呈正相关关系，是临床上作为诊断和手术后随访检测的重要指标。其阳性率与肿瘤的组织病理学类型有关，以胎儿细胞肿瘤产生的 AFP 更多。

另外，血清 LDH、胆固醇、碱性磷酸酶也有增高的报道。早期肝功能多正常，中晚期则会出现较明显的肝功能紊乱。

（二）影像学诊断

影像学诊断的目的不是单纯为了获得肝脏恶性肿瘤的诊断，必须在此诊断的基础上明确是单发性的还是多发性的，与周围重要组织器官的关系，有无完全手术切除的可能。

目前常用的检查方法有 B 超检查、CT、MRI、血管造影等。与其他的腹部肿块的诊断不同，对于小儿肝母细胞瘤血管造影具有重要的意义，可以作为手术前介入治疗的手段，也可为手术提供非常有效的影像学指导，但技术要求高，操作较复杂，且给患儿带来一定的痛苦。近年借助计算机辅助手术系统进行 CT 原始影像三维重建、手术规划和计算机虚拟手术技术，为精准肝脏手术提供了极为有效的技术支持。

1. CT 表现

(1) 平扫：可见肝实性肿块，多由数个结节聚合成大块状，其边缘为高或等密度，中心呈低密度或高低不等密度。

(2) 增强扫描：在动脉期增强可见多个结节状增强染色征象，门静脉期肿瘤呈低密度，中心有不规则更低密度区域，为肿瘤坏死所致。有的肿瘤内含类似骨组织成分，CT 可显示钙化灶。CT 平扫示右肝可见巨块状低密度占位性病变，边缘比较光滑，密度不均，内部可见不规则更低密度区域，其内斑点状钙化。增强示肿瘤可见增强，门静脉期肿瘤呈低密度，中心坏死无增强，肝内胆管扩张。

2. B 超检查

超声检查可明确肿块的部位和性质，区别实质性抑或囊性。可以较好地判断门静脉或肝静脉内是否有瘤栓的存在。另外可以作为是否有肾脏、脾内转移的简便易行的检查手段。

3. MRI 检查

诊断价值与 CT 相仿。但其三维成像的影像对肿瘤与肝脏血管和周围器官、组织关系的了解具有重要的意义。对于鉴别肿瘤的性质也较 CT 为好。

4. 其他检查

胸部的 X 线片检查可以了解有无肺转移和横膈抬高。肝脏穿刺活检及腹腔镜在诊断不明或肿瘤巨大不能切除者可以应用，以明确诊断、估计肿瘤范围、是否粘连及侵及周围器官、指导手术前化疗用药等。

六、鉴别诊断

（一）肝内良性肿瘤

患儿一般情况良好，肿块增长缓慢，血清甲胎蛋白阴性等，一般不难加以鉴别。但对于新生儿及小婴儿的肝脏错构瘤，有时较难鉴别。因正常新生儿血清甲胎蛋白水平即较高，有时通过影像学甚至剖腹探查也难以明确判断。

（二）肝内转移瘤

根据存在原发瘤或有患恶性肿瘤的既往史，容易想到肝内转移瘤的可能，小儿神经母细胞瘤有恶性程度高、转移早的特点，往往原发性肿瘤很小、尚未引起注意时，已出现较大的肝脏转移瘤。根据血及尿中儿茶酚胺的代谢产物的增高，可以获得鉴别。

（三）肝脏附近器官的肿瘤

特别是右侧肾上腺肿瘤，甚至肾母细胞瘤，压迫肝脏，使肝脏变薄，肝后面形成陷窝，临床表现及超声检查、CT、核素扫描所见均类似肝脏肿瘤，必须依靠 IVP 鉴别。个别肝脏后的腹膜后肿瘤也可出现上述类似肝肿瘤的现象，必须作 IVP 及钡餐检查，方可鉴别。

七、临床分期

临床分期对于病情的判断、治疗方案的确定和预后估计都有重要的意义。分期、风险因素及预后 PR-ETEXT（治疗前疾病进展情况）分期系统是目前对于儿童肝母细胞瘤最常用的分期方法，此方法是由国际儿童肿瘤研究会肝脏上皮肿瘤研究组 SIO-PEL 提出。该组于 1987 年在以色列的耶路撒冷 S10P 年会期间由小儿外科医生、小儿肿瘤科医生、病理科医生和放射科医生发起成立，致力于儿童肝脏肿瘤（肝母细胞瘤和肝癌）的诊断、治疗和改善预后的国际合作研究。自成立以来 SIOPEL 不断总结国际合作经验，在 S10PEL-1 的基础上不断改进小儿肝脏肿瘤的判断标准和治疗原则，目前已经进行到 SI0PEL-6 的临床试验研究，为小儿肝脏肿瘤的合作研究做出了巨大的贡献。

该分期系统建立的基础是将肝脏分为 4 个象限，根据 B 超、CT、MRI 等影像学检查结果确定肿瘤的生长范围，肿瘤分期随肿瘤累及的象限数逐渐增加 (表 5-2)。运用 PRETEXT 术前分期系统与病理活检结果相结合，可有效地指导进一步治疗方案，同时也提示了肿瘤的预后。在过去的 10 年中，全球各地的许多研究组织都发现了在 PRETEXT 分期中各种风险因素对于判断 HB 预后的重要性。

根据以上判断又分为高危组和低危组两类。

(一) 低危组 (SB)

单一肿瘤或多发性，肿瘤最多侵犯 3 个肝段，叫 PRETEX Ⅰ、Ⅱ或Ⅲ。局限在肝内，肺没有转移 (肺 CT 阴性)，没有肝外腹部病变，没有肝左、右支门静脉内血管瘤栓者。

(二) 高危组 (HB)

(1) 肿瘤侵犯 4 个肝段以上。

(2) 证实肝外有肿瘤 (转移或肝外腹部结节，左 / 右门静脉瘤栓形成，主肝静脉瘤栓)。

(3) 肺转移瘤及远处转移。腹膜腔内肝门淋巴结肿大病理证实阳性者属高危组患者。

表 5-2　肝母细胞瘤 SIOPEL 分期及治疗原则

期别	分期表述	治疗原则
Ⅰ 期	肿瘤仅累及右后段或左外段	部分肝叶切除或相应部位肝段切除
Ⅱ A1 期	肿瘤累及肝右叶	肝右叶切除
Ⅱ A2 期	肿瘤累及肝左叶	肝左叶切除
Ⅱ B 期	肿瘤累及肝右后段和左外段	相应肝段切除
Ⅲ A1 期	肿瘤累及肝右叶和左内段	超半肝切除或先行联合化疗待肿瘤减量后手术切除
Ⅲ A2 期	肿瘤累及肝左叶和右前段	超半肝切除或先行联合化疗待肿瘤减量后手术切除
Ⅲ B1 期	肿瘤累及肝右叶和左外段	先行联合化疗待肿瘤减量后行相应受累部位的肝切除
Ⅲ B2 期	肿瘤累及肝左叶和右后段	先行联合化疗待肿瘤减量后行相应受累部位的肝切除
Ⅳ 期	肿瘤累及左右肝全部四段	联合化疗或放疗后可行肝移植术

注：①按解剖位置将肝分为左、右两叶和右后、右前、左内、左外四段。

②各期如有远处转移、肝外浸润及肝脏主要血管受累者应先行联合化疗，根据化疗效果判断是否予以手术治疗。

③各分期可注明：m 远处转移，e 肝外浸润，v 侵及肝静脉，p 侵及门静脉

八、治疗

近年来，随着对肿瘤生物学特性了解的深入及化疗和血管介入治疗技术的进步，小儿肝母细胞瘤切除率明显提升，其长期存活率有了明显的提高。目前，手术切除配合正

规的化疗，该症的两年存活率已达 80% 以上。

目前，手术完整地切除肿瘤仍是最重要、最有效的治疗手段。现代治疗原则应为根治性切除肿瘤，确保肝功能的有效代偿，达到治愈或延长生存期提高生存率的目的。许多以往被认为无法手术切除的病例，现在可以通过术前化疗及介入治疗使肿瘤缩小，正常肝脏相对增大，而变为可以手术治疗 (表 5-3)。

表 5-3　肝母细胞瘤的治疗方案

可一期手术切除病例
肝脏肿瘤切除 —— 手术后化疗持续 6 ～ 8 个月
不能一期手术切除的巨大肿瘤病例
手术前化疗 5 ～ 6 个疗程 (约 4 ～ 6 个月) 后，肿瘤缩小 —— 进行延期手术切除肿瘤
或合并应用肝动脉选择性栓塞术，甚至选择性门静脉栓塞术约 4 ～ 6 个月后，肿瘤缩小、正常肝组织代偿性增大 —— 进行延期手术切除肿瘤
肿瘤巨大弥漫至全肝或侵犯严重，无法手术切除病例
积极准备，实施原位肝移植

(一) 可一期手术切除病例的治疗

肝脏的局部解剖和肝脏肿瘤切除后肝功能的代偿是肝脏肿瘤手术的关键问题。通过手术前的各种影像学检查，了解肿瘤的部位、范围、毗邻关系，特别是肝脏血管的受侵情况。有经验的小儿肝胆的外科医生往往可以大体估计出肿瘤可否安全地一期切除，并且残留的肝脏能否维持机体的基本需要。作为有价值的影像学检查手段，肝脏的血管造影对手术可行性的判断具有重要的意义。如果无法进行肝血管造影，笔者认为增强的 CT 检查是必需的，也是十分有效的。增强 CT 可以更清晰地看出肿瘤的界限，特别是根据动脉相和静脉相的不同，判断出肿瘤与门静脉及肝静脉的关系，以在手术前较准确地估计出手术成功切除的可能性。笔者近年成功切除十余例巨大的小儿肝脏肿瘤，最重的瘤体达 4.8kg，另一例瘤体比例最大的 5 个月患儿，肿瘤重量占身体重量的 1/5。

1. 术前准备

早期的患儿，一般情况较好，只进行简单的常规术前准备即可进行手术。但对于本病患儿往往一般情况较差、存在营养不良、低蛋白血症等，应尽早地进行静脉营养支持，并给予维生素 K 等。

2. 手术切除

小儿肝母细胞瘤瘤体往往较大，切除的比例常远大于成人。但小儿肝脏再生能力强，有人报道，只要保存 20% 以上的正常肝组织就能维持生命，而且在 2 个月内再生后的肝脏可恢复到原来的体积，因此应积极争取肿瘤全部彻底地切除。

手术中根据肿瘤的大小、部位选择术式，可以视情况进行肿瘤切除、肝叶切除、半肝切除或扩大的肝脏多叶切除。对于多例巨大的肝脏肿瘤，笔者先精细解剖第一、第三和第二肝门，预先完全处理相关的门静脉分支、二、三级肝动脉、肝短静脉、肝静脉及胆管，然后阻断第一肝门开始切除肿瘤。近年进行的十余例无一例手术中死亡，均平安度过围术期。这一手术方法给一些原本无法手术的巨大肝脏肿瘤患者带来新希望。

过去片面强调手术彻底切除肿瘤，在切除肿块的边缘镜下找不到瘤细胞。近来主张，能安全地彻底切除者，可作彻底切除，否则只作姑息性的大部分肿瘤切除，遗留不多的肿瘤组织，术后辅以化疗，可能长期存活。

3. 术后治疗

手术后特别是术后 2 周内，必须供给患儿足够的营养，包括绝对需要的蛋白质、维生素和能量的供应。

手术后的化疗，配合综合治疗对于小儿的肝脏恶性肿瘤尤为重要。化疗药物，如长春新碱、环磷酰胺、氟尿嘧啶都有一定的抗肝癌的作用。多柔比星对抗肝细胞癌及肝母细胞瘤的效果较好，但副作用大。国外有人报道，对肉眼观察已完全切除，镜下仍遗留瘤组织者，术后进行化疗，有 35% 存活。目前多主张施行多方案联合、交替用药的方法。也有配合进行造血干细胞移植或骨髓移植者。

（二）不能一期手术切除的巨大肿瘤的处理

部分晚期患儿往往一般情况差、肝功能明显不良、肝脏肿瘤巨大，无法一期手术切除 3 对此类患儿建议先行开腹探查活检，以明确诊断。或对于血清甲胎蛋白极高、诊断明确者，可以进行术前化疗或者介入治疗配合化疗。经如此术前治疗后，肝内肿瘤会明显缩小，而正常肝脏相对增大，可以进行较彻底的肿瘤切除。

小儿恶性实体肿瘤具有发展迅速、转移较早等临床特点，半数以上患儿就诊时已有邻近组织、区域淋巴结，甚至经血运远处转移。而在治疗上，手术切除辅助化疗仍是目前我国小儿恶性实体肿瘤的主要治疗方法，随着术前化疗，血管阻断控制出血等技术的应用，肿瘤完整切除率已近 70.0%，其中肝脏恶性肿瘤的完全切除率达 75.0%。术前术后的辅助化疗已广泛开展，对控制转移播散、杀灭微小病灶、保存肢体器官、维持生理功能和提高生存率均有积极意义，但有部分病例不能坚持全程化疗，治疗不规范不容忽视。

（三）不能切除的肝母细胞瘤的肝移植治疗

儿童原发于肝脏的恶性肿瘤中，肝母细胞瘤和肝癌估计要超过 98%。许多肿瘤通过术前化疗和延迟手术能很好控制，局限的肿瘤行一期切除原发肿瘤。85% 以上的肝脏能安全切除，术后 3～6 个月肝脏能完全再生。不能切除的两叶多发肝脏肿瘤、血管受侵犯、包绕肝门及主要管道、肝脏肿瘤复发的病例可施行肝移植。原发性和转移性肝脏肿瘤，如肝母细胞瘤、上皮样肝血管内皮瘤、肝癌、纤维肉瘤等适合作肝移植手术。

随着人体组织器官移植技术的进步，肝移植也逐渐应用到不能手术切除的小儿肝母细胞瘤的治疗中。一组报道 5 例不能切除的肝脏肿瘤而行肝移植手术，男 3 例，女 2 例。所有病例在手术时均无肝外转移病灶。2 例年龄分别为 3 岁和 6 岁之肝母细胞瘤患儿。血清 AFP 明显升高，经 B 超和 CT 证实，1 例为多发性肝脏肿瘤，另 1 例为右叶肿瘤伴门静脉栓塞，分别行部分及全肝移植。1 例术后曾发生肝动脉栓塞、肝脓肿、胆道阻塞和胆汁淤积。至肝移植术后 37 和 25 个月时两患儿均健康并已上学。1 例 2.9 岁女孩患肝血管内皮瘤，病变侵占左右肝叶及胆管。术前用大剂量激素治疗无好转，肿瘤迅速增大而行全肝移植。术后 29 个月发现脊柱转移再行椎板切除术，于肝移植术后 41 个月，转移病灶切除术后 12 个月死于多发性转移。2 例分化中等的肝细胞癌患儿分别于移植术后 8 个月和 5 个月因转移肿瘤复发而死亡。

九、手术并发症

肝脏是人体最大的实质性器官，血液丰富，胆管与血管交错，是解毒及合成、分解和储藏营养物质的主要器官。手术设计和操作稍有疏忽，就可能危及生命。在术中及术后应注意可能发生以下较紧急的情况。

（一）出血

规则性肝脏切除术，尤其是不规则的肝脏切除术出血量多，意外损伤各类血管时出血量更多。大出血是术中和术后不久死亡的主要原因。输血量不足或过多，输血速度太慢或超心脏负荷的输入速度太快，都可引起致死的循环紊乱。近十几年来，国内外都在探索用隔离灌注、暂时性阻断肝动脉及门静脉等方法，可望减少手术出血，但经验尚不成熟。输入大量的库存血，未适时适量补充钙，可发生枸橼酸钠毒性反应，患儿出现抽搐、血压下降、心律不齐，以致心搏骤停。

（二）心搏骤停

搬动或牵拉肝脏、扭曲下腔静脉而突然减少回心血量，致血压剧降，心搏骤停。搬动肝脏也可引起反射性呼吸急促，血压下降、心率变慢，心音低钝，终致心搏骤停。肝脏手术时，强调术者操作轻稳和麻醉者的仔细观测，一旦出现上述现象，立即暂停手术，置肝脏于原位，积极对症处理，在度过险情后再继续手术。

（三）气栓

较常见。肝静脉破裂，特别是下腔静脉破裂，易吸入空气，形成气栓，可致心搏骤停。手术操作精确无误，是预防气栓形成最有效的措施。使用正压呼吸，可减少空气进入静脉破口的量及速度。

（四）术后肝性脑病

是保留的正常肝组织太少，或误认已有硬化的肝为正常的肝组织，予以保留的后果。仅个别轻昏迷者在对症治疗、肝组织再生后可望存活。多数在术后不久死亡。

（五）术后黄疸

有人报告，做右三叶肝切除术后常出现黄疸，只要残存的 10% ～ 30% 的左外叶肝组织迅速增生，黄疸可在术后不久消失。如果误扎或误断被肿瘤挤压移位、变形的肝管，则黄疸进行性加重。笔者曾成功手术治疗 1 例 45 天日龄 4000g 体重的肝脏肿瘤患儿，手术切除 450g 的右三叶瘤肝，约占整个肝脏体积的 80% ～ 85% 左右。手术后出现黄疸，但两周自然消退。现术后 1 年，生长发育与同龄小儿相比完全正常。

（六）低体温

与环境温度低及输入大量库存血有关。近来用半导体测温计，随时观测体温及注意保温，大龄小儿术后低体温已不多见，但小婴儿及新生儿则多见，应引起高度重视。

第四节　小儿急性胆囊炎

急性胆囊炎是由胆囊管梗阻以及细菌 / 病毒等感染引起的炎症。小儿急性胆囊炎临床少见，好发于学龄儿童（＞ 7 岁），易漏诊误诊，随着近年诊断意识和技术的提高其发病率有逐步上升趋势。常合并胆囊结石，称急性结石性胆囊炎；部分患者胆囊无结石，称急性非结石性胆囊炎。

一、病因

（一）胆囊管梗阻

各种原因引起的胆囊管梗阻是引起急性胆囊炎的重要原因。在结石性胆囊炎中，结石可直接堵塞胆囊管或机械性损伤胆囊管致使胆囊管继发水肿引起胆囊管梗阻。在非结石性胆囊炎，先天性的胆囊管畸形、狭窄、胆囊息肉以及寄生虫堵塞等可引发机械性胆囊管梗阻；长时间禁食、静脉营养等可以引起胆汁浓缩。胆总管畸形或梗阻发生时，胆囊管形成间接梗阻。胆汁排出受阻后，胆汁淤积于胆囊内，部分水分被囊壁吸收，致使胆汁浓缩，高浓度的胆汁酸盐具有细胞毒性，引起细胞损害，导致黏膜的炎症、水肿甚至坏死。

（二）细菌 / 病毒等感染

细菌感染往往在胆汁淤滞的基础上发生。致病菌可能来源于胆道逆行感染，也可经由血液或淋巴管途径进入胆囊。致病菌以革兰阴性杆菌为主，大肠埃希菌最常见，其他包括克雷伯菌、铜绿假单胞菌等，常合并厌氧菌感染。病毒感染在非结石性急性胆囊炎的发病中有重要作用，常见的病毒包括 EB 病毒、巨细胞病毒、甲肝病毒等，中国台湾有学者报道，一组 74 例小儿非结石性急性胆囊炎患者中有约 40 例是各种病毒感染导致的。

其他病原微生物，包括疟原虫、沙门菌、布鲁斯菌及幽门螺杆菌等引发的急性胆囊炎也有报道，在免疫力低下人群，真菌也有可能成为病原。

（三）胆囊壁缺血

重症感染、创伤及休克状态下等引发的微循环障碍致胆囊壁缺血也被认为在急性胆囊炎的发病机制中有重要作用。Laurila 等描述了毛细血管栓塞是急性胆囊炎的基本病理变化之一；Sarnia 等则报道了毛细血管栓塞是创伤引发的急性胆囊炎的共同病理表现之一。

（四）其他

有报道多种系统性疾病与急性胆囊炎发病相关，如系统性红斑狼疮、镰状细胞贫血、川崎病、囊性纤维化、慢性肉芽肿等，其机制可能与直接或间接引起胆汁淤积、结石形成以及胆囊壁缺血等相关。

二、病理

胆囊管梗阻后，胆汁淤积于胆囊腔内，胆囊肿大，压力增高，黏膜充血、水肿，此时若能及时解除梗阻，组织结构可恢复，不留瘢痕，为急性单纯性胆囊炎。严重者，炎症波及胆囊壁全层，囊壁水肿肥厚，浆膜面有纤维素性或者脓性渗出，形成化脓性胆囊炎，此时治愈后胆囊壁常包含瘢痕修复，胆囊炎易复发，胆囊常与邻近器官或组织粘连。胆囊壁缺血可以继发于胆囊内压力持续增高，也可以由休克、血管炎性疾病等引起，胆囊壁血供障碍发生时，囊壁缺血坏疽，形成坏疽性胆囊炎。全胆囊坏疽后，胆囊黏膜坏死，胆囊功能消失。坏疽性胆囊炎易合并胆道穿孔，形成胆汁性腹膜炎，或穿破至十二指肠、结肠等形成内瘘。胆囊底部为动脉供血的远端，易发生缺血，是胆囊穿孔的多发部位。

三、临床表现

临床常以右上腹疼痛为主诉，饱餐及进食油腻食物为其常见诱因。腹痛初始时常为局限性右上腹不适，逐渐加重，可发展至阵发性绞痛，范围可以扩展至整个右上腹，伴右肩背部放射痛，伴有恶心、呕吐、厌食等消化道症状。常伴轻到中度发热，若出现高热伴寒战常表示病情严重，如坏疽性胆囊炎、胆囊积脓、胆囊穿孔或合并急性胆管炎等多数患儿无黄疸发生，少部分患者可出现轻度黄疸，原因可能为胆色素通过受损的胆囊黏膜进入血液循环；Mirizzi 综合征发生时可出现明显黄疸。合并胆道穿孔则可能出现休克表现。

体格检查：急性病容，右上腹有不同程度压痛，Murphy 征阳性，渗出严重时可以伴有肌紧张，腹式呼吸减弱。部分患儿可以于右上腹触及肿大的胆囊，并有触痛，大网膜包裹明显时可能触及形态不规则的包块伴触痛。如发生穿孔则可以表现为腹胀、全腹压痛和腹肌紧张。

四、辅助检查

多数患儿有白细胞计数及中性粒细胞比例升高。血 ALT、AST 常升高，部分患儿血清胆红素及淀粉酶可升高。超声检查对急性胆囊炎诊断有重要价值，典型超声表现为胆囊增大、囊壁增厚（＞4mm）、胆囊腔内有絮状物或胆泥样沉积等，严重时胆囊壁呈"双边征"、胆囊周围积液、胆囊壁积气等。囊内结石可显示强回声伴声影。CT 及 MRI 能协助诊断：对超声诊断有困难的病例，^{99m}Tc-HIDA 对急性胆囊炎的诊断有很高的敏感性和特异性，由于胆囊管的梗阻，胆囊不能摄取具有放射活性的核素，胆囊不显影，如果胆囊显影良好，95% 的患者可以排除急性胆囊炎。

五、诊断及鉴别诊断

根据典型的病史体征，结合实验室和影像学检查，诊断并不困难。但小儿急性胆囊炎临床并不多见，小患儿又常不能提供准确主诉，临床易误诊漏诊，故在临床工作中应提高对本病的警惕，在以脓毒性休克情况下来就医的患儿，也要考虑到有本症的可能。有大量腹水者，可行诊断性腹腔穿刺，有助于诊断。鉴别诊断主要应注意以下疾病。

（一）胆道运动障碍

本病在欧美报道发病率较高，由于 Oddi 括约肌功能障碍引发，可表现为右上腹疼痛伴厌食、恶心、呕吐等，症状与胆囊炎类似，但影像学表现胆囊呈正常形态，无胆囊壁增厚等表现，CCK-HIDA 试验胆囊收缩率（EF）＜35% 可诊断。

（二）急性病毒性肝炎

患儿有肝脏肿大，肝功能改变明显，而白细胞数增高不明显。B 超检查显示肝脏肿大明显，胆囊可有增大但胆囊壁无水肿肥厚等表现。

（三）急性胰腺炎

疼痛以上腹部或左上腹为明显，范围较广。体征不如急性胆囊炎明显。血清、尿淀粉酶明显升高，B 超检查能发现胰腺肿大、水肿，CT 检查能进一步明确诊断。

（四）阑尾炎

高位阑尾炎可以表现右上腹疼痛，伴发热、恶心、呕吐等，症状体征等都与急性胆囊炎类似。B 超、CT 等检查有助于明确诊断。

六、并发症

（一）胆囊积脓

急性化脓性胆囊炎经抗感染治疗后局限，但胆囊管梗阻持续未解除，积脓积聚于胆囊腔内，胆囊肿大，患儿腹痛症状常难以缓解，腹部体征于右上腹可扪及肿块，有明显压痛。超声及 CT 检查有特征性改变。

（二）胆汁性腹膜炎

胆囊穿孔胆汁渗漏至腹腔的结果，是急性胆囊炎的严重并发症之一，可引起一系列病理生理变化，不及时处理可并发休克等，严重可导致患儿死亡。

（三）膈下脓肿

化脓性胆囊炎大量脓性渗出积聚于膈下形成膈下脓肿，也可以在胆囊穿孔后形成局限性包裹性积液的基础上发生。

（四）肝脓肿

见于急性化脓性胆囊炎，化脓性炎症侵入胆囊床肝脏组织。少数合并有胆管炎，形成胆管源性肝脓肿。

（五）胆源性胰腺炎

多为急性胆囊炎时因 Oddi 括约肌痉挛及功能障碍所致，多为水肿型胰腺炎。

七、治疗

（一）非手术治疗

主要适应证是急性单纯性胆囊炎。急性期主要措施包括吸氧、禁食、胃肠减压、营养支持、维持水电解质平衡以及抗感染治疗。抗感染治疗可针对革兰阴性菌及厌氧菌选择抗生素，若有明确病原学依据则应进行针对性的治疗，尤其是对于特殊病毒及病原微生物引发的急性胆囊炎。适当使用解痉止痛及消炎利胆药物。对于继发于系统性疾病或特殊疾病的急性胆囊炎，应根据基础疾病的病理生理特点，进行针对性的治疗。

治疗期间应密切观察病情变化，随时调整治疗方案，若出现体温持续不降、腹痛加重或患儿一般情况不改善或恶化，应立即手术治疗。大部分患儿经非手术治疗后症状能够缓解。急性胆囊炎缓解后，部分患儿尤其是超声显示为泥沙样结石患儿，经过饮食结构调整合并中医中药治疗可取得良好的疗效。

（二）手术治疗

急性期手术方法选择的原则是安全、简单、有效。

1. 急诊手术适应证

(1) 单纯性胆囊炎（发作 72 小时内）。

(2) 经非手术治疗无效或治疗后病情恶化。

(3) 有胆道穿孔、急性腹膜炎、合并化脓性梗阻性胆管炎等严重并发症。

2. 手术方式

(1) 胆囊切除术：首选腹腔镜胆囊切除术，主要适用于反复发作的单纯性胆囊炎。目前小儿腹腔镜技术已日趋成熟，小儿腹腔镜胆囊切除术 (LC) 也得到了广泛的认可。手术的关键是要细致解剖，保障胆管及肠管无损伤，有困难时应及时改行传统胆囊切除术或胆囊造瘘术。

(2) 胆囊造瘘术：对高危患儿或者局部粘连严重解剖不清者，或者已经发生胆囊穿孔合并有胆汁性腹膜炎患儿可行胆囊造瘘术，必要时可同时行腹腔引流术。术中应注意腹腔冲洗以尽量减少胆汁的刺激，注意盆腔的引流。一般引流 3 个月后再次手术，期间应严格注意水电解质平衡监测，尤其是对年龄小的患儿。

(3) 超声引导下经皮肝穿刺胆囊置管引流术 (PTGD)：主要适应于化脓性、坏疽性胆囊炎、病变局限且患儿一般情况较差时，引流通畅对病情改善会有很大帮助。穿刺进针途径应以经皮经肝进入胆囊为宜，此可避免胆汁漏入腹腔造成胆汁性腹膜炎；若胆囊肿大明显，且周围组织包裹明显时，可选择直接经皮进入胆囊的途径；置入的引流管管径应足够大，确保引流通畅。

第五节　小儿胆囊结石

胆囊结石病是指原发于胆囊内的结石所引起的各种胆囊病理改变，病变程度有轻有重，有的可无临床症状，即所谓无症状胆囊结石。有的可引起胆绞痛及胆囊内或胆囊外的严重并发症。胆囊结石在儿童很少见。患有慢性溶血性疾病的儿童，常合并有胆囊结石，且多为胆色素结石。

近年来，胆囊结石的诊断有增多的趋势，其原因可能有两个方面：一是小儿胆石症实际患病率上升。这主要与溶血性疾病、先天性畸形、感染、胆汁淤积、妊娠、回结肠疾病、静脉高营养治疗、利尿剂的应用，以及过胖、性早熟、禁食、高脂高蛋白饮食的改变有关。另一原因是人们对小儿胆石症的诊断和认识水平的提高，特别 B 超的普及，使无症状的胆囊结石也能及时得到诊断。

一、病因

小儿胆囊结石的原因主要有以下几方面。

1. 胆道畸形

由于胆囊管或胆总管的先天性发育畸形、胆道血管发育畸形造成胆总管、胆囊管狭窄和扩张，胆汁淤积、浓缩，胆汁成分改变，胆固醇容易析出结晶，形成结石，同时胆道梗阻易继发细菌感染，多为大肠埃希菌及脆弱类杆菌，可产生大量的 β- 葡糖醛酸苷酶，使结合胆红素水解，结合胆汁中的钙粒子而沉积形成胆红素结石。

2. 溶血性疾病

由于大量红细胞破坏，非结合胆红素增加，与钙结合形成胆红素钙。慢性溶血性贫血患者胆汁中增高的胆红素葡萄糖酸酯，自身还与钙结合，形成胆红素单葡糖醛酸钙，再与胆红素钙一同沉淀，形成胆色素结石。Roger 报告小儿胆石症常并发于溶血性贫血，占 71%。在遗传性球形红细胞增多症中，胆石症的发生率高达 43%～66%，并随着年龄的增长而增加，10 岁后发生率更高。

3. 胆道蛔虫

在我国多数学者认为胆道蛔虫并感染是胆囊结石的重要成因。蛔虫进入胆道，蛔虫活体或残骸不但阻塞胆道和损伤黏膜，而且死亡的虫体残骸可作为核心而形成结石。胆汁中的结合性胆红素则是由于细菌，特别是大肠埃希菌分泌 β 葡萄糖醛脂酶的作用，发生水解，使它从胆汁中沉淀下来，而与钙结成胆色素钙。据报道，在我国胆道蛔虫并感染是本病的主要原因。

4. 胆道感染

胆道感染与胆结石形成互为因果。胆道感染可改变胆汁的酸碱度，使胆管上皮脱落，胆汁淤滞，促进胆石形成。

5. 既往感染史或手术史

在长期发热、败血症时，因胆汁浓缩变黏稠，同时免疫状态持续低下，保护胆道黏膜作用被削弱而形成结石。

6. 完全肠道外营养 (TPN)

长期的完全肠道外营养是小儿胆囊结石最常见的原因。在有回肠病变或回肠切除的患儿，由于肠道内缺乏食物，胆囊收缩减弱，从而使胆汁淤积而合并胆囊结石。另一方面，依赖完全胃肠外营养的患儿，往往患有全身性严重疾病，如：败血症、创伤、腹部手术史、输血、辅助通气或使用麻醉性止痛剂等因素，对胆道功能都有不利影响。

7. 胰胆管合流异常合并胆石症

临床上发现胰胆管合流异常病例经常合并存在胆管、胰管或共同通道内的结石。江上等通过病例分析及文献复习发现合流异常的胆石合并率约 19.7%～58.6%，其中囊状扩张合并结石率低，而梭状型胆管扩张病例结石多位于胆囊。另外，不合并胆管扩张的胰胆管合流异常病例胆囊结石较多。20 世纪 90 年代，日本胰胆管合流异常研究会对 5 年间全国病例的胰石或胰管内的蛋白栓的发生率进行统计分析，发现其合并发生率为 6.8%～8.0%，较胆道系统结石的发生率为低。

对于胰胆管合流异常合并胆石症的原因，大多数学者认为胆石成因与合流异常的解剖学结构有关，胰液与胆汁相互逆流，胰液混入胆汁产生各种活性胰酶和胆汁酸、游离脂肪酸等损伤物质，首先破坏胆道壁的黏膜屏障、胆管上皮间的细胞间连接，而后直接损伤上皮细胞，引发胆道及胰腺的二次损害。胰液于胆道内活化，胆道上皮剥离脱落，胆汁淤滞致使细菌感染，β- 葡糖醛酸酶活性增高，色素性胆石与胆砂胆泥发生。内村发现肝内外胆管囊肿型扩张的胰胆管合流异常病例结石的合并率最高，结石中约有 2/3 为色素性。合流异常并胆石较易发生腹痛、发热等临床症状，而且大多数细菌培养为阳性，认为合并的细菌感染也可能是发生的原因之一。

8. 激素平衡失调

在青春期，雌激素有活化 5-β- 羟化酶作用，可使胆固醇合成增加，使呈过饱和状态，胆汁中的胆固醇易析出形成胆固醇结石。这是青春期女性胆结石发病率明显增高的主要危险因素。

二、发病机制

胆囊结石由胆汁的成分沉淀、集合而成，大部分的胆囊结石含有胆固醇、胆红素、钙、脂肪酸的钙盐、碳酸盐，另一些结石尚含有磷酸钙、脂肪酸、三磷酸甘油酯、蛋白质或多糖类等。根据结石的主要成分，临床上常分为纯胆固醇结石，纯胆红素结石，胆固醇 - 胆红素混合结石，胆红素钙 - 胆固醇混合结石，碳酸钙结石，其他少见的结石，如脂肪酸、脂肪酸胆红素等组成的结石。在胆囊内，以胆固醇 - 胆红素钙混合结石最为常见。

近年来，主要从胆汁成分的改变（主要指肝脏脂类代谢失衡）、胆囊局部环境改变（胆囊功能紊乱，包括胆囊的吸收、分泌及胆囊收缩功能改变）、促核形成三方面因素进行研究胆囊结石的成因。胆汁由水、胆汁酸盐、胆固醇、卵磷脂、胆色素、脂肪酸、无机盐类、微量元素、黏蛋白等组成。人体肝胆汁的水分占 96% ～ 97%，固体成分占 3% ～ 4%。肝胆汁进入胆囊后，无机盐和水可被胆囊吸收，胆囊胆汁较肝胆汁浓缩数倍。胆汁酸盐、卵磷脂和胆固醇三者占胆汁干重的 90%。胆汁中胆固醇的溶解度与胆汁酸盐、卵磷脂和胆固醇三者的相对浓度比例密切相关。当三者的比例关系发生改变，胆汁酸盐、卵磷脂的含量绝对或相对减少，胆固醇处于绝对或相对过饱和状态时，胆固醇的溶解度降低，易形成结晶析出。慢性溶血性疾病患者胆汁中结合性胆红素及非结合性胆红素增高，在大肠埃希菌感染胆道时，其繁殖过程中产生大量的 β- 葡糖醛酸苷酶，作用于胆红素葡糖醛酸，使其水解，分出游离胆红素与胆汁中的钙离子结合，生成不溶性的胆红素钙而沉淀。除了大肠埃希菌外，胆道感染时的脆弱类杆菌等厌氧菌亦能产生大量的 β- 葡糖醛酸苷酶。由于先天性胆道发育异常，胆道畸形造成肝内、外胆管狭窄或扩张，胆汁排出障碍。另外，胆总管括约肌功能失调、括约肌痉挛、蛔虫梗阻也可导致胆汁长期淤积、浓缩，并促进细菌生长繁殖，使胆汁成分改变，酸碱度改变，导致结石形成。

三、临床表现

小儿胆囊结石的临床表现因年龄不同，临床症状不同。主要表现为如下的症状和体征。

1. 右上腹疼痛

可呈急性右上腹痛或间歇性右上腹痛，尤其在饮食不当或进油腻食物后发作，可向右背及右肩部放射，多伴有恶心、呕吐、腹胀等消化道症状。

2. 发热、寒战

为胆石并发感染的表现，胆囊结石伴发急性胆囊炎时，右上腹疼痛加重。

3. 黄疸

在肝外胆管梗阻时，可出现黄疸，为间歇性，程度较轻。有黄疸时，尿色深黄，粪色变淡。

查体右上腹部压痛，腹肌紧张，有时可扪及肿大的胆囊，墨菲 (Morphy) 征阳性。而新生儿胆囊结石症状多不明显，唯一的体征是黄疸，易与生理性黄疸相混淆。影像学检查有助于诊断。婴儿和儿童的症状取决于结石的部位、大小、有无胆管梗阻及炎症。无症状的胆囊结石可能长期不被发现。

四、诊断

小儿胆石症比较少见，临床症状不够典型，常被忽略或误诊。应结合临床症状和特殊检查作出诊断。

1. 病史

患儿可有胆道蛔虫病史、溶血性疾病史。询问患儿有无手术史。

2. 实验室检查

检查血清中总胆红素、结合胆红素、非结合胆红素，确定有无梗阻性黄疸。

3. B 型超声检查

能显示结石的位置、数量、大小及肝内外胆管有无扩张。典型胆囊结石在胆囊腔内可见一个或多个高回声光团，光斑。高回声的后方伴有清晰的高回声影，可随体位改变而移动。本法对胆囊结石敏感，应作为胆囊结石诊断的首选方法。

4. CT

在胆囊区可见单个或成堆的高密度影，常呈环状或多层状，其位置可随患者体位而改变。

五、治疗

1. 无症状胆囊结石

不合并胆总管结石，可保守治疗。但需每年进行 B 超检查，若出现腹痛症状或并发症，则应及时采用手术治疗。对于 2 ～ 3 个月的婴儿，胆囊疾病一般不宜手术，对于无症状者应长期观察。

2. 有症状的小儿胆囊结石

一般认为对有症状的小儿胆囊结石，一经明确诊断，应行手术治疗。胆囊结石的手术方法有两种，即胆囊切除术及胆囊切开取石术。小儿患者选择哪一种方法为好，一直存在争议。Robertson 对 14 例手术治疗的胆石症患儿随访 4 个月～ 12 年 (平均 4.1 年)，结果 9 例胆囊切开取石术后均无症状；5 例胆囊切除术后有 2 例常出现腹痛，因此认为小儿时期做胆囊切除应慎重。

而 Caluwe 等对胆囊切除和胆囊切开取石组进行 2 年及 5 年随访，切除组术后无症状，胆道内无结石残留或复发；而切开取石组术后一年之内即有 30% 的患儿右上腹反复疼痛，B 超检查结石复发，其中 1 例经再次切除胆囊治愈。

目前一般认为胆囊切除是治疗胆囊结石伴有急、慢性胆囊炎的较好方法。但对胆囊功能良好，炎症不明显或较轻微者可予以保留。胆囊结石常引起潜在的严重并发症，如继发性胆总管结石、胆源性胰腺炎、急性化脓性胆管炎等，除非有手术禁忌证，否则均应择期或急症手术治疗。胆囊内结石，合并胆囊炎时胆囊切除或结石摘除是首选的方法。

3. 微创外科的治疗方法

伴随着微创外科的发展以及医疗器械的改进，腹腔镜胆囊切除术 (LC) 以其组织损伤小、手术后恢复快，腹腔镜胆囊切除术的严重并发症已接近于甚至低于开腹胆囊切除术。由于患儿并发症少、病程短，Calot 三角脂肪沉积少、解剖清楚，施行腹腔镜胆囊切除术较成年人更方便、更快捷。因此腹腔镜胆囊切除术当前已成为胆囊结石行胆囊切除术的首选方式。

由于小儿患者的生理、解剖特点，胆囊结石行腹腔镜胆囊切除术有其特殊性。

(1) 小儿患者施行腹腔镜胆囊切除术时，由于其腹壁薄弱、腹腔容量小，气腹压力不宜过大，适当减少充气量。

(2) 放置腹腔 Trocar 时，应缓慢旋转刺入，避免用力过猛，造成腹腔脏器损伤。

(3) 牵拉、固定胆囊时不可用力过猛，以防撕伤小儿肝脏。

(4) 根据小儿年龄和发育情况，适当减小电凝器的输出功率。

(5) 电灼胆囊床，尤其肝门部时，需要特别注意以防损伤肝管。

(6) 患儿解剖结构精细，手术者应具备丰富的腹腔镜操作技巧，熟知儿童期胆系解剖特点和变异。

防止损伤变异胆管，造成胆道狭窄。腹腔镜胆囊切除术要掌握严格的适应证，不适当的腹腔镜胆囊切除术有可能造成残余结石，而进行第二次开腹手术。小儿急性胆囊炎不是 LC 治疗的禁忌证，但如术中发现胆囊床明显水肿粘连；或者胆囊三角重度粘连、解剖关系不清等手术困难时，应及时中转开腹胆囊切除术。其他术中发现胆囊积液、积脓、解剖关系不清、胆囊癌变、胆囊管闭合困难时也应即刻或延期转开腹手术。

4. 对于胆囊结石伴黄疸，需查明黄疸的原因，予以分类处理

胆囊结石如合并胆总管结石又无开腹手术的并发症时，可在腹腔镜下行"胆总管切开取石、纤维胆道镜取石、T 形管引流术"；如合并胆总管囊肿，或合并肝内外胆管结石则需开腹手术治疗。

六、小儿腹腔镜胆囊切除术后护理

1. 卧位

全麻未清醒前去枕平卧 6h，头偏向一侧。术后 6h 取半卧位，24h 后下床活动。

2. 吸氧

术后持续吸氧 24h，2 ～ 3L/min。

3. 生命体征观察

术后密切观察生命体征的变化，持续心电监护 24h。观察患儿末梢有无紫绀、苍白、观察呼吸频率、深度及有无呼吸困难。对于苏醒延迟者，定时检查其对刺激的反应。床旁备吸引器，及时清除理呼吸道分泌物，保持呼吸道通畅。

4. 活动

手术当天床上活动，可协助其翻身、坐起、活动四肢等，术后 24h 即可下床活动。

5. 饮食与营养

术后 8 ~ 24h 肠蠕动恢复后可进少量水，无呕吐及其他不适再进流质饮食。1d 后改进半流饮食，3d 后改为普食。术后 3d 避免摄入牛奶、豆浆及过甜等产气食物，防止术后腹胀。

6. 引流管护理

要妥善固定引流管，保持通畅，观察并记录引流液量及引流液性质。

第六节　胆栓综合征

Ladd 于 1935 年首先描述一种临床表现几乎与胆道闭锁完全相同但却无胆道系统器质性闭锁或狭窄的疾病，将其称之为胆汁黏稠症。目前本病命名仍不统一，亦称为新生儿胆汁淤积症或新生儿阻塞性肝炎。胆栓综合征是指由于某些原因引起的新生儿及婴儿胆汁浓缩黏稠、胆汁栓瘀滞于胆管系统排出不畅而表现的梗阻性黄疸，是新生儿及婴儿期梗阻性黄疸的常见原因之一。

一、病因和病理

病因仍不完全明确，发病与多种因素有关。溶血性疾病（母子间 Rh、ABO 血型不合）、多种感染、严重脱水、完全肠外营养等均可引起。母子间血型不合导致新生儿溶血，造成胆红素负荷过重，进而出现梗阻性黄疸称之为胆汁黏稠综合征；其他原因导致的新生儿期结合胆红素升高、出现胆管堵塞症状者称之为胆栓综合征。

通过临床观察、手术及肝脏活检，支持阻塞性新生儿肝炎与胆道闭锁是同一炎症病理过程的不同阶段改变的观点。胆管闭锁为炎症病变的终末阶段，为破坏性炎症的结局。其炎症感染途径可能为在子宫内通过母体胎盘或围生期病毒感染。病理为炎症后胆管肉芽瘢痕组织形成，使胆道管腔逐渐缩小，最后导致完全闭塞。胆总管旁淋巴结的炎性肿大，亦可间接提示胆道炎症改变的存在。说明此病症是由于肝脏炎症波及胆管系统，致使细小的胆管内膜充血肿胀，管腔更趋狭小，造成疏胆通路的阻塞；另一方面，由于炎症使胆汁黏稠，胆流缓慢，胆汁淤滞，严重者致使肝外胆管趋于闭塞。病理改变的特征为肝外胆管正常或肝外胆管存在纤细的间隙，胆囊及十二指肠内有少许胆汁或无胆汁存在，胆道周围常可见肿大的淋巴结，胆汁黏稠，呈丝状的胆栓。

肝脏组织学可见大量多核巨细胞、髓外造血灶形成，有不同程度的单核细胞浸润，有时肝细胞可见含铁血黄素沉积。肝小叶中央区细胞坏死及不同程度的门脉周围纤维化；小胆管、毛细胆管内淤胆并见胆管增殖。随病情进展而出现胆汁性肝硬化。

二、临床表现

由于胆汁积聚在胆管系统内造成阻塞呈梗阻性黄疸，临床症状颇似胆道闭锁，继发于严重溶血者黄疸出现较早，生后2日即可出现明显黄疸。胆栓综合征胆道阻塞可以是部分性的也可以是完全性的，依阻塞程度不同，大便可以呈现淡黄色或白陶土样，同时有尿色加深。随着病程进展，因胆汁淤积出现肝大、少数病儿亦可合并脾大。由于胆道梗阻，肠道缺乏胆盐，必需脂肪酸及脂溶性维生素吸收障碍而出现脂肪泻、体重不增、营养不良等表现。血液中胆盐含量增加可刺激皮肤感觉神经末梢引起瘙痒。

三、辅助检查

血中胆红素增高，以结合胆红素增高为主；而继发于溶血性疾病者以未结合胆红素升高为主。B超肝外胆道有时显示不清，常可见发育不良的胆囊，肝脏呈弥漫性病变。即使有较多辅助检查方法，如实验室检查及影像检查，但有时确诊本病仍感困难。鉴于对阻塞性新生儿肝炎与胆道闭锁的鉴别尚无一种简易有效的方法，应进行综合分析。早期肝功能检查及酶学检查，十二指肠液胆汁酸的含量以及血胆红素动态曲线的观察，肝胆核素动态检查和腹部B超检查，都有一定的参考价值。必要时早期行腹腔镜检查，胆道造影确诊。

临床上可综合应用以下几种检查方法。

（一）血中胆红素动态观察

每周查一次，胆道闭锁持续升高的幅度较大，以结合胆红素增高为主，胆栓综合征和胆道发育不良较低。

（二）十二指肠引流

可选用带金属头的细小十二指肠引流管，抽吸十二指肠液进行胆红素测定。此法简便经济，对鉴别婴儿阻塞性黄疸价值较高。胆道闭锁十二指肠液为白色，无胆红素；胆栓综合征和胆道发育不良可引流出黄色十二指肠液。

（三）B超检查

观察哺乳前、中、后胆囊大小的变化，测算胆囊面积及其收缩率，同时观察胆总管内径和扩张影像，对早期鉴别婴儿阻塞性黄疸有重要参考价值，哺乳前后胆囊收缩率达50%以上者，可排除胆道闭锁。Choi等根据胆道闭锁病儿肝门部存在纤维块，而其他阻塞性黄疸病儿肝门部没有纤维块，对婴儿阻塞性胆管病用B超探测肝门部纤维块进行鉴别诊断，同样取得了较好的效果。

（四）肝胆核素动态检查

^{99m}Tc-IDA 显像剂具有迅速通过肝脏、胆汁中浓度高、血高胆红素水平时，胆道系统仍可显像等优点。此检查方法在胆道闭锁病儿肝外胆道和肠道内始终无放射性物质出现，而胆栓综合征可由肝脏排出放射性物质到肝外胆道，再到肠道。但由于 IDA 显像剂与胆红素均经阴离子转输机制进入肝细胞内，因此，血清胆红素对 IDA 被肝细胞摄取有竞争抑制作用，使胆栓综合征病儿肝外胆道和肠道无放射性物质出现，特别是婴儿肝外胆道口径较小，肝炎累及肝外胆道可出现炎症水肿和胆汁黏稠，使胆道完全阻塞，此法检查易误诊为胆道闭锁。

（五）腹腔镜检查

自 20 世纪 70 年代起，腹腔镜就已经应用于婴儿阻塞性黄疸的检查。腹腔镜下可观察肝脏的颜色、大小及形态结构，胆囊的大小及充盈与否，还可用一细针和一细塑料管经过腹壁及肝脏胆囊床直接插管作胆道造影，直接获得肝内外胆管影像而确定诊断；同时对浓缩胆栓综合征可留置导管术后冲洗胆道。

经过上述筛选检查，大部分婴儿阻塞性黄疸可做出正确诊断。如仍有困难，而又高度怀疑肝外胆道病变引起的外科性黄疸及临床考虑胆栓综合征，也不能除外胆道闭锁，内科保守治疗两周无效者，争取在生后 60 天内，及时行剖腹探查术，以免继续观察导致硬化，预后不佳。

四、治疗

（一）内科治疗

主要是利胆药物治疗，熊去氧胆酸可以减轻胆管病变、改善症状并促进脂溶性维生素吸收。肾上腺皮质激素类药物对退黄、改善胆汁淤积也有一定效果。苯巴比妥也可以降低血胆红素水平。部分病儿经保肝利胆药物治疗可以逐渐恢复，但一部分病儿效果不佳。

（二）手术治疗

对拟诊胆栓综合征患儿，经过正规保肝利胆治疗 2 周以上黄疸仍无明显好转甚至加重者，若一般情况能够耐受手术麻醉，可以手术探查胆道冲洗。若与胆道闭锁难以鉴别，更应及早探查。

1. 剖腹探查胆道冲洗术

右上腹肋缘下或中上腹横切口，进入腹腔后探查肝外胆道、胆囊及肝脏，如胆囊充盈，肝外胆道无闭锁或扩张，应在胆囊底部作两根牵引线，用 8 号针头穿刺抽出少量胆汁，胆汁为黏稠状胆栓呈"拉丝状"，即可确定本病。用生理盐水缓慢注入胆囊内，胆囊充盈，胆总管轻度扩张无阻力，生理盐水可进入十二指肠后充盈膨胀，继续冲洗胆道 2～3 次，亦可加人头孢类抗生素和地塞米松或用 20%N- 乙酰半胱氨酸作为溶解剂冲洗，拔出针头在该处置入直径 1～2mm 的硅胶管，荷包缝合，于腹膜处固定，逐层关闭腹壁各层。在胆道冲洗过程中，应轻揉肝脏，促使肝内胆汁排出。术中发现胆道周围有增大的炎性淋巴结可同时切除术中取肝组织送病理检查以评价肝脏损害程度术中应将抽吸的胆汁送检（常规送细菌培养及胰淀粉酶含量测定）。探查为胆道闭锁，应按胆道闭锁类型进行手术。

2. 腹腔镜胆囊造瘘胆道冲洗术

常规的剖腹探查由于风险大，术后并发症多，且有一定的盲目性，病儿家长对此常有顾虑。腹腔镜手术则有创伤小、痛苦轻、术后恢复快、并发症少等优点，同时可在直视下检查肝脏、胆囊及肝门情况，必要时可作肝组织检查。常规腹腔镜胆道造影多在胆囊切除后经胆囊管造影，但由于婴幼儿胆道纤细，经胆囊管插管造影困难，应选择胆囊底切开胆囊置管胆道造影。一般在脐缘左侧放置 0.5cm 套管，置入 5mm 腹腔镜探查肝门，找到胆囊。在腹腔镜监视下，右上腹距胆囊底最近腹壁处，做一长 0.5～0.8cm 小切口，直接用血管钳提起胆囊壁底部牵出腹壁暴露于切口外，其底部置 2 根牵引线后作小切口吸出胆汁，置入 F6 气囊导尿管后充气并固定。自导尿管注入造影剂作胆道造影并摄片。术后用抗生素盐水和地塞米松每日冲洗胆道，冲洗半月后拔管。同时行护肝、消炎、营养支持等治疗。

本症如能早期确诊，及时胆道冲洗手术均能取得满意的效果，绝大多数在 1～2 个月后黄疸消退，肝功能恢复正常。

第七节　自发性胆道穿孔

小儿自发性胆道穿孔于 1932 年由 Dijkstra 首次报告。此病虽然少见，在新生儿黄疸疾病的外科治疗中，除了胆道闭锁，本病排列第二位。自发性胆道穿孔发病通常在 4 岁以内，其中 6 个月到 1 岁是高发年龄段，临床上胆总管穿孔比例略高于胆囊穿孔。

一、病因

关于小儿自发胆道穿孔的病因，目前尚无定论。Lilly 于 1974 年提出局部的胚胎发育异常，导致以后胆管壁薄弱而致穿孔。也有不少学者认为是多因素所致，其中包括损伤、胆总管远端先天性狭窄、胆道结石、胰胆管异常连接、先天性胆管壁薄弱及血管损伤等。

1998 年 Pradas 等治疗了一例 5 个月的男婴发生胆道穿孔，此婴儿生下 1 周曾患坏死性小肠结肠炎结合对胆道供应血管的解剖分析，认为虽有双重血供系统，但在胆囊管与胆总管的结合部易发生局部缺血，认为本病可能与血管病变有关。De Agustin Asensio 则认为先天性胆管发育异常及囊壁局限性缺陷是造成胆道穿孔的原因，并通过形态学和组织学检查证实远端的梗阻因素和血管病变也起到了一定作用。

Ohkawa 等于 1977 年提出胆总管扩张与胆道穿孔具同一病因。由于胰胆管的异常连接，导致胰液反流入胆总管引起慢性胆管炎，胆道黏膜受到破坏，黏膜剥离，弹性纤维断裂。在某些病例形成胆总管扩张，另一些病例则在胆道薄弱处发生穿孔。笔者所在的复旦大学附属儿科医院，1960 年以来共收治胆道穿孔 18 例。其中 8 例测定腹水中淀粉酶，浓度均大于 448U/L，最高为 5440U/L。同时测血清淀粉酶 10 例，4 例正常，6 例大于 304U/L。除 2 例失访外，16 例均因胆管扩张症再手术，12 例经切除扩张胆管、肝管空肠 Ronx-en-y 吻合术，得以痊愈。早期病例 4 例，仅行内引流术，目前情况良好，有待长期随访。术中胆道造影显示 6 例胰胆管合流异常，测量其共通管道长度介于 10～19mm，其他 6 例显影不良，无法判断。14 例测胆汁淀粉酶，10 例＞3000U/L，其余分别为 125U/L，255U/L，2286U/L 及 2964U/L。笔者的资料显示，自发性胆道穿孔患儿大都伴有胰胆管合流异常。这些现象在许多学者的报道中都得到了证实，并提出自发性胆道穿孔与先天性胆管扩张症是同源于胰胆管合流异常的胆道疾患，只是两者处于不同的临床阶段。

近来 Ng 及 Hasegawa 等对小儿胆道自发性穿孔病因的胰胆管合流异常学说提出了质疑。他们发现在有些病例，胆汁中淀粉酶及胰蛋白酶并不升高，胆道造影未见胆汁反流进入胰管，也无胰胆管合流异常，但见胆总管远端有蛋白栓或结石所致充盈缺损，组织病理学检查还发现穿孔部位平滑肌薄弱，据此认为胆总管远端梗阻由共同通道内的蛋白栓引起，进而导致胆总管内压急剧增加引发穿孔。与之相反，Ando 等发现胆道自发性穿孔病例的共通管道蛋白栓发生率很低，并无胆道内压的升高或胆管上皮的先天性缺陷的证据，故对蛋白栓引起梗阻和穿孔的推测持否定态度。

二、病理改变

(一) 自发性胆道穿孔的穿孔部位穿孔部位

多位于肝总管、胆囊管和胆总管交界处，少数在胆总管或肝总管上方，亦有未找到穿孔者。穿孔大小不一，小如针孔、大至 1.5～2.0cm 不等，术中有时未找到穿孔，只见腹腔内有大量胆汁，形成腹膜炎。笔者单位所收治的 18 例中 3 例穿孔部位位于胆总管与胆囊汇合处，7 例位于胆总管前壁，1 例位于侧壁；7 例因周围有大网膜等组织包裹粘连，未发现穿孔点所见的穿孔点。直径 1～10mm 不等，多数为 3～5mm。

(二) 胆道自发性穿孔与胆管扩张症

大宗的病例报道自发胆道穿孔与胆管扩张症有关。有的是在胆管扩张症的基础上发生穿孔，有的腹痛反复发作，以后胆总管发生囊性或梭形扩张，所以应该长期随访，反复进行超声波检查，了解胆总管的动态变化。作者单位 18 例中 16 例得到随访，其中 12 例胆总管有不同程度的扩张，同时伴穿孔，另外 4 例首次手术未见胆管扩张，3 例平均 9 个月后出现扩张，其中 2 例梭形扩张、1 例囊状扩张。1 例反复腹痛，第 1 次术后 15 个月时随访血、尿淀粉酶值分别为 1170U/L 及 2829U/L，均较高。超声波检查示胆总管直径 6mm，术后 3 年症状仍未缓解，再次超声波检查，显示胆总管及肝管均扩张，胆总管 25mm×22mm×30mm 囊状扩张。这 16 例中胆总管囊状扩张 9 例，梭形扩张 7 例。这与有的学者认为梭形扩张发生胆道穿孔的几率大于囊肿型不相符合，胆管扩张的分型与发生胆道穿孔的几率似乎无关。

三、临床表现

本病的临床表现多样，多为呕吐、腹胀、发热、腹痛、黄疸而就诊。病程多呈亚急性。当胆道穿孔后，胆汁外溢引起的腹膜炎为化学性腹膜炎，由于胆汁为弱碱性，更由于病儿年龄小，神经系统发育不完善，除腹胀外腹部体征无特异性，容易误诊。当合并细菌感染后，出现化脓性腹膜炎的临床表现发热、腹痛，合并胆道狭窄可有黄疸出现，而从出生到黄疸发生通常有一段无症状"间歇期"。腹部出现压痛、肌紧张、反跳痛、肠鸣音减弱等，与其他原因引起的腹膜炎不易区别，故早期诊断较困难，误诊率可达 73.3%。

四、诊断

主要诊断方法如下。

（一）腹腔穿刺

腹腔穿刺对本病的诊断有重要价值，当腹腔穿刺抽出胆汁性腹水即可作出本病的诊断。并应常规将腹水送检，测定腹水中胆红素含量及淀粉酶值可能更有意义。笔者所遇到的 18 例胆道穿孔中，术前腹腔穿刺见胆汁样腹水而作出诊断 11 例，诊断率 61.1%，余 7 例因腹膜炎剖腹探查而明确诊断。

（二）腹部 B 型超声检查

能显示肝门区液体积聚，假性囊肿和腹水，可作为辅助诊断，然而仅 38.4% 的患者可发现穿孔大致位置。

（三）CT 及 ^{99m} 锝扫描

近来，国内文献认为 CT 及 ^{99m} 锝扫描可显示胆汁泄漏部位，为胆道穿孔的诊断提供最可靠的资料。CT 扫描需要增强以观察胆道的轮廓，其发现穿孔位置的比例可达 69.2%，CT 引导下胆囊穿刺造影可协助诊断。核素扫描能够判断肝脏功能、胆道破损以及胆汁向游离腹腔蔓延，但对于亚急性或慢性胆道穿孔其效果较差，而且只有高度怀疑胆道穿孔时，才会有医生选择该检查，其核素辐射不适合诊断性筛查。

（四）^{131}I 排泄试验

如腹水量较少，腹腔穿刺多为阴性时，国外有人利用 ^{131}I 排泄试验观察腹水、血清及粪便中 ^{131}I 含量的比例，有助于早期诊断。Howard 报告，^{131}I 注入后 48 小时，粪便内为 8%～12%，腹水内为 16.5%～17%，腹水内含量与血清内含量的比为 32∶1～28∶1。

（五）磁共振扫描 (MRI)

对于儿童尤其是小婴儿，磁共振能清晰地辨别软组织病变且能提供多维影像，同时可减少辐射，近年逐步得到推广。磁共振胰胆管成像可观察局部积液及假性囊肿的形成，观察胆道壁及局部缺损，同时发现胰胆合流异常。用造影剂增强后可进一步提供胆道结构及周围组织病变信息。

五、鉴别诊断

胆道自发性穿孔多以胆汁性腹膜炎为主要临床表现。有人认为当有黄疸的患儿出现腹水，应考虑此病的诊断病程可呈慢性、亚急性及急性表现。笔者所遇的 18 例中，仅 1 例伴黄疸，余以腹胀、呕吐为主要临床表现，而并非均有腹痛、发热。本组平均病程为 4.2 天。由于呕吐、腹胀、腹痛是小儿腹部疾病的常见症状，所以本病术前诊断困难，主要鉴别诊断有以下几方面。

（一）胃肠道穿孔

因胃肠液量多、细菌多，易形成化脓性腹膜炎，病程急，腹胀、腹痛明显，有腹部压痛，腹肌紧张及反跳痛，肠鸣音减弱或消失，中毒症状严重，常有体温升高，心率快而弱，甚至出现中毒性休克。结合腹部 X 线直立位平片显示气腹。腹腔穿刺抽得气体、脓液或胃肠内容物，诊断即可确定。

（二）阑尾穿孔、弥漫性腹膜炎

本病以婴幼儿多见，在笔者的病例中年龄小于 2 岁者占 10/18(55.6%)，而婴幼儿阑尾炎较多在阑尾穿孔伴腹膜炎时才来院就诊，需仔细地检查腹部，找到左、右侧的不同处，并应严密观察，随访腹部体征，结合腹部 B 超检查，不难作出鉴别。

（三）尿性腹水

胎儿或新生儿腹水可有不同原因，但约 40% 属尿路梗阻的尿性腹水，其中后尿道瓣膜症更是常见的梗阻原因，尿性腹水为尿液通过薄而有渗透性的腹膜渗入腹腔，尿液渗出可见多种部位，但最常见的是肾实质和（或）肾窦，因膀胱穿破而致的腹水罕见。虽然尿性腹水可引起水、电解质失衡，甚至危及生命，但由于尿液分流至腹腔，减少了肾脏的压力，即起到对上尿路的保护作用，但严重时可表现为腹水、尿毒症、电解质紊乱、泌尿系感染、败血症。腹膜又可吸收腹水，所以对病儿的预后有较好的影响。患儿往往以腹胀、呕吐、呼吸困难或肺部感染就诊，腹部平片可见腹部增大，密度增高，横膈抬高，经留置导尿管数天后往往腹水消失，做腹腔穿刺可得淡黄色液体，实验室检查符合尿液，行静脉尿路造影可显示双肾输尿管积水，甚至膀胱壁增厚有小梁形成，后尿道扩张，所有这些均可提示尿性腹水而不是胆道穿孔或其他腹膜炎。

六、治疗

小儿自发性胆道穿孔均需手术治疗。

(一) 术式的选择

多数学者认为本症最适宜的术式是 T 形管引流及腹腔引流。在大多数情况下可以采用，但应根据患儿的全身情况及术中所见选择适宜的手术方式。

(1) 术中发现穿孔，但患儿一般情况较重，不论胆总管远端有无梗阻，均应于腹腔冲洗后，于胆总管内置 T 形管，并行腹腔引流。如患儿一般情况下尚可，胆总管炎症反应不严重，可用纤细的可吸收缝线在穿孔处作横形缝合修补。胆总管远端梗阻往往由于黏稠的胆栓所导致，有条件可经引流管术中冲洗。

(2) 术中未发现穿孔，腹腔内有大量胆汁，胆总管周围已被大网膜包裹粘连成团或形成假性囊肿，则不宜强行剥离，只行腹腔引流术即可。文献有报道强行分离寻找穿孔缝合，术后形成肠瘘致死的教训，也有推荐同时行胆囊造瘘。

(3) 远端胆道梗阻及胰胆合流异常，在急性炎症期过后，可择期手术选择胆肠吻合等内引流手术。一期内引流术，国外有成功的报告，但在患儿病情重，且胆总管局部有炎症、充血和水肿时，不宜作为首选的术式，仍应以分期手术为宜。

关于是否可行穿孔的胆总管一期修补，国外文献有成功的报道，有学者对 1 例五周大的黑人男婴，用其带血管蒂的胆囊壁片修补胆总管穿孔处，获得成功。随访 6 个月来婴儿情况良好。由于胆总管引流术后穿孔处都能愈合，此术式也不宜作为首选。

(二) 术中注意事项

(1) 术中应留腹水送检常规、细菌培养、胆红管及胰淀粉酶含量的测定，笔者曾送腹水做细菌培养 18 例，2 例检出铜绿假单胞菌，1 例有大肠埃希菌生长，另 1 例发现有金黄色葡萄球菌，有细菌生长者占 4/18(22.2%)。

(2) 术中如发现腹腔内炎症严重，胆道周围被大网膜包裹，切忌强行剥离，寻找穿孔，因有误伤重要器官的危险，将腹腔引流管放在包裹的囊内引流即可。如胆囊张力较高，同时行胆囊造瘘更为妥当。

(3) 术中如条件许可，行经胆囊或经 T 形管的胆道造影，可了解穿孔部位及大小，胆总管远端有无梗阻性病变如狭窄、异物，胆总管有无扩张，以及观察胰胆管合流部的情况。

(三) 术后处理

1. 抗生素的应用

患儿术前常有感染、营养状态不佳，部分患儿肝功能有改变。需应用抗生素控制感染，并行保肝治疗。有作者进行胆汁细菌培养及药敏试验显示，革兰阳性球菌抗生素药物敏感率依次为：万古霉素，亚胺培南 (泰能)，利福平。革兰阴性杆菌抗生素药物敏感率依次为亚胺培南，头孢吡肟 (马斯平)，环丙沙星，阿米卡星 (丁胺卡那)，头孢他啶。推荐首先选用针对肠道菌群的抗生素，尤其是针对以大肠埃希菌为主的革兰阴性杆菌和厌氧菌的抗生素。再结合所在地区致病菌的变迁和耐药性改变的情况，选择合适的抗生素。以后的治疗可根据细菌培养和药敏结果再作适当调整。

2. 胆道造影

术后 2～3 周，经 T 形管行胆道造影，不仅要注意胆总管有无扩张，远端有无梗阻，也要观察肝内胆管、胰管及胰胆合流管的形态，如远端无梗阻，无胆管扩张，无胰胆合流异常，造影后引流 1～2 天然后夹管 1～2 天，如无发热、腹痛及黄疸等症状即可拔管，如造影发现胆总管远端梗阻，胆管扩张症或伴胰胆管合流异常时，带管出院，3 个月后，行二期根治术。

3. 胆总管的动态观察

笔者曾遇 1 例术中检查胆总管大小正常，腹腔引流术后 2 周痊愈出院，但以后腹痛反复发作较为剧烈，术后 15 个月时超声检查胆总管直径 6mm，无明显异常，但症状仍无缓解，于术后 36 个月时再次超声检查，示胆总管及肝管均扩张，胆总管 25mm×22mm×30mm，呈囊状扩张。

（四）再次治疗

小儿自发性胆道穿孔如伴有胆总管远端梗阻、胆管扩张或存在胰胆合流异常时，均需行二期根治手术。即扩张胆管切除，肝管空肠 Roux-en-y 吻合术，以达根治的目的。在临床上无胆管扩张的胆道穿孔病例，需进行密切的跟踪随访。如以后证实存在胰胆合流异常，也需行胰胆分流的手术。作者总结的 18 例中除失随访的 2 例外，均进行二期手术，效果满意，无并发症。

第六章 泌尿疾病

第一节 急性肾小球肾炎

急性肾小球肾炎简称急性肾炎，广义上是指一组病因不一，临床表现为急性起病，多有前期感染，以血尿为主，伴不同程度的蛋白尿，可有水肿、高血压或肾功能不全，病程多在1年内。其中绝大多数属急性链球菌感染后肾小球肾炎，是常见的儿科肾脏疾患，属感染后引起的免疫复合物性肾小球肾炎。本节急性肾炎就是指此种肾炎。

一、诊断

（一）临床表现

1. 典型病例

(1) 多见于儿童和青少年，以5～14岁多见，男女之比为2:1。

(2) 有链球菌的前驱感染史，以呼吸道及皮肤感染为主。前驱感染后，经1～3周无症状的间歇期后急性起病。

(3) 有肉眼血尿，1～2周内即转为镜下血尿。

(4) 有水肿，一般仅累及眼睑及颜面部，重者2～3d遍及全身，呈非凹陷性。

(5) 血压增高，一般学龄前儿童＞120/80mmHg，学龄儿童＞130/90mmHg。

(6) 尿量减少，肉眼血尿严重者可伴有排尿困难。

2. 严重病例

少数患儿在疾病早期(2周内)可出现下列严重症状，如不早期发现及时治疗，可危及生命。

(1) 严重循环充血：常发生在起病后第一周内，由于水、钠潴留，血浆容量增加所致。出现呼吸急促和肺部湿啰音，严重者可有端坐呼吸，颈静脉怒张，咳出粉红色泡沫痰，心脏扩大，甚至出现奔马律。少数患儿因病情急剧恶化于数小时内死亡。

(2) 高血压脑病：由于脑血管痉挛，导致缺血、缺氧、血管渗透性增高而发生脑水肿。患儿多诉剧烈头痛、呕吐、复视或一过性失明，严重者突然出现惊厥、昏迷。高血压控制后上述症状可迅速消失。

(3) 急性肾功能不全：常发生于疾病初期，出现尿少、尿闭等症状，引起暂时性氮质血症、电解质紊乱和代谢性酸中毒。一般持续3～5d，不超过10d，迅速好转。若持续数周仍不恢复，则预后严重。

（二）辅助检查

1. 尿常规检查

(1) 红细胞：初期为肉眼血尿，1～2 周后为镜下红细胞。

(2) 蛋白：尿蛋白可在 +～+++ 之间，且与血尿的程度相平行。

(3) 白细胞：疾病早期可见较多的白细胞和上皮细胞，并非感染。

(4) 管型：可有透明、颗粒或红细胞管型。

2. 血常规

(1) 白细胞：一般轻度升高或正常。

(2) 红细胞及血红蛋白：轻度贫血，为稀释性，随水肿好转而恢复。

3. 血生化检查

(1) 血沉加快，一般 2～3 个月恢复正常。

(2) 抗链球菌溶血素 O：前驱感染为咽炎的病例往往升高，10～14d 开始升高，3～5 周达高峰，3～6 个月恢复正常。

4. 血清补体

(1) 血清 CH_{50}，C_3 2 周内下降，至第 6～8 周恢复正常。C_3 超过 8 周不恢复正常，应考虑病程迁移或其他肾炎如膜增生性肾炎或狼疮性肾炎等。

(2) 补体早期成分 C_1q、C_4 可于疾病早期轻度下降（恢复较快）或正常。

5. 肾功能

(1) 血浆肌酐和尿素氮一般正常。持续少尿、无尿者，血肌酐、尿素氮升高，内生肌酐清除率降低。

(2) 肾小管功能正常。

6. 肾活检指征

(1) 持续性肉眼血尿 3 个月以上。

(2) 持续性蛋白尿和血尿 6 个月以上。

(3) 临床表现发展为肾病综合征。

(4) 血清补体持续降低。

(5) 肾功能持续减退。

二、治疗

治疗原则：一般为对症处理，清除残留感染病灶，防止急性期并发症，保护肾功能，待自然恢复。

（一）休息

(1) 急性期需卧床 2～3 周，直到肉眼血尿消失、水肿减退、血压正常，即可下床做轻微活动。

(2) 血沉正常可上学，但仅限于完成课堂作业。

(3) 尿沉渣细胞绝对计数正常后方可恢复正常体力活动。3 个月内应避免重体力活动。

（二）饮食

(1) 急性期对有水肿及高血压者应限盐及水摄入。食盐一般每天 1～2g，水分一般根据不显性失水加尿量计算。

(2) 有氮质血症者应限蛋白摄入，可给予优质动物蛋白 0.5g·kg^{-1}·d^{-1}。

（三）抗感染

(1) 有残余感染灶时用青霉素 80～160 万 U/d，10～14d，肌内注射。

(2) 青霉素过敏者，可选用大环内酯类抗生素如红霉素 30～50mg·kg^{-1}·d^{-1}，口服。

(3) 根据培养结果换用其他敏感抗生素。

（四）对症治疗

1. 利尿

控制水、盐摄入后仍有水肿、少尿症状者可用利尿剂。

(1) 噻嗪类利尿剂，作用于肾小管髓襻稀释段，可使滤过的钠重吸收受到抑制。如氢氯噻嗪 1～2mg·kg^{-1}·d^{-1}，分 2～3 次口服。

(2) 口服无效时需要用强力的袢性利尿剂，如呋塞米（速尿），注射剂量 1～2mg·kg^{-1}·次$^{-1}$，每日 1～2 次，但需注意静脉注射剂量过大时可有一过性耳聋。

2. 降压

凡经休息，控制水盐摄入、利尿而血压仍高者均应给予降压药。

(1) 硝苯地平：系钙通道阻滞剂，能抑制血管平滑肌细胞外钙离子内流，松弛血管平滑肌，扩张血管，产生降压作用。开始剂量为 0.25mg·kg^{-1}·d^{-1}，最大剂量 1mg·kg^{-1}·d^{-1}，分 3 次口服。

(2) 盐酸贝那普利（洛丁新）：系血管紧张素转换酶抑制剂，与血管紧张素 I 竞争转换酶，阻止血管紧张素 II 形成，抑制缓激肽降解，扩张血管而降低血压，此外还可阻止血管舒缩素失活及增加前列腺素，使全身外周血管舒张，降低血管阻力，产生降压作用。剂量≤6 岁 2.5～5mg，>6 岁 5～10mg，每天 1 次口服。

(3) 利舍平：为影响交感介质的药物，在神经效应连接处阻断交感传递，减少去甲肾上腺素的组织贮存，减少血清素和脑的去甲肾上腺素，也减少周围交感神经末梢的去甲肾上腺素，从而发挥扩张血管的作用。用于严重病例时，首剂可用 0.07mg/kg（最大剂量不超过 2mg)，肌内注射，必要时可隔 12h 重复 1 次。

（五）严重循环充血的治疗

(1) 矫正水钠潴留，恢复正常血容量，可使用呋塞米注射（剂量同上）。

(2) 表现有肺水肿者除一般对症治疗外，可加用硝普钠，为强效、速效降压药，能扩张小动脉、静脉，降低外周阻力，使血压下降。静脉滴注后 5 分钟即可起效，停药后作用可维持 2～15 分钟。硝普钠 5～20mg 加入 5%葡萄糖溶液 100mL 中，以 $1\mu g \cdot kg^{-1} \cdot min^{-1}$，速度静滴，用药时严密监测血压，随时调节药液滴速，每分钟不宜超过 $8\mu g/kg$，以防发生低血压。滴注时针筒、输液管等须用黑纸覆盖，以免药物遇光分解。

(3) 对难治病例可采用腹膜透析或血液滤过治疗。

（六）高血压脑病的治疗

(1) 首选硝普钠，用法同上。通常用药后 1～5 分钟内可使血压明显下降，抽搐立即停止，并同时静脉注射呋塞米 $2mg \cdot kg^{-1} \cdot$ 次 $^{-1}$。

(2) 有惊厥者应及时止痉。持续抽搐者首选地西泮，$0.2～0.3mg \cdot kg^{-1} \cdot$ 次 $^{-1}$，总量不大于 10mg，缓慢静脉注射。如静脉注射苯巴比妥钠后再静脉注射地西泮，应注意发生呼吸抑制的可能。

（七）急性肾功能衰竭的治疗

1. 透析疗法

透析疗法是抢救急性肾功能衰竭最有效的措施，主张早期进行透析，一般可先做腹膜透析，效果不满意时可考虑做血液透析。

(1) 腹膜透析：利用腹膜作为半透膜，向腹腔内注入透析液，借助腹膜两侧的毛细血管内血浆及腹膜腔内的透析液中的溶质浓度梯度和渗透梯度，通过弥散原理以清除机体代谢产物和潴留过多的水分，操作简便，安全经济，易于开展。由于儿童腹膜面积相对成人要大，腹膜透析效率可达血透的 50%。腹膜透析液儿童 30～50mL·kg^{-1}·次 $^{-1}$，透析液袋温至 37℃，注入 10 分钟，腹腔内停留 30～60 分钟，引流约 10 分钟。根据需要在 12～48h 可能需多次交换。

(2) 血液透析，透析效力强于腹膜透析，适用于高代谢型急性肾功能衰竭，有腹部外伤或有严重感染者。

2. 血浆置换疗法

可降低血浆免疫活性物质，清除损害的介质，即抗原抗体复合物、抗肾抗体、补体、纤维蛋白原及其他凝血因子等，因此可阻止和减少免疫反应、中断或减轻病理变化。

第二节　过敏性紫癜肾炎

过敏性紫癜是全身性以坏死性小血管炎为主要病理改变的疾病，由此引起的肾脏损害称为过敏性紫癜肾炎，简称紫癜性肾炎。本病多见于儿童及青少年，也是小儿时期继发性肾小球病中最常见的。

一、诊断

(一)临床表现

1. 肾外症状

(1) 皮疹：均出现皮疹。皮疹为出血性、对称性分布，稍高出皮肤，最常见于踝部、双下肢及臀部等，皮疹分布呈重力依赖性。常成批出现，可反复发作。

(2) 肌肉骨骼表现：约半数以上的患儿出现多发性关节肿痛，以膝、踝关节多见，其次是腕关节、肘关节、手指及足指关节。关节症状为非游走性，一过性，多于数日内消退，无关节变形。部分患者可有皮下水肿，常见于头皮、手足背部、耳、眼周等处。

(3) 胃肠道症状：表现为腹痛，以脐周和下腹为主，可有压痛，但无反跳痛。可并发血便、呕血。儿童可发生肠套叠、肠穿孔和肠梗阻。

(4) 其他症状：因肾炎高血压脑病或紫癜性脑病而出现头痛、抽搐、昏迷等，另可有心脏损害、肺间质损害、肺出血等。

2. 肾脏症状

肾脏受累见于 20%～100% 的患儿，肾脏症状多出现在皮疹后 4～8 周内（占 80%～85%），少数数月后出现，约 3% 的患者肾脏损害先于皮疹。主要表现为血尿和蛋白尿，部分可有高血压、水肿和氮质血症。

(二)临床分型

孤立性血尿或孤立性蛋白尿，血尿和蛋白尿，急性肾炎型，肾病综合征型，急进性肾炎型，慢性肾炎型。

二、治疗

(一)肾外症状

多为对症治疗。

(1) 腹部症状常用抗组胺及解痉药。

(2) 可服用维生素 C、维生素 P 以改善毛细血管脆性。

(3) 积极寻找病因和去除病因，予抗过敏治疗，如西替利嗪、开瑞坦。

(4) 还可用 H_2 受体阻滞剂治疗消化道症状和反复皮疹。

(5) 肾上腺皮质激素常能迅速缓解胃肠道和关节症状，但是否可以防止皮疹反复和肾脏受累看法不一。

(二)肾脏损害

(1) 无症状性血尿可给予双嘧达莫和（或）清热活血中药（如保肾康、肾八味等）。双嘧达莫具有抑制血小板聚集的作用，口服剂量为 3～5mg·kg^{-1}·d^{-1}，最大剂量为

$10mg \cdot kg^{-1} \cdot d^{-1}$。宜从小剂量开始逐渐增加剂量，有低血压者慎用。不良反应有头痛、恶心、眩晕等。

轻度蛋白尿可选用血管紧张素转换酶抑制剂 (ACEI)(如洛丁新、蒙诺等) 或血管紧张素 II 受体拮抗剂 (AT_2)(如科素亚) 治疗，应密切监测其变化。ACEI 和 AT_2 能降低全身的血压和肾小球高压，减少尿蛋白排出，延缓肾功能不全的进程。对于其他临床类型应争取肾活检以明确病理类型，然后给予相应治疗。

(2) 当尿蛋白＞ 1g/d 或有肾炎综合征者给予泼尼松 $1 \sim 2mg \cdot kg^{-1} \cdot d^{-1}$，并可给予雷公藤多甙 $1 \sim 1.5mg \cdot kg^{-1} \cdot d^{-1}$ 或硫唑嘌呤治疗。雷公藤多甙为免疫抑制剂，副作用较小，不良反应有恶心、呕吐、腹胀等胃肠道症状，剂量过大可致肝功能损害，少数可有粒细胞减少、血小板减少。一般程度较轻，无需停药，总疗程 3 ～ 6 个月。硫唑嘌呤剂量为 $2mg \cdot kg^{-1} \cdot d^{-1}$，分 2 次口服。不良反应为骨髓抑制、胃肠道反应，少数患者可有肝功能损害，敏感者可出现血尿酸过高和肾功能障碍，应注意。

(3) 临床表现较重的肾炎综合征，特别病理类型属于弥漫增生型者，若经正规激素治疗 4 周无效，常予以环磷酰胺 (CTX) 冲击治疗，剂量按 $500 \sim 750mg/m^2$ 计算，每次最大剂量不超过 1g，每 4 周 1 次，共 8 次，以后每 12 周 1 次，共 2 次，然后每隔半年 1 次，也可为 2 次，总共 12 次，累积剂量＜ 150mg/kg。CTX 的常见副作用为肝功能损害、骨髓抑制、消化道症状、性腺抑制、出血性膀胱炎和致癌作用，应用时应引起注意。

(4) 对于达到肾病水平的蛋白尿、肾病综合征、病理呈弥漫改变者应尽早开始免疫抑制治疗。常予泼尼松 $1.5 \sim 2.0mg \cdot kg^{-1} \cdot d^{-1}$(最大 60mg/d)4 周，后逐渐或直接改为隔日用药，然后减量，全程 9 ～ 12 个月；联合应用 CTX 或霉酚酸酯或雷公藤多甙 $[1 \sim 1.5mg \cdot kg^{-1} \cdot d^{-1}]$。对于肾脏病理改变有 50％以上新月体者多主张先给予甲泼尼龙冲击治疗 1 ～ 2 疗程 (每疗程 3 次)，15 ～ 30mg/kg，溶于 5％葡萄糖溶液中 1 ～ 2h 内静脉滴注，每日或隔日应用，总量不超过 1000mg/d，后予泼尼松 $1 \sim 2mg \cdot kg^{-1} \cdot d^{-1}$ 口服治疗。同时给予抗凝治疗 (肝素或低分子肝素)4 周，后改华法林口服 4 周；双嘧达莫口服 8 周的四联治疗。应用甲泼尼龙应密切观察，常见副作用有水钠潴留、高血压、血糖升高、消化道出血和感染。应用肝素、华法林的主要不良反应是出血，可表现为黏膜出血 (血尿、消化道出血等)、关节积血和伤口、溃疡面出血等，用药期间应监测凝血酶原时间和部分凝血活酶时间。此外偶有过敏反应，表现为皮疹、发热、哮喘等，有出血倾向、血小板减少、严重高血压、细菌性心内膜炎、活动性结核、外伤等患者应慎用。

(5) 对临床呈急进性肾炎者除积极的四联疗法外还可行血浆置换，有时尚需透析治疗。

(6) 血管紧张素转换酶抑制剂 (ACEI) 和 AT：受体拮抗剂用于急性期后持续蛋白尿、高血压者。既可控制血压、减少蛋白尿，还可保护肾功能，延缓慢性进展过程。

(7) 慢性肾炎型肾炎的治疗原则与原发性慢性肾小球肾炎大致相同，主要是控制高血压，延缓肾功能损害进展。

第三节　乙型肝炎病毒相关性肾炎

乙型肝炎病毒 (HBV) 感染可引起多种肝外病变，肾小球肾炎常有发生。1979 年后，HBV 感染与肾小球肾炎的联系受到广泛关注。1989 年 10 月在北京召开的乙型肝炎病毒相关肾炎座谈会上，将本病命名为乙型肝炎病毒相关肾小球肾炎，简称乙肝肾炎 (HBV-GN)。

HBV 感染的流行率在世界各地分布不一，HBsAg 在人群中携带率亦不相同。不少学者注意到 HBV 的流行率越高，肾小球肾炎的发病率亦越高，HBV 感染伴肾小球肾炎的发生率约为 6.8％～ 20％。我国为 HBV 感染高发地区，据统计，在住院的肾小球肾炎患者中，血清 HBV 标志物阳性者占 15.6％，小儿更高。

一、诊断

1. 临床表现

可见于任何年龄，但以学龄儿童多见，起病多隐袭，临床表现不典型，者多变及迁延的特点。多数表现为肾病综合征或非肾病性蛋白尿，常伴镜下血尿或肉眼血尿，亦有以肾炎综合征起病者。膜性肾炎很少有高血压或肾功能不全，膜增生性肾炎则可有高血压 (40％)，肾功能不全 (20％)。患者多无明显肝炎接触史，约半数患者可有肝脏肿大或肝功能异常。

2. 辅助检查

(1) 实验室检查：尿常规可见程度不等的血尿和 (或) 蛋白尿，偶见管型。血清 HBV 感染标志物检测对本病的诊断有重要意义。特别是几种抗原抗体系统同时检测，动态观察和长期随访更可为诊断提供重要依据。血清 HBsAg、抗 HBc 几乎均呈阳性，约 60％～ 80％ HBeAg 阳性。极少数病例可有肾组织 HBAg 沉积而血清 HBV 标志物呈阴性者。血清 C_3、C_4 可降低，随病情缓解多可恢复。约半数患者可有 GPT 升高，肾功能多正常，早期少数病例可有一过性氮质血症。

(2) 肾组织学改变：由 HBV 引起的免疫复合物肾炎的病理类型较多，主要为膜性肾病，其次是膜增生性肾炎，其他如系膜增生性肾炎、局灶节段性肾小球硬化、轻微病变等少见。免疫组化检测可见 HBeAg 和 (或)HBsAg 和 (或)HBcAg 呈颗粒状沿肾小球毛细血管襻沉积，少数有间质及小管沉积。

二、治疗

目前对 HBV 相关肾炎尚缺乏特效治疗方法，以对症治疗为主。

1. 激素及免疫抑制剂

对激素及免疫抑制剂的应用尚有争议，因其可能加速 HBV 复制，延缓宿主清除

HBV 的能力。也有认为儿童 HBV-GN 肾组织中存在大量免疫复合物，因此存在免疫机制引起的肾脏损伤。如在抗病毒的基础上适当给予肾上腺皮质激素及免疫抑制剂治疗，则可以减轻肾脏的免疫机制损伤，起到减少蛋白尿、保护肾功能的作用。小剂量泼尼松 $1mg\cdot kg^{-1}\cdot d^{-1}$ 治疗可使病情缓解。泼尼松治疗方案可参照原发性肾病综合征，但细胞毒性药物应用需慎重。

2. 干扰素

干扰素作为一种有效的抗病毒药物，其作用机制是多位点阻断病毒的复制，包括：①阻断 mRNA 转录；②阻断蛋白质翻译过程；③抑制蛋白质加工；④抑制病毒修饰过程。正因为干扰素不是单点抑制，所以不容易产生耐药性。剂量为 $3MU/m^2$，肌内注射每周 3 次，4 个月后改为每周 2 次再 2 个月，共 6 个月。干扰素常见副作用有：全身症状（发热、流感样症状等，通常可在对症处理后缓解），贫血或白细胞减少。此外，还可能出现精神神经系统异常，以及使原有的自身免疫性疾病加重或复发。

3. 其他药物

拉米夫定与干扰素不同，主要通过抑制 DNA 聚合酶来抑制病毒复制，作用于单一位点，因此在该位点发生基因突变的乙肝病毒容易对拉米夫定产生耐药性。成人剂量 100mg，口服，1 次 / 日，疗程 1 年。此药应用于儿童的剂量及疗程尚待进一步摸索。

阿糖腺苷：(Ara-A) 在人体转化为 3 磷酸阿糖腺苷 -3 磷腺苷，能抑制 DNA 多聚酶和核苷酸还原酶，从而抑制病毒复制。剂量 $15mg\cdot kg^{-1}\cdot d^{-1}$，静滴，2 周为 1 个疗程。以后用胸腺提取物 Thymostimulin 2mg/kg 肌内注射，每天 1 次，6 个月。联合应用 α- 干扰素治疗可取得更好疗效。此外，中药活血化瘀、益气补肾药对调整机体功能有益。

第四节　急进性肾小球肾炎

急进性肾小球肾炎 (RPGN) 是一组病情发展急骤、由蛋白尿、血尿迅速发展为无尿或少尿、急性肾衰竭、预后差的肾小球肾炎。主要病理改变是以广泛的肾小球上皮新月体形成为特点，故有新月体肾炎之称。一般将有肾外表现者或明确原发病者称为继发性急进性肾炎，病因不明的称为原发性急进性肾炎。后者又可分为三大类型：Ⅰ型：抗肾小球基底膜抗体型（不伴肺出血），循环中存在抗肾小球基底膜抗体，免疫荧光呈线样沉积；Ⅱ型：免疫复合物型，免疫荧光可见大量免疫球蛋白和补体在肾小球呈颗粒状沉积；Ⅲ型：寡免疫复合物型，本型无或仅有少量免疫球蛋白呈线样或颗粒状沉积，约 70%～ 80% 患儿检出 ANCA，称之与 ANCA 相关性小血管炎。

一、诊断

(1) 本病最常见于成年人，但各年龄人群均有发病。男女之比为 2:1。

(2) 病前 2～3 周内可有疲乏、发热、关节痛等症状。部分患者可有上呼吸道前驱感染。

(3) 起病多与急性肾小球肾炎相似，一般多在起病数天到数月内发展至少尿或无尿以及肾功能不全。

(4) 临床表现为血尿，大量蛋白尿，管型尿，尿比重低，代谢性酸中毒和水、电解质紊乱，血尿素氮、肌酐的进行性升高，持续性高血压，全身水肿。常呈严重贫血。少数患者可具有肾病综合征的特征，如低蛋白血症等。

(5) 抗基底膜型补体各成分基本正常，早期血清抗基底膜抗体阳性。免疫复合物型补体成分下降，血清免疫复合物可阳性。抗中性粒细胞胞质抗体 (ANCA) 与小血管炎型 RPGN 密切相关。

(6) 肾脏超声检查可发现肾脏增大或正常大小，但皮、髓质交界不清 (与肾脏水肿有关)。

(7) RPGN 的病理诊断应注意两点：新月体为闭塞肾小囊腔 50% 以上的大新月体，不包括小型或部分新月体；伴大新月体的肾小球必须大于或等于全部肾小球的 50%。

二、治疗

(1) 本病多主张采用综合治疗。及时使用肾上腺皮质激素冲击治疗，合用免疫抑制剂，抗凝、抗血小板粘附和血浆置换等。

(2) 糖皮质激素：甲泼尼龙冲击治疗，15～30mg/kg，溶于 5% 葡萄糖溶液中 1～2h 内静脉滴注，每日或隔日应用，总量不超过 1000mg/d，每疗程 3 次，应用 1～2 个疗程，后予以泼尼松 1～2mg·kg^{-1}·d^{-1} 口服，根据病情逐渐减量。应用甲泼尼龙应密切观察患者，常见副作用有水钠潴留、高血压、血糖升高、消化道出血和感染。

(3) 免疫抑制剂：环磷酰胺冲击治疗，剂量按 500～750mg/m^2 计算，每次最大剂量不超过 1g，每月 1 次，后根据病情逐渐延长间隔时间，累积剂量 150mg/kg。CTX 的常见副作用为肝功能损害、骨髓抑制、消化道症状、性腺抑制、出血性膀胱炎和致癌作用，应用时应引起注意。可与肾上腺皮质激素合用，疗效增强。

(4) 四联疗法：细胞毒药物 (CTX) 1.5～2.5mg·kg^{-1}·d^{-1} 或硫唑嘌呤 2mg·kg^{-1}·d^{-1}、激素 (泼尼松)2mg·kg^{-1}·d^{-1}、抗凝剂 (肝素或华法林低份子肝素) 以及抗血小板粘附剂双嘧达莫 5～10mg·kg^{-1}·d^{-1} 联合应用。

(5) 血浆置换法：每次置换血浆容量为 50mL/kg，每日或隔日 1 次，一般持续 2 周或至循环抗肾小球基底膜抗体消失。需同时使用免疫抑制剂治疗。

(6) 透析治疗：本病突出症状为肾衰竭，故主张早期透析，一般先腹膜透析，疗效不佳时做血液透析。

(7) 肾移植：一般需透析治疗半年后再行肾移植。

(8) 目前有提出应用某些细胞因子、生长因子的抑制剂来阻断损伤过程。

第五节　慢性肾小球肾炎

慢性肾小球肾炎是指病程超过 1 年、伴不同程度的肾功能不全和 (或) 持续性高血压、预后较差的肾小球肾炎。绝大多数是由多种原发性肾小球疾病，如增生性肾小球肾炎 (如膜增生性肾炎、系膜增生性肾炎、IgA 肾病、毛细血管内增生性肾炎、毛细血管外增生性肾炎等)、非增生性肾小球肾炎 (如膜性肾病、局灶节段性肾小球硬化等) 迁延发展而来。一些继发性肾小球肾炎 (如过敏性紫癜肾炎、狼疮性肾炎等)、遗传性肾小球疾病 (如 Alport 综合征) 也可呈慢性肾炎的临床过程。

一、诊断

病程超过 1 年；呈肾炎性尿改变；伴不同程度的持续性高血压和肾功能损伤者即可诊断。一般以男性青年多见，起病缓慢，病情迁延。儿科患者应注意有无遗传性肾炎、先天性肾发育异常或畸形，并需与慢性肾盂肾炎区别。慢性肾炎病程中的急性发作应与急性肾炎区别。慢性肾炎尤其是晚期一般不行肾活检。

二、治疗

原则是保护肾脏，防止或延缓肾功能进行性恶化；改善或缓解临床症状；避免和防治诱发恶化的因素；防治严重并发症。病因明确者应给予相应治疗。

(一) 饮食蛋白的控制

肾功能不全者应根据肾功能减退程度控制蛋白摄入量。因不适量的过多摄入蛋白，不仅增加肾排泄含氮代谢物的负担，加重氮质血症，而且导致肾小球局部血流动力学改变，出现高流量、高灌注、高滤过的现象而加速肾小球的硬化。成人一般每日控制在 30 ~ 40g。小儿时期正值生长发育期不宜过度限制，可依每日 1.2 ~ 1.6g/100Cal 计算，且应以优质蛋白 (如蛋、奶、瘦肉等) 为主。一般肾功能愈差则蛋白摄入量宜愈低，此时应适当增加糖类以满足热量需求，还可适当辅以肾灵 (α- 酮酸) 或肾衰氨基酸，以补充体内必需氨基酸的不足。如患者肾功能正常而又有大量蛋白尿，则应放宽蛋白摄入量，但不宜超过 $1.0g \cdot kg^{-1} \cdot d^{-1}$，以免加重肾小球滤过及肾小球硬化。

(二) 积极控制高血压

慢性肾炎时，剩余的和 (或) 有病变的肾单位处于代偿性高血流动力学状况，高血压无疑加重这种病变，导致肾小球进行性损伤，故对慢性肾炎患者应积极控制高血压，防止肾功能恶化。

1. 血管紧张素转换酶抑制剂 (ACEI)

常被选为治疗慢性肾炎时高血压的一线药物，该药除有肯定的降压疗效外，还可降低肾小球内压,起到降低蛋白尿(20%～40%)、减轻肾小球硬化和延缓肾功能恶化的作用。此外,血管紧张素Ⅱ(ATⅡ)能刺激近端肾小管铵的产生,后者可通过旁路途径激活补体而诱发肾小管间质病变,加重肾功能损伤,ACEI类药物兼有防治此类损伤的作用。应用ACEI时应注意其可引起高血钾(特别是肾功能不全者),其他副作用有皮疹、咳嗽、瘙痒、发热、流感样症状、味觉减退和较罕见的粒细胞减少。另外有报道,ACEI有引起急性药物性间质性肾炎的可能,应警惕。肾功能减退者应根据程度相应减少用量或延长间隔。

临床常用的ACEI有:卡托普利(Captopril),剂量为0.5～2.0mg/kg,每8小时一次口服;依那普利(Enalapril),剂量为0.1～0.5mg·kg^{-1}·d^{-1},1次或分2次口服。新的ACEI作用时间较长,如Lisinopril的用量为2.5～20mg/d;雷米普利(Ramipril)尚无儿童推荐剂量,成人剂量为1.25～20mg/d,1次或分2次口服。

近来,血管紧张素Ⅱ受体阻滞剂也开始用于慢性肾炎高血压的治疗,如氯沙坦(Losertan),在儿童患者中应用经验尚少。

2. 钙通道阻滞剂

与ACEI类药物相比,虽无减轻蛋白尿的作用,但也能有效地控制高血压和延缓肾功能恶化(通过降低全身血压而改善肾小球局部血流动力学及减少氧耗、抗血小板聚集而减轻肾损害,稳定肾功能)。最常用的有硝苯地平和阿罗地平,药物的副作用小,可能会引起头痛、眩晕、周围性水肿、心动过速、面色潮红等。硝苯地平的用量为0.25～3mg·kg^{-1}·d^{-1},分3次或2次口服。阿罗地平的用量为0.1～0.3mg·kg^{-1}·d^{-1},1次或分2次口服。

3. β受体阻滞剂

有减少肾素的作用,该药虽降低心排血量,但不影响肾血流量和肾小球滤过率,故也用于治疗肾实质性高血压。普萘洛尔可引起心动过缓和支气管痉挛而不常用。阿替洛尔对心脏β$_1$受体有选择作用,故副作用不多,作用持久,用量为1～2mg·kg^{-1}·d^{-1},1次或分2次口服。

4. α$_1$受体阻滞剂

哌唑嗪可扩张小动脉、小静脉,一般用量为0.05～0.5mg·kg^{-1}·d^{-1},1次或分2次口服。肾衰时不必调整剂量,但直立性低血压为其较突出的副作用,还可引起晕厥、钠潴留等。

5. 周围血管扩张药物

副作用常见,故不是常用降压药物。肼屈嗪的一般用量为0.5～7.5mg·kg^{-1}·d^{-1},分2次或4次口服,可引起直立性低血压、头痛和钠潴留,还必须警惕该药诱发红斑狼疮样综合征的可能,故有肾脏或肝脏疾病者需慎用。

6. 利尿剂

可用于有明显水钠潴留者。若肾功能好可选用噻嗪类利尿剂,如氢氯噻嗪,用量为2～3mg·kg^{-1}·d^{-1},分2次口服;肾功能差、肾小球滤过率小于25%时,噻嗪类药物疗效差或无效,应改用髓袢利尿剂,如呋塞米,用量为0.5～2.0mg·kg^{-1}·d^{-1},分2次或分4次口服。应用利尿剂应注意保持电解质平衡，并要注意有加重高脂血症、高凝状态和肾间质损害的可能性。

（三）抗凝和血小板解聚药物

对有高凝状态或某些易有高凝倾向的情况（如膜增生性肾炎、膜性肾炎、伴高脂血症等）可给予抗凝及血小板解聚药物。

（四）防治能引起肾损害的其他因素

对慢性肾炎患者应尽可能避免上呼吸道及其他部位的感染，以免加重甚至引起肾功能急骤恶化。应非常谨慎使用或避免使用肾毒性和（或）易诱发肾功能损伤的药物，如庆大霉素、磺胺药及非甾体类消炎止痛药等。对有高脂血症、高血糖、高钙血症和高尿酸血症患者应及时予以适当治疗，防止上述因素加重肾脏损害。

（五）激素和细胞毒药物

鉴于慢性肾炎患儿的病因、病理改变、病期、肾功能状态等不一，故此类药物应用与否及应用方法应区别对待。一般认为如肾功能正常或仅轻度受损、肾脏体积正常（尚未缩小）而有明显蛋白尿者可考虑应用。基础病理改变或病因属此类药物适应证者（如系膜增生、膜增生性肾炎等）及肾功能尚稳定，因某些因素而诱发新月体形成者可考虑应用此类药物。

第六节　急性肾衰竭

急性肾衰竭是指各种原因所致肾功能于短期内显著减退或丧失，失去维持机体内环境稳定的能力，而出现少尿或无尿、氮质血症、水电解质及酸碱平衡紊乱为特点的临床综合征。

一、诊断

（一）病因判断

(1) 肾前性：血容量减少导致肾血流量下降，如休克、循环血量减少、充血性心力衰竭等。

(2) 肾原性：由肾实质性疾病所致，如急进性肾炎、溶血尿毒综合征、流行性出血热、急性肾皮质或髓质坏死、急性间质性肾炎、重金属或药物中毒。

(3) 肾后性：由尿路梗阻如输尿管结石、血块、畸形、肿瘤、磺胺结晶、尿酸盐结晶等导致。

肾前性及肾性肾功能衰竭的鉴别见表 6-1。

表 6-1　肾前性及肾性急性肾衰竭的鉴别

指标	肾前性	肾性
尿常规	基本正常	尿蛋白阳性、沉渣有细胞及管型
尿比重	> 1.020	1.010
尿渗透压 (mmol/L)	> 500	< 400
尿钠 (mmol/L)	< 20	> 40
自由水	< −25	> 0
钠排泄指数	< 1	> 1

注：①钠排泄指数 =(尿钠 / 血钠)×(血肌酐 / 尿肌酐)×100，②尿、血钠以 mmol/L 计，肌酐以 μmol/L 计。

(二) 临床表现

1. 少尿期

每日尿量少于 $250mL/m^2$，尿比重常固定在 1.010，一般持续 7 ~ 14d，超过 3 周者预后差。

(1) 尿毒症症状：恶心、呕吐，消化道出血，嗜睡，烦躁，抽搐，昏迷等。

(2) 代谢性酸中毒：表现为呼吸深，烦躁，唇樱桃红色。

(3) 电解质紊乱

①高钾血症：心率减慢，心律不齐及心电图 T 波高尖，束支传导阻滞。

②低钠血症：尿少，血液稀释，或吐泻失钠过多所致，症状有畏食、恶心、肌肉痛等。

③低钙高磷血症：磷在体内积聚使血磷升高，钙在肠道与磷结合且从肠道排出致低钙血症，引起低钙抽搐。

④水潴留：出现高血压、循环充血、肺水肿、脑水肿等症状。

2. 利尿期

肾血循环改善，浓缩功能差，大量排尿，易致低钾血症、低钠血症。

3. 恢复期

尿量正常，血生化指标恢复正常，无临床症状，肾浓缩和肌酐清除功能仍低于正常，可持续数月。

二、治疗

1. 肾前性肾衰竭治疗

(1) 补液：纠正脱水，给予 2:1 液 (即 2 份生理盐水、1 份等张碱性液) 或生理盐水，10 ～ 20mL/kg，在 30 ～ 60min 内静脉输入，一般在 1 ～ 2h 内尿量增加，尿比重 > 1.020，如果 2h 后尿量乃低于 1mL/(kg·h)，且无循环血容量不足的情况，则可能为肾性肾衰。

(2) 利尿：补足血容量后仍少尿应首选多巴胺，每分钟 2 ～ 3μg/kg 静滴，1 ～ 2h 后静脉注射呋塞米，每次 1 ～ 2mg/kg。

2. 少尿期

(1) 控制液体摄入量：每日液体入量可依下列公式计算：

摄入量＝不显性失水＋前一天尿量＋吐泻等丢失 - 内生水量

不显性失水按 400 ～ 500mL/m² 计，体温增加 1℃ 则每日增加 75mL/m²。内生水按每日 100mL/m² 计。计算出的摄入量一般以 10% ～ 25% 葡萄糖溶液补充，除非有明确的钠丢失或不足，一般不补钠。检测摄入量是否合适可精确测量体重，如每日减少 0.5% ～ 1% 则为适量。

(2) 纠正电解质及酸碱平衡：血钾增高时可静脉注射 5% 碳酸氢钠 2mL/kg；静脉注射 10% 葡萄糖酸钙 0.5 ～ 1mL/kg(总量 10 ～ 20mL/ 次)；输注葡萄糖胰岛素混合液，葡萄糖 2g/kg 加胰岛素 0.5U，于 30min 内静滴，一般 30min 后生效，维持 4 ～ 6h，必要时可以重复。不用富含钾的饮食或药物，不输库存血。代谢性酸中毒严重时 (HCO_3^- < 12mmol/L) 应予纠正，用 5% SB 提高血清 HCO_3^- 至 17mmol/L，纠酸时注意低钙抽搐。低钠血症多系稀释性，一般不补钠，治疗主要在于限水摄入，当血钠 < 120mmol/L 且有低钠血症的临床症状时，应适当补充 3% NaCl 溶液，每 1.2mL/kg 可提高血钠 1mmol/L，一般先给 3 ～ 5mL，注意心功能情况。

(3) 饮食：以糖为主，限制蛋白质摄入，婴儿最低供给热量为每日 50Cal/kg，儿童为 30Cal/kg，可以控制负氮平衡，同时给予多种维生素。不能进食者应给予静脉高营养疗法。

(4) 抗生素控制感染：选用无肾毒性的抗生素。

(5) 其他对症疗法：有高血压、心力衰竭、抽搐时及时处理。

(6) 透析疗法：适用于尿素氮 > 28.6mmol/L，或肌酐 > 530.4μmol/L，血钾 > 6.5mmol/L，严重且不易纠正的酸中毒。水潴留致严重循环充血，低钠血症，肺水肿，药物或毒物中毒时应考虑透析疗法。目前主张预防性透析，在急性肾衰竭早期即进行透析。

3. 利尿期

每日补液量为前 1 日尿量的 1/3 ～ 2/3，以不出现脱水为准，其中半量以 5% ～ 10% 葡萄糖溶液补充。适当补充钠、钾，防治感染。

4. 恢复期

增加能量及蛋白质，避免使用肾毒性药物。

第七节 溶血性尿毒综合征

溶血性尿毒症综合征是一种以微血管性溶血性贫血、尿毒症和血小板减少为主要临床特征的疾病。本症首先由 Gasser 在 1955 年发现，以后世界各地均有报道。

一、诊断

1.临床表现

(1) 前驱症状：腹泻多见，近年有较多报道与大肠杆菌 0157∶H7 感染有关。此外，还有志贺痢疾杆菌Ⅰ型、大肠杆菌感染以及上呼吸道感染等作为 HUS 的前驱症状的报道。

(2) 临床表现：一般急性起病，突然发作溶血、面色苍白、肾衰竭伴血尿 (呈酱油色)、少尿或无尿。可有轻度黄疸、皮肤和黏膜出血、神经系统等多系统症状。部分患儿可有低 - 中度发热。根据临床病情，将其分为轻型和重型。轻型患者除上述症状外，还可有高血压、抽搐、少尿 (三者之一)。重型患者除上述症状外，还同时有高血压，或抽搐，或少尿。病程长短不一，平均 15 ～ 27d。

2.辅助检查

(1) 实验室检查：血常规提示严重溶血性贫血，网织红细胞增加；部分病例白细胞总数及中性粒细胞增高。末梢血涂片可见破碎红细胞，血小板减少。尿常规检查有蛋白尿、血尿和 (或) 管型尿。血 Coomb's 试验阴性。部分患者可以有血浆纤维蛋白原升高等。血尿素氮及肌酐增高；另可有低钠、低钙、高钾血症等水、电解质紊乱。代谢性酸中毒较少见。部分患者可有肝功能异常和间接胆红素升高；并发心肌损害和中枢神经系统病变者，可有心肌酶谱和心电图、脑电图、脑 CT、脑 MRI 等相应的异常改变。血清补体 CH_{50}、C_3 及 IgG 可下降。

(2) 肾脏病理改变：一般根据光镜所见，将其分为血管型、肾小球型、肾皮质坏死 3 种病理类型。免疫荧光检查可见 IgM、C_3 及纤维素沉积在肾小球血管壁。电镜可见毛细血管内皮细胞增生、肿胀和脱落，管腔内有红细胞碎片、血小板和凝聚的纤维素。

二、治疗

1.急性肾衰竭治疗原则

针对水中毒、电解质紊乱、氮质血症和代谢性酸中毒进行治疗，根据病情需尽早开始透析疗法 (腹膜透析或血液透析)。

2.血浆置换疗法和静脉输入血浆

血浆置换疗法不仅是针对尿毒症进行治疗，而且可以终止微血管病的进展，使死亡或长期后遗症的危险减到最小。输入新鲜冰冻血浆可补充血浆中缺乏的抑制血小板凝集因子，从而使病情缓解或改善。为防止血栓形成进一步加重，应避免静脉输注血小板。

3. 对症治疗

包括抗高血压药物的应用，如血管紧张素转化酶抑制剂 (洛丁新)、血管紧张素 Ⅱ 受体拮抗剂 (科素亚)、钙通道阻滞剂 (氨氯地平、硝苯地平)、血管扩张剂 (硝普钠) 等。极重症或重症贫血患者，应及时少量、多次输入新鲜血，可改善症状，有助于病情恢复。

4. 对溶血难以控制的 HUS 危重患儿的治疗

需及时采用甲泼尼龙静脉冲击，$15 \sim 30mg \cdot kg^{-1} \cdot d^{-1}$，可控制溶血危象并改善病情；应用激素治疗的同时需给予抗凝疗法，并需密切监测凝血酶原时间、尿激酶及末梢血常规变化。

5. 改善微循环

(1) 静脉输入低分子右旋糖酐：剂量 $5mL \cdot kg^{-1} \cdot d^{-1}$，1 次 /d。

(2) 盯受体阻滞剂：酚妥拉明，$0.5 \sim 1.0mg \cdot kg^{-1} \cdot$ 次 $^{-1}$，1 次 /4 $\sim$ 8h，溶于 10％葡萄糖溶液 10 $\sim$ 20mL 中静推。

6. 抗凝疗法

可根据抗凝指标决定选用以下药物。

(1) 肝素：剂量 $100U \cdot kg^{-1} \cdot$ 次 $^{-1}$，静脉滴注，溶于 10％葡萄糖溶液或生理盐水 100mL 中静脉输入；或采用低分子肝素静推或皮下注射 [剂量 80 $\sim$ $100U \cdot kg^{-1} \cdot$ 次 $^{-1}$]，1 次 /d。

(2) 尿激酶：首次负荷量为 6 万 U，以后每日维持量为负荷量的一半。

(3) 双嘧达莫：$3 \sim 5mg \cdot kg^{-1} \cdot d^{-1}$，分 3 次口服；注意服药期间需检测血小板。

7. 抗感染

抗生素的应用原则是选用有效、肾毒性小的抗生素。目前对 HUS 患者抗生素的应用利弊问题存在争议，还有待进一步观察。

8. 肾移植

存在争议，有报道在 HUS 患者的 24 次肾移植中有 4 次因再发 HUS 病变而失去移植肾，但也有肾移植成功的报道。

第七章 血液疾病

第一节 小儿造血系统及血液特点

一、造血特点

小儿造血可分为胚胎期造血和出生后造血。

1. 胚胎期造血

首先在卵黄囊出现，然后在肝、脾，最后在骨髓、胸腺及淋巴结等处。

(1) 中胚叶造血期：随着胚胎的发育，约于胚胎第 4 周起，首先在卵黄囊血岛中间的细胞分化为原始的血细胞。至胚胎第 9 周时，这种造血活动明显减少，而代之以肝造血。

(2) 肝 (脾) 造血期：自胚胎第 6 周后，肝出现造血功能，至第 5 个月时达到顶峰。以后逐渐减退，至生后 4 ~ 5 日才完全停止造血。在肝开始造血 2 个月后，脾也参与造血，但为期较短，造血功能也不强，至胚胎 5 个月时已停止。偶有延至出生时停止造血的。

(3) 骨髓造血：在胚胎第 6 周时即出现骨髓，但其造血作用是从胚胎第 5 个月时开始，并迅速地成为生成红细胞和白细胞的主要器官。直至出生 2 ~ 3 周后骨髓成为唯一的造血场所。只在造血需要增加时，肝、脾才再呈现造血功能。

胸腺从胎儿期一直至出生后为生成淋巴细胞的重要器官。淋巴结从胚胎第 4 个月开始，参与淋巴细胞的生成。

2. 生后造血

可分为骨髓造血与骨髓外造血。

(1) 骨髓造血：出生后主要是骨髓造血。小儿在出生后头 5 年内所有骨髓均为红髓，全部参与造血。5 ~ 7 岁以后，长骨干的骨髓逐渐被脂肪细胞组成的黄骨髓所代替，至 18 岁时红骨髓仅限于扁平及长骨的骺端。但黄骨髓仍有造血潜力，当造血需要增加时，可重新转变为红骨髓，恢复造血功能。由于小儿在出生后头几年缺少黄骨髓，故造血的代偿潜力甚少。如果造血需要增加时，就容易出现骨髓外造血。

(2) 骨髓外造血：在正常情况下，骨髓外造血极少。出生后，尤其婴儿期，当各种感染或严重贫血时，肝、脾和淋巴结可随时恢复到胎儿时期的造血状态，而出现肝、脾、淋巴结增大。同时末梢血液中可出现有核红细胞和 (或) 幼稚中性粒细胞。这是小儿造血器官的一种特殊反应,称为"骨髓外造血"。当感染及贫血矫正后又恢复正常。

二、血液特点

小儿血象有明显的年龄特点。

1. 红细胞数及血红蛋白量

由于胎儿期处于相对缺氧状态,故红细胞数和血红蛋白量较高,出生时红细胞数约 $(5 \sim 7) \times 10^{12}$/L(500 万 $\sim$ 700 万 /mm^3),血红蛋白量约 150 $\sim$ 230g/l(15g $\sim$ 23g/dl)。生后建立了自主呼吸,血氧含量增高,且红细胞寿命较短等因素,有较多的红细胞于短期内破坏(生理性溶血),至生后 10 天左右红细胞数及血红蛋白均约减少 20%,以后则下降较慢。由于生长发育迅速,循环量迅速增加,继生理性溶血后骨髓暂时性造血功能降低,红细胞生成素(主要来自肾)不足等,至 2 $\sim$ 3 个月时红细胞数和血红蛋白量降至最低点,而出现轻度贫血,称为"生理性贫血"。以后随年龄增长,红细胞数及血红蛋白量逐渐上升。在整个婴儿期红细胞约维持在 $(4 \sim 4.5) \times 10^{12}$/L(400 万 $\sim$ 450 万 /mm^3),血红蛋白在 110g/L(11g/dl) 左右。生后第 2 $\sim$ 4 年又逐渐增加,至 12 岁左右达成人水平。一般正常人红细胞内含有三种血红蛋白 (Hb),即成人型血红蛋白 (HbA、HbA2) 及胎儿型血红蛋白 (HbF)。在胎儿期,胎儿型血红蛋白 (HbF) 占 65% $\sim$ 90%,出生时降至 70% 左右,以后迅速下降,1 岁时不超过 5%,2 岁时仅 2%。主要为成人型血红蛋白所代替 (HbA 占 95%,HbA2 占 2% $\sim$ 3%)。了解血红蛋白的变化,对某些遗传性溶血性贫血的诊断有一定意义。

2. 白细胞总数及分类

出生时白细胞总数达 $(15 \sim 20) \times 10^9$/L(1.5 万 $\sim$ 2 万 /mm^3) 或更高,24 小时后即开始下降,生后 10 $\sim$ 12 天维持在 $(10 \sim 12) \times 10^9$/L(1 万 $\sim$ 1.2 万 /mm^3),此数值在婴儿期后逐渐下降,5 $\sim$ 6 岁后为 $(8 \sim 10) \times 10^9$/L(0.8 万 $\sim$ 1 万 /mm^3),8 岁后接近成人。

白细胞分类:初生时中性粒细胞较高,约占 0.65,淋巴细胞约占 0.30,随着白细胞总数的下降,中性粒细胞亦相应下降,生后 4 $\sim$ 6 天两者比值约相等,以后在整个婴幼儿期均是淋巴细胞占优势,约占 0.60,中性粒细胞约占 0.35。至 4 $\sim$ 6 岁时两者又相等。6 岁后中性粒细胞增多,淋巴细胞减少,逐渐与成人相似。嗜酸、嗜碱性粒细胞及单核细胞各年龄期差别不大。

3. 血小板

血小板与成人相似,约 $(150 \sim 250) \times 10^9$/L(15 万 $\sim$ 25 万 /mm^3)。

4. 血容量

小儿血容量相对较成人多,新生儿血容量约占体重的 10%,平均 300mL,10 岁时约占体重的 8% $\sim$ 10%。成人血容量占体重的 6% $\sim$ 8%。

第二节 缺铁性贫血

本病多见于 6 个月至 1 岁的婴儿，出生低体重儿，以牛乳类喂养为主而长期不加或少加辅食，或有感染者发病率高。因乳儿自出生至 1 岁，生长迅速，血容量增加 2 倍，血红蛋白量增加 1 倍，因此较其他年龄期更需要铁的供应。每天应摄取含铁 8 ～ 15mg 的食物（食物中仅 1/10 的铁能被吸收，人乳铁吸收较好），始能满足生长、消耗的需要，不足则引起贫血。年长儿多因寄生虫（如钩虫病）及慢性失血（如息肉）所致。

一、铁代谢基础知识

铁为人体重要的微量元素之一，参与 Hb 合成、DNA 合成、能量代谢等许多重要生理过程，为所有生命体细胞生存和增殖所必需。大量研究表明，缺铁可影响儿童生长发育、免疫、运动、认知和学习能力等。但由于铁原子的理化特点，它可通过 Fenton 反应产生毒性自由基，导致氧化应激损伤，并可能与免疫损伤和恶性肿瘤的发生发展有关。因此，铁对人体而言是一把"双刃剑"。人体缺乏一种有效的铁排泄机制，机体铁稳态主要是通过对肠道铁吸收水平的精细调控实现的。

为了理解 IDA 的发生发展机制，将人体铁代谢特点总结如下。

(1) 人体总铁含量 (TBI) 与年龄、性别和体重有关。正常成年男性 TBI 约 50mg/kg，成年女性约 35mg/kg，新生儿约 75mg/kg。可见，铁为人体重要的微量元素。

(2) 体内的铁 2/3 分布于 Hb，1/3 以储存铁形式（铁蛋白和含铁血黄素）存在于肝脏等组织器官，机体需铁时可被动用。其余的铁分布于肌红蛋白、各种含铁酶、转铁蛋白等铁池中。

(3) 食物为铁的主要来源，包括血红素铁和无机铁 2 种形式。肠道铁吸收水平受机体铁状况、造血水平等因素的精细调控，也与饮食种类、饮食习惯和其他食物成分有关。正常生理情况下，健康成人每日肠道铁吸收量约 1mg，每日通过衰老肠黏膜细胞脱落而丢失或"排泄"的铁量也约 1mg，两者处于动态平衡之中，维持机体铁稳态。

(4) 每日铁吸收量 1mg 左右，说明人体铁的更新率很低（健康成年男性仅 1/3000），表明铁缺乏症的发生发展一定是一个长期的渐进过程。

(5) 生理情况下，每天 Hb 合成需要 20 ～ 25mg 铁，主要来源于衰老红细胞在单核巨噬细胞系统被破坏后释放出的铁，这部分铁在体内再循环、再利用。

(6) 转铁蛋白 (transferrin，Tf) 中的铁（血清铁）仅占 TBI 的不足 1‰，但它是人体不同铁池间铁转运的主要载体。

二、病因

铁缺乏症的发生，一定表明体内存在负铁平衡。从病理生理学角度而言，铁缺乏症的发生机制不外乎两个原因：吸收减少和丢失增多 (表 7-1)。

表 7-1　儿童铁缺乏症的原因

机制	原因	生理和病理生理情况
铁吸收减少	先天铁储备不足	早产、双胎或多胎、胎儿失血 (胎胎输血或胎母输血)、孕母严重缺铁等
	铁摄入不足	长期单纯母乳或牛乳喂养、严重偏食或食物搭配不当等
	生长发育快速	婴幼儿期和青春期对铁需求量高
	铁吸收障碍	严重胃肠道疾病 (如慢性萎缩性胃炎导致胃酸缺乏、胃大部切除术后，小肠疾病等)
铁丢失增多	铁丢失过多	慢性消化道出血，月经过多，特发性肺含铁血黄素沉着症，各种出血性
		疾病，药物、食物过敏等

三、发病机制

缺铁对许多器官系统的功能均可产生不良影响，包括血液系统和非血液系统。

Hb 由珠蛋白与血红素组成，而血红素则由原卟啉和 Fe^{2+} 组成。缺铁影响血红素合成，进而导致 Hb 合成降低。Hb 是红细胞质中最主要的蛋白成分，红细胞 Hb 含量降低，导致红细胞染色程度降低，引起低色素性改变。而细胞增殖和分裂受细胞核的调控，缺铁 (至少在缺铁程度不太严重情况下) 对 DNA 生物合成影响较小 (核浆发育不同步)。由于单位时间内细胞分裂次数正常，但因 Hb 合成减少所致胞质量降低。因此子代红细胞体积变小，呈小细胞性形态学改变。正因为如此，IDA 呈小细胞低色素性贫血，而且细胞数量减少程度不如 Hb 含量降低程度明显。

理论上讲，只有当储存铁耗竭后，Hb 合成才受到影响，最终出现 IDA。因此，铁缺乏症的发生发展一定是一个长期的、渐进的、有序的和连续的过程，必须有序地经历储存铁减少期、红细胞生成缺铁期和缺铁性贫血期三个阶段。

四、诊断精要

通过详尽的病史采集、体格检查和相关实验室检查可初步明确诊断，但确诊 IDA 必须进行有关铁代谢方面的实验室检查。

1. 临床表现

临床表现与病情严重程度和导致缺铁的基础原因有关。

(1) 起病和发病年龄：高峰发病年龄 6 个月～ 2 岁。一般起病隐匿，进展缓慢。

(2) 一般表现：包括贫血的常见症状和体征，如乏力、头晕、耳鸣、眩晕、面色苍白等。

婴幼儿可出现肝、脾肿大等髓外造血表现。

(3) 非造血系统表现：消化系统表现包括食欲减退、呕吐、腹泻等。重症患者可出现口腔炎、舌炎和舌乳头萎缩、萎缩性胃炎和吸收不良综合征。部分患者可出现反甲和异食癖。神经系统表现包括精神萎靡不振、易烦躁、注意力不集中、记忆力减退等。儿童认知能力和智力落后，可出现学习困难和行为异常。循环系统表现主要见于病程长、贫血程度重的患儿，与机体代偿机制有关，可出现心率加快、毛细血管搏动增强，甚至出现心脏扩大和心力衰竭等贫血性心脏病表现。由于细胞免疫功能降低，患儿易出现反复呼吸道感染。

(4) IDA 的临床表现尚与原发病种类密切相关：肺含铁血黄素沉着症患儿尽管往往以贫血起病，但常伴有长期慢性咳嗽。先天性消化道畸形出血所致 IDA 者，起病较快、病程较短，可出现腹部症状体征，甚至以黑便起病。

2. 实验室检查

(1) 血象检查

① Hb 含量：符合贫血诊断标准。

②红细胞指数：红细胞数与 Hb 降低程度不呈比例，以 Hb 降低程度更为明显。典型情况下 IDA 呈小细胞低色素性改变，红细胞平均容积 (MCV) < 80fl；MCH < 26Pg；平均红细胞血红蛋白浓度 (MCHC) < 0.31。红细胞分布宽度增大 (> 16.3 %) 在缺铁早期即出现，是诊断 IDA 并与轻型地贫鉴别的重要指标。

③外周血涂片：可见红细胞大小不等，红细胞体积减小，中央淡染区明显扩大。

(2) 骨髓象：一般增生活跃，尤以中晚幼红细胞增生为主。各期红细胞体积变小，胞质含量少，染色偏蓝。粒系和巨核细胞系一般无明显异常。

(3) 铁代谢检查：铁代谢检查是确诊铁缺乏症、判断铁缺乏症分期和程度的必要依据。在铁缺乏症发生发展的不同阶段，铁代谢指标的改变有所不同。

常用铁代谢指标：包括血清铁蛋白、骨髓可染色铁、红细胞游离原卟啉、血清铁、总铁结合力和转铁蛋白饱和度等。

①反映储存铁减少期的铁代谢指标。

骨髓可染色铁：是反映机体储存铁状况早期、敏感和特异指标。骨髓穿刺涂片行普鲁士蓝铁染色，可见细胞外铁显著降低甚至消失，铁粒幼红细胞比例 < 15%。

血清铁蛋白 (SF)：可采用微量血放射免疫法测定，是反映储存铁状况的敏感指标。储存铁减少期 SF 即开始降低。正常值 20 ～ 200μg/L，SF < 12μg/L 提示存在缺铁。应注意在感染、炎症、肝病和恶性肿瘤等病理情况下 SF 可增高，因此 SF 诊断铁缺乏症的特异性较差。

②反映红细胞生成缺铁期的铁代谢指标。骨髓可染色铁和 SF 等反映储存铁的指标进一步降低。

由于缺铁，红细胞内原卟啉相对增多，因此红细胞游离原卟啉 (FEP) 增高。必须指出，FEP 增高是 IDE 期敏感但非特异性指标，也可见于铅中毒、慢性病贫血等。FEP > 0.9μmol/L(500μg/L) 有诊断意义。

③反映缺铁性贫血期的铁代谢指标。骨髓可染色铁和 SF 进一步降低，FEP 进一步升高。血清铁 (SI) 正常值 12.8 ～ 31.3μmol/L(75 ～ 175μg/L)，< 10.7μmol/L(600μg/L) 有意义，但 SI 生理变异大，测定结果受多种因素影响，特异性差。转铁蛋白饱和度 (TS) 正常值 33%，< 15% 有意义。总铁结合力 (TIBC) > 62.7μmol/L(350μg/L) 有意义。同时出现贫血，典型情况下红细胞呈小细胞低色素性改变 (注意，贫血和小细胞低下色素性改变不属于铁代谢指标)。铁缺乏症不同阶段铁代谢指标的改变总结见表 7-2。

表 7-2　铁缺乏症不同阶段的铁代谢指标

检测指标	铁减少期	铁缺乏症分期红细胞生成缺铁期	缺铁性贫血期
骨髓可染色铁	↓	消失	消失
SF	↓	↓↓ 或消失	↓↓↓ 或消失
FEP	正常	↑	↑↑
SI	正常	正常 /↓	↓↓
TIBC	正常	正常 /↓	↑
TS	正常	↓	↓↓
Hb	正常	正常	正常
小细胞低色素	正常	正常	出现

注：↑：升高；↓：降低；↑↑：显著升高；↓↓：显著降低

3. 诊断性治疗

当高度怀疑 IDA 而因条件限制无法进行铁代谢检查，可考虑采用诊断性治疗。给予铁剂应出现预期的治疗反应。如未出现预期治疗反应，往往提示错误诊断，或持续存在导致缺铁的原因 (如钩虫感染等)，或存在其他影响疗效的因素 (如患者依从性差而未正规服药等)。

4. 明确缺铁的原因或导致缺铁的基础

疾病确诊 IDA 后，应力争明确缺铁病因，这对于治疗尤为重要。例如，当怀疑存在特发性肺含铁血黄素沉着症时，应行胸部摄片或高分辨率 CT 检查，以及痰液查含铁血黄素细胞。怀疑钩虫病时应检查大便隐血和虫卵。

五、治疗精要

1. 一般治疗

加强护理、避免感染。合理搭配饮食，适当增加富铁食物，促进铁吸收。

2. 对因治疗

纠正不合理的饮食搭配和饮食习惯 (如偏食)，积极治疗导致缺铁的原发病，如钩虫感染、先天性消化道畸形等。

3. 铁剂治疗

补铁为 IDA 特效替代治疗措施。包括口服和注射铁剂两大类。尽管目前市售铁剂种类繁多，价格和元素铁含量也有所不同，但仍以硫酸亚铁最为常用。

铁剂替代治疗时应遵循以下基本原则：

(1) 因亚铁易于吸收，应尽量采用亚铁制剂。

(2) 能口服不注射。

(3) 按元素铁计算补铁剂量，每天元素铁 4 ～ 6mg。

(4) 每天总量分次于两餐间口服，一天 3 次，每次元素铁剂量不超过 1.5 ～ 2mg/kg，以减少对胃肠道的刺激，并有利于铁的吸收。

(5) 可同时口服维生素 C、橙汁等，使高铁还原为亚铁。不宜与牛奶、茶、咖啡、抗酸剂等同时口服，以免影响铁吸收。

(6) 足疗程补铁。贫血纠正后继续补铁 6 ～ 8 周，恢复储存铁水平。

六、处方选择

1. 硫酸亚铁片剂

每片 300mg，含元素铁 20％。5 ～ 10mg/(kg·d)，3/d，两餐间口服。

2. 富马酸亚铁

每片 200mg，含元素铁 30％。3 ～ 6mg/(kg·d)，3/d，两餐间口服。

七、经验指导

(1) 尽管 IDA 典型情况下呈小细胞低色素性贫血，但早期可仅为单纯小细胞性贫血。应注意对外周血红细胞形态进行仔细观察，包括 MCV、MCH、MCHC 和 RDW 等指标的分析。IDA 时 RDW 增大，是与轻型地中海贫血鉴别的重要指标。

(2) 应遵循合乎逻辑的 IDA 诊断步骤，尤其应强调千方百计明确 IDA 的病因，这是 IDA 对因治疗的前提，否则可能影响治疗效果，甚至导致认为诊断错误。

(3) 尽管从病理生理学角度看，铁缺乏症的发生不外乎铁吸收减少和铁丢失增多两个原因，但不同年龄段儿童铁缺乏症的主要原因有所不同。婴幼儿 IDA 的原因主要为先天性铁储备不足、生长发育快，或肠道铁吸收降低。年长儿由于膳食均衡、胃肠功能逐渐成熟，IDA 的原因更多是由于铁丢失增多所致。慢性失血，尤其是胃肠道慢性失血是导致缺铁的最重要原因之一。应通过大便隐血检查、大便虫卵检查、胃肠影像学检查等排除先天性胃肠道畸形、钩虫病、消化性溃疡等疾病。青春期初潮后女孩应首先排除有无月经增多。可见，在这些情况下，IDA 本身成为诊断其他疾病的重要线索。

(4) 铁剂替代治疗为 IDA 治疗关键，在正确服用方法和患者依从性与疗效密切相关。

为了减少铁剂的胃肠道副作用，近年国内外采用每周 1 ～ 2 次口服铁剂代替每天 3 次疗法，不仅疗效肯定，而且增加儿童口服铁剂的依从性。

(5) 口服铁剂期间应定期监测是否出现预期的治疗反应。如铁剂治疗有效，则在口服铁剂 12 ～ 24h 后临床症状改善，表现为食欲增加，烦躁减轻。48 ～ 72h 后网织红细胞开始上升，5 ～ 7d 达高峰，以后逐渐下降，2 ～ 3 周降至正常。1 ～ 2 周后 Hb 才开始升高，3 ～ 4 周贫血纠正。因此，补铁治疗前应有一个基础的全血细胞检查 (包括网织红细胞计数)。

第三节　再生障碍性贫血

本病指骨髓造血功能障碍所致的严重贫血，伴白细胞及血小板减少。可分为先天性 (少见) 与后天性两类。发病原因常不明，有继发于化学、药物、物理或感染等有害因素，发病机制大致可有：①造血干细胞损害；②造血器官微循环破坏；③免疫性造血抑制。按其病程及临床表现又可分为急性再生障碍性贫血和慢性障碍性贫血。

一、诊断精要

1. 临床表现

(1) 贫血：常表现为逐渐加重的面色苍白、疲乏无力、食欲下降，活动后出现气促、心悸、头晕、耳鸣。

(2) 出血：因血小板减少可引起皮肤出血点及淤斑、鼻出血、牙龈出血，严重者可出现内脏出血如便血、呕血及血尿。当血小板 $< 10 \times 10^9/L$ 时，易发生颅内出血，是引起患儿死亡的主要原因之一。

(3) 感染：中性粒细胞减少 (粒细胞绝对计数 $< 1.0 \times 10^9/L$) 常并发感染，以呼吸道感染最常见。粒细胞缺乏者 (粒细胞绝对计数 $< 0.5 \times 10^9/L$) 易并发败血症，病原体以革兰阴性杆菌和金黄色葡萄球菌为主，也易出现绿脓杆菌、阴沟肠杆菌等耐药菌株感染，且感染不易控制。反复应用广谱抗生素可继发真菌感染。感染也是引起患儿死亡的重要原因。

(4) 体检一般无肝、脾、淋巴结肿大，但因肝炎所致再障者可有肝脏肿大。

2. 实验室检查

(1) 血象：呈全血细胞减少。血小板下降常最早出现，但无出血发生时一般难以察觉。白细胞计数降低以中性粒细胞降低为主，淋巴细胞比例相对增高。血红蛋白和红细胞成比例下降，呈正细胞、正色素贫血。

(2) 骨髓象：有核细胞增生低下或极度低下，三系造血细胞减少，红系和粒系比例明显降低，早期造血细胞缺如，巨核系减少尤其显著，多数患者全片无巨核细胞。淋巴细胞比例明显增高，均为成熟淋巴细胞。骨髓小粒内非造血细胞如网状细胞、浆细胞、组织嗜碱细胞、肥大细胞等增多，比例可高达 $80\% \sim 90\%$。

(3) 其他检查：①铁代谢，由于骨髓红系增生低下，铁利用减少及反复输血可使血清铁蛋白升高以及血清铁增高、血清总铁结合力下降、运铁蛋白饱和度增高。②胎儿血红蛋白 (HbF)，多数患儿 HbF 轻度增高。

3. 临床分型

(1) 重型再障-Ⅰ型 (SAA-Ⅰ)：也称为急性再障。临床起病急，贫血呈进行性加剧，常伴严重感染和内脏出血。血象除血红蛋白下降较快外，须具备下列 3 项中 2 项：①网织红细胞 $< 1\%$，网织红细胞绝对值 $< 15 \times 10^9 /L$；②中性粒细胞绝对值 $< 0.5 \times 10^9 /L$；③血小板计数 $< 20 \times 10^9 /L$。④骨髓象呈多部位增生减低，三系造血细胞明显减少，非造血细胞增多 (如脂肪细胞增多)。如增生活跃，须有淋巴细胞增多。骨髓小粒中非造血细胞及脂肪细胞增多。

(2) 重型再障-Ⅱ型 (SAA-Ⅱ)：临床起病时表现同慢性再障，但在病程中病情进行性恶化，临床表现、血象及骨髓象与急性再障相似，称为重型再障-Ⅱ型。

(3) 慢性再障：起病缓慢，贫血，感染和出血均较轻。外周血血红蛋白下降速度较慢，网织红细胞、白细胞、中性粒细胞和血小板值较上述重型再障-Ⅰ型为高。骨髓象：三系或二系减少，至少一个部位增生不良；如增生良好，红系中常有晚幼红细胞 (炭核) 比例升高，巨核细胞明显减少；骨髓小粒中非造血细胞及脂肪细胞增加。

二、治疗精要

治疗原则为祛除病因、早期诊治、分型治疗、对症支持及坚持治疗。

(1) 祛除病因：获得性再障的发病可能与某些药物及毒物 (氯霉素类，磺胺类，非甾体抗炎药，如保泰松、抗疟药、杀虫剂、苯、射线等) 有关，应避免再使用或脱离接触。由病毒感染如肝炎病毒引起者应积极治疗病毒感染。

(2) 对症支持治疗：严重贫血 (Hb $< 60g/L$) 应输血，最好输注红细胞悬液或浓缩红细胞，尽量避免输注全血。当血小板 $< 20 \times 10^9 /L$ 并有出血倾向时应输注血小板。并发感染时应予以广谱抗生素抗感染，注意应当选择对金色葡萄球菌和绿脓杆菌有效的抗生素。

(3) 分型治疗：重型再障以免疫抑制治疗为主，慢性再障以雄激素治疗为主。

①免疫抑制治疗：可采用抗胸腺细胞球蛋白 (ATG)/ 抗淋巴细胞球蛋白 (ALG)、环孢素 A(CSA)、大剂量甲泼尼龙 (HDMP) 治疗。ATG/ALG 是目前治疗再障的各类免疫抑制剂中疗效最为满意的，但价格昂贵，副作用大。CSA 治疗再障与 ATG/ALG 疗效相当，且使用方便 (可口服)，副作用相对较小，已被广泛用于治疗再障。大剂量甲泼尼龙 (HDMP) 疗效不及 ATG/ALG 和 CSA，且毒副作用较大，目前已较少应用。但 HDMP 能减低 ATG/ALG 的类过敏反应和血清病的发生率和严重程度，又有协同免疫抑制作用，故有时与 ATG/ALG 联合使用。

②雄激素治疗：雄性激素对慢性再障 (CAA) 的疗效较肯定，可作为慢性再障的首选药物。单用雄性激素治疗重型再障效果极差，但作为免疫抑制治疗的辅助用药，可提高免疫抑制治疗的疗效，特别是对红系造血有效，可减少输血。

(4) 坚持治疗：治疗再障的免疫抑制治疗和雄性激素等药物明显有效至少 2 ～ 3 个月。因此，一旦用药应坚持治疗 3 ～ 6 个月以上，出现疗效则应坚持继续用药，如疗效不佳应作适当调整或增加其他治疗，切忌疗程不足而频繁换药。

三、处方选择

处方 1：环孢素 5 ～ 8mg/(kg·d)，分早、晚 2 次，口服，疗程至少 3 ～ 6 个月。

处方 2：司坦唑醇 (康力龙)0.1 ～ 0.2mg/(kg·d)，分 2 ～ 3 次，口服，疗程 3 ～ 6 个月。

四、经验指导

(1) 再障的早期诊断、早期治疗非常重要。应注意慢性再障早期常只有血小板减少，极易误诊为特发性血小板减少性紫癜 (ITP)，因此如遇此类患者糖皮质激素治疗效果不佳者应及时做骨髓检查，若骨髓象有巨核细胞细胞减少、骨髓小粒内非造血细胞增多应考虑为再障。

(2) 再障时骨髓常呈灶性造血，且胸骨和椎体造血较髂骨活跃，因此要早期诊断应多部位做骨髓穿刺，选择髂前和髂后骨穿阳性率较胸骨高。

(3) CSA 的主要毒副作用。为高血压、肾脏损害、多毛和牙龈增生。治疗期间最好每日监测血压，如有血压升高应予以降压药。CSA 引起的肾脏损害主要是肾间质纤维化和肾小管萎缩，多为可逆性，停药可恢复，故用药期间应定期检查肾脏功能，血肌酐水平升高是减量指征。有条件者应监测 CSA 血药浓度。

(4) 雄激素的主要毒副作用。为肝脏损害，但其作用是可逆的，停药可恢复。因此用药期间要定期复查肝功，并加用护肝药。

第四节　自身免疫性溶血性贫血

自身免疫性溶血性贫血 (AIHA) 是由于机体免疫功能异常，产生抗自身红细胞的抗体，使红细胞破坏加速造成的获得性溶血性贫血。儿童年发病率约为 1/8000，大多发生在 1 岁以后，4 个月以内的婴儿少见。本病临床上分为原发性和继发性 2 类。原发性多见，原因不明，无原发性全身疾病的证据。继发性多由感染、药物、自身免疫性疾病和恶性肿瘤引起。根据红细胞自身抗体和抗原的特征分为温抗体型；冷凝集素病；阵发性冷性血红蛋白尿症三种类型。

一、诊断精要

1. 临床表现

(1) 温抗体型 AIHA：抗体作用于红细胞的最适宜温度是 37℃，主要是 IgG，罕见 IgM，发生血管外溶血，约占 AIHA 的 80％。通常表现为急性溶血，面色苍白，软弱乏力，可出现血红蛋白尿，伴有黄疸和脾肿大。继发性病例还有原发病的症状。少数同时出现血小板减少性紫癜，称为 Evans 综合征。

(2) 冷凝集素病：抗体主要是 IgM，也有 IgG，在 0 ~ 4℃ 作用最强。多继发于支原体肺炎、传染性单核细胞增多症、麻疹、腮腺炎、风疹和淋巴瘤等。通常在寒冷季节暴露于室外后诱发血管内或血管外溶血。出现面色苍白，黄疸，脾肿大，血红蛋白尿等表现。

(3) 阵发性冷性血红蛋白尿症：自身抗体为冷热双相溶血素 (IgC)。受冷后抗体结合于红细胞表面，温度恢复后则激活补体，发生急性血管内溶血。出现面色苍白和血红蛋白尿。通常继发于梅毒和病毒感染。原发性少见。

2. 实验室检查

(1) 血象：呈正细胞正色素性贫血。贫血程度轻度至重度不等，网织红细胞通常增高，偶尔正常或降低，见于继发感染使骨髓功能暂时受抑。外周血涂片在温抗体型可见较多小球形细胞，或见泪滴状红细胞、红细胞碎片。在冷抗体型可见红细胞明显地凝集成团。

(2) 骨髓象：骨髓检查的目的是排除肿瘤、骨髓增生异常、造血功能衰竭等疾病。本病骨髓红系显著增生，粒：红比例降低甚至倒置，以中、晚幼红细胞增生为主。

(3) 抗人球蛋白试验：直接抗人球蛋白试验是诊断本病最重要的依据，该试验测定吸附于红细胞的抗体 (IgG) 和 (或) 补体。少数患者因为红细胞上吸附的抗体量少，低于 Coombs 试验的阳性临界水平，Coombs 试验始终阴性。如果临床表现符合 AIHA，肾上腺皮质激素治疗和脾切除有效，能除外其他溶血性贫血，亦可诊断。

(4) 冷凝集素试验：冷凝集素病患者阳性。

(5) 冷热溶血试验：阵发性冷性血红蛋白尿症患者阳性。

(6) 其他试验：多数患者血清总胆红素及间接胆红素升高。乳酸脱氢酶 (LDH) 酶和谷草转氨酶 (AST) 等反应溶血的指标亦可增高。

二、鉴别诊断

本病需与先天性或获得性非免疫性溶血性贫血相鉴别。

1. 遗传性球性细胞增多症

由于球形细胞和网织红细胞增高易误诊为 AIHA，但该病多有阳性家族史，抗人球蛋白试验阴性。

2. G-6-PD 缺乏症

AIHA 出现血红蛋白尿者易与 G-6-PD 缺乏症相混淆，但后者为伴性不完全性遗传，常有进食蚕豆史，抗人球蛋白试验阴性，G-6-PD 活性降低。

3. 溶血尿毒综合征

有急性溶血表现，外周血可出现球形细胞，但更多见红细胞碎片，伴有血小板减少和肾功能不全。

三、治疗精要

1. 温抗体型

通常对肾上腺皮质激素治疗反应良好，是本病首选。若激素治疗无效，可选用免疫抑制剂，常用硫唑嘌呤、环磷酰胺、环孢素等。

2. 冷抗体型

治疗的关键在于避免寒冷的刺激，保持在温暖的环境中。由于该种类型多见感染刺激，往往呈急性自限性过程，故治疗原发病和加强支持很重要。也可短期应用皮质激素减少红细胞的破坏。

3. 输血治疗

应慎重，由于输入补体而加重红细胞破坏。但如果严重贫血 (Hb < 50g/L) 影响心脏功能而危及生命时，应考虑输血。

四、处方选择

处方 1：适用于重度贫血的温抗体型 AIHA。

甲基泼尼松龙每次 1 ～ 2mg/kg，静脉滴注，6h1 次，2 ～ 3d 病情稳定后，改为口服泼尼松；泼尼松 1 ～ 2mg/(kg·d)，分 2 ～ 3 次，口服，用 2 ～ 4 周后缓慢减量，至少用药 2 ～ 3 个月。

处方 2：适用于普通病例。

泼尼松每天 2mg/(kg·d)，分 2 ～ 3 次，口服，至 Hb 升到正常后再维持 1 个月，以后逐渐减量。

五、经验指导

1. 输血治疗

温抗体型自身抗体可与红细胞 Rh 抗原位点结合，使患者多种红细胞发生凝集，故造成确定血型和交叉配血困难，配血时应先尽量去除自身抗体。输血中，急性全身性输血反应并不常见，偶尔出现血红蛋白血症和血红蛋白尿，大量水化可防治肾功能衰竭。输血开始时速度宜慢，并定期观察小便颜色。

2. 静脉丙种球蛋白 (IVIG) 的应用

IVIG 对成人 AIHA 有较好疗效，但儿童的效果不确切，一般不作为儿童常规用药。

3. 脾切除术

肾上腺皮质激素和免疫抑制剂治疗无效的慢性、难治性年长儿 AIHA 可考虑做脾切除术，手术前预防接种，防治金黄色葡萄球菌、流感嗜血杆菌和脑膜炎双球菌的感染。术后常规口服青霉素。

4. 难治性 AIHA

可选用免疫抑制剂，常用硫唑嘌呤，每天 2 ～ 2.5mg/kg，环磷酰胺每天 2 ～ 3mg/kg。也可用环孢素、达那唑等。

5. 长期应用肾上腺皮质激素

可出现高血压、骨质疏松、胃溃疡、并发感染等副作用，应注意预防和对症处理。

第五节　血友病

血友病是一组遗传性凝血功能障碍的出血性疾病，由于缺乏血浆凝血因子，终身具有轻微外伤后出血不止的倾向。本组疾病包括血友病甲 (Ⅷ因子缺乏)、血友病乙 (Ⅸ因子缺乏) 及血友病丙 (Ⅺ因子缺乏)。其中血友病甲最为常见，发病率为 $(5/10 \sim 10/10) \times 10^4$，三者的发病率之比为 138:20:3。血友病用和血友病乙均为 X 连锁隐性遗传性疾病，一般男性发病，女性为携带者。血友病丙为常染色体不完全隐性遗传。

一、诊断依据

(一) 血友病 A(或称血友病甲)

血友病 A(或称血友病甲) 是血浆中抗血友病球蛋白 (AHG，即第Ⅷ因子) 活性减少所致。

(1) 男性患者，有或无家族史，有家族史者符合隐性遗传规律。

(2) 有关节、肌肉、深部组织或术后 (包括小手术) 出血史。

(3) 实验室检查：①凝血时间 (试管法) 延长、轻型或亚临床型者正常；②KPTT 延长，亚临床者正常或稍延长；③血小板计数，出血时间、血块收缩正常；④简易凝血活酶生成试验或 Bigg's 凝血活酶生成试验示缺乏因子Ⅷ (Ⅷ :C)；⑤Ⅷ：Ag 正常或稍增高；⑥复钙或 KPTT 交叉纠正试验，以明确有无抗体形成及排除单纯由于抗凝物质所致Ⅷ :C 减低或缺乏。

(二) 血友病 B

血友病 B 是由于血浆中缺乏凝血活酶成分 (PTC，即Ⅸ因子) 所致，一般出血症状较轻。

(1) 原则上同血友病 A，但中、轻型较多。

(2) 简易凝血活酶生成试验不能肯定诊断时，应以 Bigg's 法为准。

二、防治指南

本病的治疗尚无根治疗法，因系先天性遗传缺陷，治疗主要包括预防及治疗出血及预防畸形。

（一）预防出血

患儿从小就应加强照顾，减少剧烈运动，防止碰撞，避免外伤。

（二）治疗出血

1. 输血

冰冻血浆、血浆沉淀物或输第Ⅷ因子浓缩剂，及时输入正常人血第Ⅷ（或Ⅸ）因子以补偿患儿之不足，无疑是治疗血友病最有效的方法，如血友病A，由于第Ⅷ因子在室温下不稳定，库存血经24小时，第Ⅷ因子即减少50%，故新鲜血液或血浆应于采血后6小时内输入。Ⅷ因子浓缩剂适用于严重出血，需在输注大量的Ⅷ因子的患者。Ⅷ因子需要量的计算，1单位Ⅷ因子相当于1mL正常新鲜血浆所含的Ⅷ因子量，输注 lu/kg 约提高血中Ⅷ因子2%。所以需要输入Ⅷ因子的单位数＝要求达到的Ⅷ因子的浓度×公斤体重×0.5。Ⅷ因子的半衰期为8～12小时，故要保持体内Ⅷ因子在一定水平，需要每12小时再输1次，剂量为首次的1/2～2/3量，严重出血者可于首次输后6小时再输1次，以后每12小时1次，而PTC生物体内半衰期为30小时，故每24小时输血1次即可。

2. 局部止血

皮肤表面的切割伤，如果伤口不大，由于患者出血时间正常，局部加压，待出血表面干涸后，多可不再出血，但伤口大而深或为复杂伤口，即使伤口很少也可出血不止。此时可用纱布或棉球蘸组织凝血活酶、凝血酶或正常人鲜血或血浆敷于伤口，加压包扎。软组织的血肿可加压包扎。但若血肿压迫神经血管或重要器官，发生严重后果或危及生命时，则应作血肿穿刺或切开放出积血，同时输第Ⅷ因子。

3. 药物治疗

应用花生米衣（血宁片）可使出血减轻，但停用则症状如故，需长期服用。肾上腺皮质激素只适用于关节和肾脏出血，可以减轻关节炎症促进积血吸收，减少肾脏出血。6-氨基乙酸、对羧基苄胺及止血环酸等能抑制血浆素原活化素的作用从而保护已形成的纤维蛋白不被溶解而达到止血的作用。但肾出血者忌用。

参考文献

[1] 聂梅兰 . 儿科疾病诊治理论 [M]. 北京 / 西安：世界图书出版公司，2023.

[2] 张士香 . 儿科疾病治疗与儿童预防保健 [M]. 上海：上海交通大学出版社，2023.

[3] 于文兰 . 现代儿科疾病临床诊治要点 [M]. 长春：吉林科学技术出版社，2023.

[4] 芦菲 . 现代儿科疾病诊疗技术 [M]. 北京：中国纺织出版社，2023.

[5] 罗玉龙 . 现代儿科疾病诊治精要 [M]. 上海：上海交通大学出版社，2023.

[6] 马铁 . 现代儿科疾病诊疗思维与实践 [M]. 上海：上海交通大学出版社，2023.

[7] 高鲁 . 临床儿科学理论与治疗实践 [M]. 上海：上海交通大学出版社，2023.

[8] 王丽丽 . 儿内科疾病诊疗实践 [M]. 长春：吉林科学技术出版社，2023.

[9] 陈海花 . 儿童救援护理应急预案 [M]. 北京：人民卫生出版社，2022.

[10] 袁新宇 . 儿科急重症影像学 [M]. 北京：科学技术文献出版社，2021.

[11] 侯建 . 儿童急危重症救治技术 [M]. 长春：吉林科学技术出版社，2021.

[12] 胡荣 . 现代儿科护理学精粹 [M]. 西安：陕西科学技术出版社，2021.

参考文献

[1]
[2]
[3]
[4]
[5]
[6]
[7]
[8]
[9]
[10]
[11]
[12]